ST クリア言語聴覚療法 3

高次脳機能障害

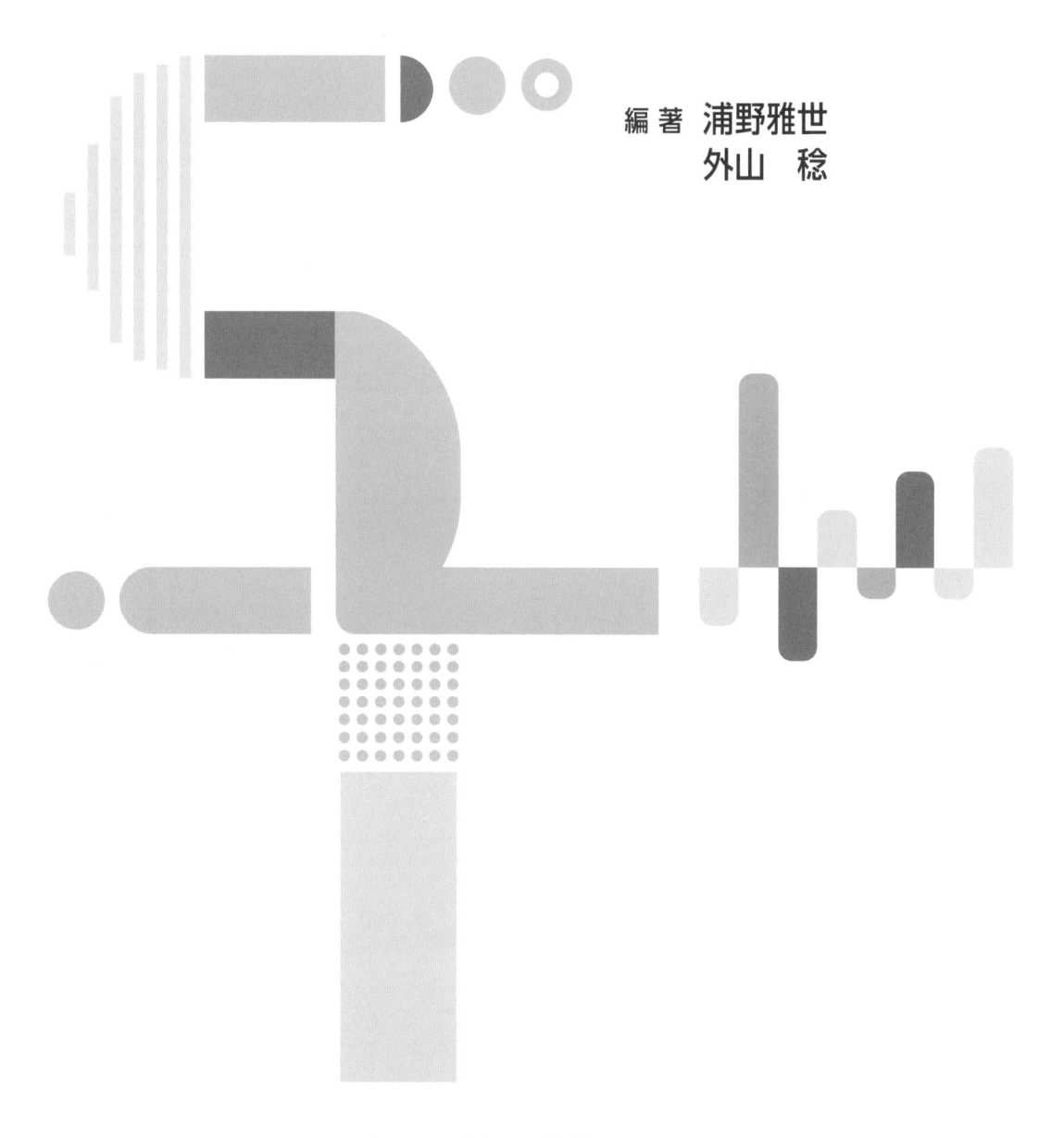

編著 浦野雅世
外山 稔

建帛社
KENPAKUSHA

〔シリーズ監修者〕

内山 量史 （うち やま かず し）　一般社団法人日本言語聴覚士協会　会長

内山 千鶴子 （うち やま ち づ こ）　新潟リハビリテーション大学大学院　特任教授

池田 泰子 （いけ だ やす こ）　東京工科大学医療保健学部　准教授

髙野 麻美 （たか の あさ み）　船橋市立リハビリテーション病院　副院長

〔編著者〕

浦野 雅世 （うら の まさ よ）　東京工科大学医療保健学部　准教授

外山 稔 （と やま みのる）　東京工科大学医療保健学部　准教授

〔執筆者〕（五十音順）

市川 勝 （いち かわ まさる）　北里大学医療衛生学部　講師

伊東 毅 （い とう たけし）　横浜市立大学大学院医学研究科神経内科学・脳卒中医学

小林 絵礼奈 （こ ばやし え れ な）　横浜市立大学大学院医学研究科神経内科学・脳卒中医学　客員研究員

辰巳 郁子 （たつ み いく こ）　関西福祉科学大学保健医療学部　助教

田中 章景 （た なか ふみ あき）　横浜市立大学大学院医学研究科神経内科学・脳卒中医学　教授

中谷 謙 （なか たに けん）　森ノ宮医療大学総合リハビリテーション学部　教授

浜田 智哉 （はま だ とも や）　横浜新都市脳神経外科病院リハビリテーションセンター
横浜市立大学大学院医学研究科　客員研究員
日本福祉教育専門学校言語聴覚療法学科　専任教員

林 竜一郎 （はやし りゅう いち ろう）　横浜市立市民病院脳神経内科

原田 円 （はら だ まどか）　帝京平成大学健康メディカル学部　講師

東山 雄一 （ひがし やま ゆう いち）　横浜市立大学医学部神経内科学・脳卒中医学　講師

クリア言語聴覚療法 刊行にあたって

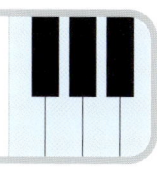

　本シリーズは2000（平成12）年に建帛社より発行された「言語聴覚療法シリーズ」（企画委員：笠井新一郎，倉内紀子，山田弘幸）の内容を大幅に見直し，新たに「クリア言語聴覚療法」として発行するものである。

　1999（平成11）年に第1回言語聴覚士国家試験が実施され，4,003名の言語聴覚士がわが国に誕生してから25年が経過した。2023（令和5）年現在，言語聴覚士の資格保有者は約4万名にまで増加した。日本人の急速な高齢化による人口構造の変化に伴い，社会保障制度，医療・介護保険制度，障害者福祉など多くの分野で言語聴覚士は求められているが，必要とされる対象障害領域の拡大に対応した言語聴覚士の不足はますます深刻である。多様化・複雑化しながら拡大する対象領域に対応したよりよい言語聴覚療法を提供するためには，資格保有者の確保と併せて，卒前教育の充実もまた必須である。

　本シリーズは，言語聴覚士を目指す学生を主な読者対象として，①初学者でもスムーズに学習できるよう理解しやすいテキストとすること，②「言語聴覚士国家試験出題基準」「言語聴覚士養成教育ガイドライン」に準拠して，国家試験に必須の項目を網羅した上で，臨床現場につながる内容とすることを心掛けて編纂した。

　各巻を構成する主な特徴として，以下の工夫がなされている。

- ・章のポイントとして，各章の冒頭に当該章で学習する内容を提示
- ・章のまとめとして，各章の末尾にまとめ学習ができるような課題を提示
- ・側注を多用することで，本文の補足的内容やキーワードを解説
- ・適宜コラムを掲載し，最新の話題や実践的内容を取り上げることで，学生が知識だけでなくそれを臨床へと結びつける興味をもって学習できるようにした

　また本シリーズは，学生だけでなく既に現場で活躍されている言語聴覚士の振り返りの書としても活用できる内容となっていると確信している。

　言語聴覚士が主に接するのは，コミュニケーションや高次脳機能，嚥下などに障害を抱える方々である。病院では「患者さん」と呼ばれるわけだが，来院以前は，誰もが家庭や地域で生活を送る「生活者」であったことを忘れてはいけない。リハビリテーションとは単なる機能訓練でなく，その目的は在宅復帰するまでを目指すものではない。リハビリテーションを終えて家庭に戻るときには，各々が役割をもち，その後の人生を「生活者」として満喫できるような支援を目指して，言語聴覚士として成長を続けていただきたい。

　社会保障制度の変革によってリハビリテーションの意義が誤解されつつある昨今，全人的復権（障害のある人が身体的・精神的・社会的・職業的・経済的に能力を発揮し，人間らしく生きる権利）を目指したリハビリテーションが展開できる人材が現場に多く輩出されることを切に望んでいる。

　2023年12月

内山量史・内山千鶴子・池田泰子・髙野麻美

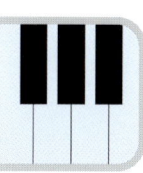

まえがき

　高次脳機能障害とは，脳損傷により生じる言語，思考，行為，記憶，注意，認知などの障害を指す。厚生労働省の「令和4年生活のしづらさなどに関する調査」（全国在宅障害児・者等実態調査）によれば，医師から高次脳機能障害と診断された者の数は227,000人と推計されている。実際の臨床場面でも，重症度こそ様々であれ，ひとつないしはそれ以上の高次脳機能障害を有している対象者がたくさんいることは，多くの臨床家が痛感するところである。「対象者の症状を何とか軽減し，生活の質（Quality of Life：QOL）を高めたい」「何とかして対象者のお役に立ちたい」と思わない臨床家はおそらく1人もいない。しかしながら，臨床以前に養成校の講義や演習の時点で症状の難解さと複雑さに打ちひしがれ，アレルギー反応を起こす学生が残念ながら少なくない。この現状を何とかしたいという思いは，どの言語聴覚士養成校の教員でも抱いていることであろう。

　本書は，言語聴覚士養成校に通う学生や，免許取得後数年以内の初学者にもわかりやすい言葉や図表で解説し，そして養成校で学修する関連科目との対応や整理がつきやすくなるよう心掛けた。第2章Ⅱ節では神経系の基本構造や機能，画像診断に関する概説，Ⅲ節では高次脳機能障害の原因疾患に関しても詳しく示し，神経学や神経内科学に関する知識を整理した。また，第3章Ⅰ節～Ⅹ節では様々な高次脳機能障害の概念，症状，評価に加え，リハビリテーションについても言及した。さらに，第3章Ⅹ節では「右半球損傷と認知コミュニケーション障害」とし，近年特に注目されている，注意・記憶・組織化・情報処理・問題解決・遂行機能などの認知機能障害によって生じるコミュニケーション障害について概説した。

　執筆者らはいずれも豊富な臨床経験をもつ言語聴覚士，医師である。本書には基本的な知識はもとより，最新の知見や研究成果，そして症例提示も豊富に含まれているので，経験年数のある臨床家にとっても，日々の臨床に役立つ1冊になることと思われる。

　本書が高次脳機能障害の入門書として，そして臨床の友として活用されることにより，高次脳機能障害のリハビリテーションの発展，そして言語聴覚士の臨床の質の向上に貢献することができるなら，これに勝る幸いはない。

　最後に，執筆者の先生方に心より御礼申し上げる。また，多大なるご支援をいただいた建帛社編集部の方々に深謝申し上げる。

　2025年2月

　　　　　　　　　　　　　　　　　　　　　　　　　浦野雅世・外山　稔

も く じ

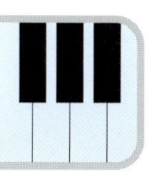

第3章 高次脳機能障害の症状とリハビリテーション

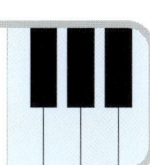

【本章で学ぶべきポイント】

- 高次脳機能とは，高次元の複雑な脳機能の総称である。
- 高次脳機能障害の症状は，主要症状と背景症状に分けられる。
- 運動麻痺・感覚障害・失調などの身体症状によるものは高次脳機能障害から除外される。
- 用語としての高次脳機能障害は，学術的な意味と行政的な意味の2つがある。

I 高次脳機能障害とは

　高次脳機能障害とは，脳の器質的病変によって生じた「運動麻痺・感覚障害・失調などの要素的身体症状に依拠できない多様な認知障害」である。すなわち，要素的な身体症状に依拠できない言語・認知・行為・記憶その他様々な知的能力の障害，およびそれらの土台となる機能（注意障害，作業記憶，いわゆる前頭葉機能と称される機能）などの背景にある障害である。

　高次脳機能には階層性があり，①基盤となる機能（全般性注意と情動），②個々の認知機能（情報の処理・分析・貯蔵），③それらを統合する機能（活動の調整・制御）となる。そして，これらに対応して，①意識障害，全般性注意の低下，情動障害，②失語，失行，失認，記憶障害，③遂行機能障害，社会的行動障害などが出現する（図1-I-1）。

統合する機能
（活動の調整・制御）

社会的行動障害
遂行機能障害

個々の認知機能
（情報の処理・分析・貯蔵）

記憶障害
失語，失行，失認，視空間障害

基盤となる機能
（全般性注意と情動）

全般性注意低下，情動障害
意識障害

図1-I-1　高次脳機能障害の階層性

　なお，高次脳機能障害から除外されるものとして，①身体機能の障害として認定されるもの，②発症以前からすでに症状があるもの，③先天性疾患もしくは周産期に生じた脳損傷によるもの，④進行性疾患を原因とするものがある。

♪「高次脳」とは ♪♪
　高次脳機能や高次脳機能障害は，しばしば「高次脳」と略され，特定の脳部位があるような誤解を与える表現が用いられることがある。
　高次脳機能は，「高次元の複雑な機能≒高次の脳機能」であり，「高次脳」という特定の脳部位をさし示すものではない。それと同じく，高次脳機能障害も「高次脳」の機能障害ではなく，「高次」の「脳機能」の障害を意味している。高次の脳機能は，大脳の様々な部位によって分担・統合され，機能している。

II　高次脳機能障害の主要症状と背景症状

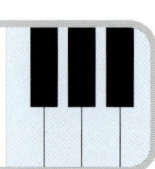

加齢性難聴
加齢に伴って生じる難聴のうち，年齢以外に特別な原因がなく，聴力閾値の上昇に比して語音明瞭度が低下する進行性の感音難聴。

　高次脳機能障害を診るには，認知的な課題や活動をするための運動と知覚の機能が保たれていることを確認する必要がある。特に高齢者では，手指の巧緻性（細かな動き）の低下，加齢性難聴，視力の低下をしばしば合併する。高次脳機能障害の判断にあたっては，刺激の大きさと反応様式，補聴器のフィッティング，メガネの使用などに配慮しなければならない。

1 主要症状

　高次脳機能障害の症状は，失語，失行，失認がその代表とされてきた。近年では，注意障害，記憶障害，視空間障害，前頭葉機能障害，脳梁離断症状，認知症，脳外傷による高次脳機能障害，右半球損傷に伴う認知コミュニケーション障害なども知られるようになった（表1-Ⅱ-1）。

　これらの高次脳機能障害は，1つあるいは複数の症状が重なり合って出現することも多く，身体機能の障害が軽微であっても，日常生活や社会生活への適応困難をきたすことがある。

2 背景症状

1）意識障害

　意識障害は，高次脳機能検査の成績と解釈に大きな影響を及ぼす。たとえ開眼していても，問診で反応が遅い，聞き返しが多い（もしくは集中して聞いていない），今ひとつ反応がはっきりしない，反応の一貫性に欠けるような場合は，高次脳機能の上位機能である個々の認知機能（情報の処理・分析・貯蔵），および統合する機能（活動の調整・制御）の検査成績が必然的に低下する。

　意識障害がみられると，複雑な刺激を把持したり，正確に反応したりすることが難しくなり，高次脳機能検査に集中して取り組むことが困難になる。そのため，高次脳機能障害の有無の判断にあたっては，検査成績の低

表1-Ⅱ-1　高次脳機能障害の主要な症状

種　類	概　要
失　語	大脳の損傷によって，いったん獲得された言語記号の操作能力が低下する病態である。「聞く」，「話す」，「読む」，「書く」の4つの能力が障害される。
失　行	日常生活で習慣化した行為・動作を意図的に行うことができない病態である。運動麻痺，感覚障害，失調などの要素的身体症状，他の高次脳機能障害では説明できない誤りが生じる。
失　認	視覚，聴覚，触覚などの感覚障害がないにもかかわらず，対象が何であるか認識できない病態である。
注意障害	ある刺激（対象）に注意を向け続ける，数ある刺激の中から特定の刺激に注意を向ける，複数の刺激に対する注意を必要に応じて切り替える，一度に複数の刺激に注意を向けることなどができない病態である。
記憶障害	過去に経験した出来事や学んだことを覚えたり，必要なときにそれを思い出したりすることができない病態である。
視空間障害	目で見た対象の位置関係や空間の全体像の把握ができない病態である。
前頭葉機能障害	前頭葉の損傷によって様々な病態が出現する。運動・動作・行為に関するもの，言語に関するもの，注意に関するもの，感情・性格・情動に関するもの，保続，社会的行動障害に大別される。

くも膜下出血
くも膜下腔内に発生した脳動脈瘤が破裂することで起こる。脳動脈解離，脳動静脈奇形，もやもや病，脳静脈血栓症が原因となることもある。

表1-Ⅱ-2　Japan Coma Scale（JCS）

Ⅰ．刺激しないでも覚醒している状態
1．だいたい意識清明であるが，今ひとつはっきりしない
2．見当識障害がある
3．自分の名前，生年月日が言えない
Ⅱ．刺激すると覚醒する状態（刺激をやめると眠り込む状態）
10．普通の呼びかけで容易に開眼する
20．大きな声または体を揺さぶることにより開眼する
30．痛み刺激を加えつつ呼びかけを繰り返すとかろうじて開眼する
Ⅲ．刺激をしても覚醒しない状態
100．痛み刺激に対し，払いのけるような動作をする
200．痛み刺激で少し手足を動かしたり，顔をしかめたりする
300．痛み刺激にまったく反応しない

下が意識障害によるものではないことが重要である。

（1）Japan Coma Scale（JCS）

わが国で広く用いられている意識水準の評価法であり，くも膜下出血や頭部外傷における急性期の脳ヘルニアの進行を評価することを目的にした指標である（表1-Ⅱ-2）。

JCSは，意識水準をⅠ（1桁），Ⅱ（2桁），Ⅲ（3桁）の3群に分け，さらにその中を3段階に分類することで，9段階で評価する。Ⅰ群は刺激しないでも覚醒している状態，Ⅱ群は刺激すると覚醒する状態（刺激をやめると眠り込む状態），Ⅲ群は刺激をしても覚醒しない状態を表している。

JCSの表記は，「20」や「300」で示され，数値が大きいほど意識障害が重度となる。また，不穏（restlessness），失禁（incontinence），無動性無言症／失外套状態（akinetic mutism／apallic state）がみられる場合は，それぞれの頭文字を付して「20-R」や「300-I」として示される。

JCSは簡便な指標ではあるが，言語的反応や身体動作が評価に含まれる。したがって，言語による指示理解が不十分な場合や，言い誤りがみられる場合は，非言語的反応を観察し，失語症との鑑別に注意する必要がある。

（2）Glasgow Coma Scale（GCS）

世界的に用いられている意識水準の評価法であり，外傷性脳損傷による意識障害を評価することを目的にした指標である（表1-Ⅱ-3）。

GCSは，意識水準について開眼（E）を4段階，言語反応（V）を5段階，運動反応（M）を6段階に分け，それぞれ最良反応で評価する。GCSの表記は，例えば「GCS7（E1/V2/M4）」と示され，3項目の合計得点が意識水準の重症度・緊急度を表している。合計得点15点が正常，3点は深昏睡とされ，得点が低いほど意識障害が重度となる。一般的には合計得点8点以下が重症に分類される。

なお，気管切開や気管挿管などで発声ができない場合は，言語反応（V）

表1-Ⅱ-3　Glasgow Coma Scale（GCS）

開眼（E：eye opening）	
自発的に開眼	E4
言語による指示，呼びかけ，または大声により開眼（刺激をやめると閉眼）	E3
四肢または胸骨に加えた痛み刺激により開眼	E2
無反応／開眼なし	E1
最良言語反応（V：best verbal response）	
見当識あり；今日の日付，現在の場所，周りの人が言える	V5
混乱した会話；見当識障害はあるが，数語以上の文章が言える	V4
不適当な発語	V3
理解不明の発声	V2
無反応／言語反応なし	V1
最良運動反応（M：best motor response）	
運動指示に従う	M6
痛み刺激に対して意図的な動きで反応する；疼痛部位の認識	M5
痛み刺激から逃避する；正常屈曲反応	M4
痛み刺激に対して異常な屈曲反応を示す；除皮質肢位	M3
痛み刺激に対して異常な伸展反応を示す；除脳肢位	M2
無反応／運動反応なし	M1

に「T」と表記し，その取り扱いは1点となる。

2）見当識障害（失見当識）

　見当識障害は，自分が何者であるか（自己認識），時間の認識，場所の認識，話しかけてくる相手への正確な気づきが障害されている状態である。特に時間と場所の認識が障害されやすく，人に関する見当識が障害されることはまずない。

　見当識障害は，意識障害や記憶障害に伴って出現するほか，思考能力の低下によっても出現する。認知症や認知障害のスクリーニングとして広く用いられるMMSE-J（精神状態短時間検査 改訂日本版），HDS-R（改訂長谷川式簡易知能評価スケール）では，最初の設問で「今日は何年の何月何日ですか」，「ここはどこですか」，「ここは何県ですか」などの聞き方で見当識を確認する（表1-Ⅱ-4）。

3）感情・情動・気分の障害

　脳損傷後は，様々な精神症状がみられることがある。その中でも感情障害は，感情のコントロールができなくなり，情動失禁（感情失禁）という状態が生じる。情動失禁は，外的刺激に対して容易に泣いたり笑ったりして自己の抑制が効かない状態とされる。

　精神症状は感情障害だけでなく，不安，意欲の低下，自発性の低下，抑うつ状態など，多岐にわたる。脳血管障害後の抑うつ状態は，脳の器質的病変によって生じる抑うつ気分，回復期に一過性に生じる抑うつ気分，生

表1-Ⅱ-4　見当識のチェック項目例

現在の年月日	今日は何年何月何日ですか？
現在の時刻	今は何時頃ですか？
現在自分がいる場所	今あなたはどこにいますか？
自分の名前	あなたのお名前は？

自分が何者であるか（自己認識）は，時間や場所の見当識よりも長く保存される。

活機能の低下に対する反応として生じる抑うつ気分に大別される。脳の器質的病変によって生じる抑うつ気分は，日内変動がなく，意欲の低下や活動性の減退が特徴とされる。

　東京都が2007年から2008年に実施した高次脳機能障害者実態調査[1]では，医療機関の通院患者調査における高次脳機能障害の回答として，行動と感情の障害（44.5％）が最も多く，次いで記憶障害（42.5％），注意障害（40.5％），失語症（40.4％）であった。行動と感情の障害の内訳は，意欲の障害（20.4％），抑うつ状態（18.0％），不安（16.1％），興奮状態（10.6％）であった。

　意欲の障害や抑うつ状態がみられる場合は，日中の活動性が乏しくなり，リハビリテーションに消極的な態度を示すことがある。リハビリテーションや社会復帰への阻害要因となり得るため，周囲からの肯定的なサポートとともに，公認心理師やその他の医療専門職による介入が重要となる。

> ♪ バイタルサイン ♪♪
>
> 　人間が生きているという状態を示す生命兆候は，バイタルサインと称され，体温，脈拍，呼吸，血圧，意識が重要な指標となる。バイタルサインの意味と正常値を知ることは，患者の疾患の程度や状態の理解につながる。比較的容易に観察・測定できるバイタルサインは，身体の生理的変化を把握する上で重要な資料である。
>
> 　高次脳機能障害を診るには，上述した意識水準の評価はもちろんのこと，外傷性脳損傷や脳血管障害発症後の全身状態が安定しない時期に対応するためのバイタルサインの観察・測定も求められる（表1-Ⅱ-5）。

表1-Ⅱ-5　バイタルサインの基準値と測定方法

測定項目	基準値	測定方法
体温	腋窩温　36～37℃	体軸に対して30～45°の角度から，体温計を腋窩中央に挿入する。
脈拍	成　人　60～90回／分 高齢者　50～70回／分	橈骨動脈の走行に沿って，示指，中指，薬指の指腹を揃えてあて，脈拍数，リズム，大きさ，緊張度を観察する。
呼吸	成　人　12～20回／分	呼吸数を観察されていることを患者に意識させないように配慮し，胸腹部の上下運動とともに，回数，深さ（換気量），リズムを観察する。
診察室血圧	収縮期血圧120mmHg未満 かつ 拡張期血圧80mmHg未満	非観血的血圧測定は，マンシェットと呼ばれるゴム袋上の帯を測定部位に巻き，これに空気を入れて動脈を圧迫する。血行循環を一時的に停止させ，その後少しずつ圧を下げて測定する。聴診法では，血行循環再開後の血管音（コロトコフ音）聴取時が収縮期血圧，消失時が拡張期血圧となる。

〔引用文献〕

1）東京都高次脳機能障害者実態調査検討委員会：高次脳機能障害者実態調査報告書 概要版，東京都福祉保健局障害者施策推進部，2008

> **血管音（コロトコフ音）**
> 比較的大きく流速の速い動脈を圧迫したとき，血管狭窄部の下流にできる乱流（渦）によって生じる血管壁や周囲組織の振動音。

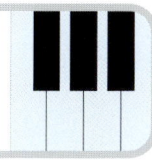

Ⅲ　行政的高次脳機能障害

1　高次脳機能障害と障害認定

　高次脳機能障害は，これまで述べたように定義された学術用語である。学術用語としての高次脳機能障害は，脳損傷に起因する認知障害全般をさし，失語症，失行，失認のような古典的な高次脳機能障害のほか，注意障害，記憶障害，視空間障害などが含まれる。

　その中でも失語症は，古くから身体障害者福祉法において「音声機能・言語機能又はそしゃく機能の障害」の1つとして規定されている。また，右片麻痺をしばしば合併することから，「肢体不自由」の認定を受けることで，身体障害者手帳が交付される。

> **身体障害者福祉法**
> 身体障害者の自立と社会活動への参加を促進するため，援助と必要な保護を行い，身体障害者の福祉の増進を図ることを目的とした法律（1950年施行）。

2　行政的支援対策としての高次脳機能障害

　身体障害者福祉法の枠組みでは，上下肢の運動麻痺や失調がないにもかかわらず，記憶障害，注意障害，遂行機能障害，社会的行動障害のために日常生活・社会生活が困難な者には身体障害者手帳が交付されず，手帳の交付による医療・福祉サービスを受けることができなかった。

低酸素脳症
循環不全または呼吸不全などによって脳への酸素供給が十分にできなくなり，脳に機能障害が生じた病態。

精神障害者保健福祉手帳
精神障害者保健福祉手帳は，一定の精神障害の状態にあることで交付される。交付を受けた者に対し，各種の支援策が講じられることを促し，社会復帰の促進と自立と社会参加の促進を図ることを目的としている。

表1-Ⅲ-1　高次脳機能障害診断基準

Ⅰ. 主要症状等
1. 脳の器質的病変の原因となる事故による受傷や疾病の発症の事実が確認されている。 2. 現在，日常生活または社会生活に制約があり，その主たる原因が記憶障害，注意障害，遂行機能障害，社会的行動障害などの認知障害である。
Ⅱ. 検査所見
MRI，CT，脳波などにより認知障害の原因と考えられる脳の器質的病変の存在が確認されているか，あるいは診断書により脳の器質的病変が存在したと確認できる。
Ⅲ. 除外項目
1. 脳の器質的病変に基づく認知障害のうち，身体障害として認定可能である症状を有するが上記主要症状（Ⅰ-2）を欠く者は除外する。 2. 診断にあたり，受傷または発症以前から有する症状と検査所見は除外する。 3. 先天性疾患，周産期における脳損傷，発達障害，進行性疾患を原因とする者は除外する。
Ⅳ. 診断
1. Ⅰ～Ⅲをすべて満たした場合に高次脳機能障害と診断する。 2. 高次脳機能障害の診断は脳の器質的病変の原因となった外傷や疾病の急性期症状を脱した後において行う。 3. 神経心理学的検査の所見を参考にすることができる。

　なお，診断基準のⅠとⅢを満たす一方で，Ⅱの検査所見で脳の器質的病変の存在を明らかにできない症例については，慎重な評価により高次脳機能障害者として診断されることがあり得る。

　また，この診断基準については，今後の医学・医療の発展を踏まえ，適時，見直しを行うことが適当である。

出典）中島八十一：高次脳機能障害支援モデル事業について. 高次脳機能研究, 26(3): 269, 2006

　外傷性脳損傷，脳血管障害，低酸素脳症などを原因疾患にもつ認知障害を福祉行政の観点から高次脳機能障害として整理し，医療・福祉サービスを適切かつ円滑に受けられるようにするため，厚生労働省は2001年度から2005年度までの5か年計画で高次脳機能障害支援モデル事業を実施した。

　高次脳機能障害支援モデル事業で集積された詳細な調査結果は，記憶障害，注意障害，遂行機能障害，社会的行動障害などの認知障害を主たる要因として，日常生活および社会生活への適応に困難を有する患者群を明らかにした。同事業に基づいて作成された高次脳機能障害診断基準では，高次脳機能障害を「記憶障害，注意障害，遂行機能障害，社会的行動障害」と定義した（表1-Ⅲ-1）。

　これまでの身体障害者福祉法の枠組みでは，適切な医療・福祉サービスを受けられなかった高次脳機能障害患者について，行政的な「高次脳機能障害」と診断することにより，現在では精神障害者保健福祉手帳の交付，障害者の日常生活及び社会生活を総合的に支援するための法律（障害者総合支援法）による支援が可能となっている。

〔参考文献〕

・石合純夫：高次脳機能障害学　第3版，医歯薬出版，2022
・石川朗・杉本諭編：高次脳機能障害学，中山書店，2023
・医療情報科学研究所編：診察ができるVol.1 身体診察，メディックメディア，2023
・大沢愛子監：ナース・PT・OT・ST必携 高次脳機能障害ビジュアル大事典，メディカ出版，2020
・東京都福祉局：高次脳機能障害者実態調査結果，https://www.fukushi.metro.tokyo.lg.jp/joho/soshiki/syougai/seishiniryo/oshirase/kouji.html（閲覧日：2024年1月10日）

【第1章　まとめ】
- 高次脳機能障害の概念・定義とは何か，整理してみよう。
- 高次脳機能障害の主要症状とは何か，整理してみよう。
- 高次脳機能障害に影響を及ぼす背景症状とは何か，整理してみよう。
- バイタルサインとは何か，整理してみよう。
- 行政的な高次脳機能障害とは何か，整理してみよう。

脳の構造と機能，疾患

【本章で学ぶべきポイント】

- ●神経系の基本構成を理解し，専門用語に親しむ。
- ●神経系のそれぞれの構造と働きを，合わせて理解する。
- ●大脳の領域を理解し，脳画像ではどのように見えるかを理解する。
- ●高次脳機能障害をきたす疾患の基本概念について理解する。
- ●臨床における神経心理学的な考え方について理解する。

I 脳の構造と機能

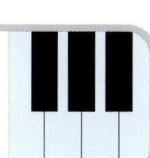

　脳は，生命維持，運動，感覚など身体全体をコントロールしている重要な臓器で，神経系の中心である。大脳・脳幹（中脳・橋・延髄）・小脳からなり，脳からは連続して脊髄が伸びている。

　神経系はその機能的役割から，脳と脊髄で構成される中枢神経系と，そこから身体各部を結ぶ末梢神経系に分類される。

1 神経系とは

　神経系は，外界や身体内部からの情報入力を受け，適切に処理し，それに基づいて筋肉や分泌腺などへ指令を出すシステムである。ヒトは神経系

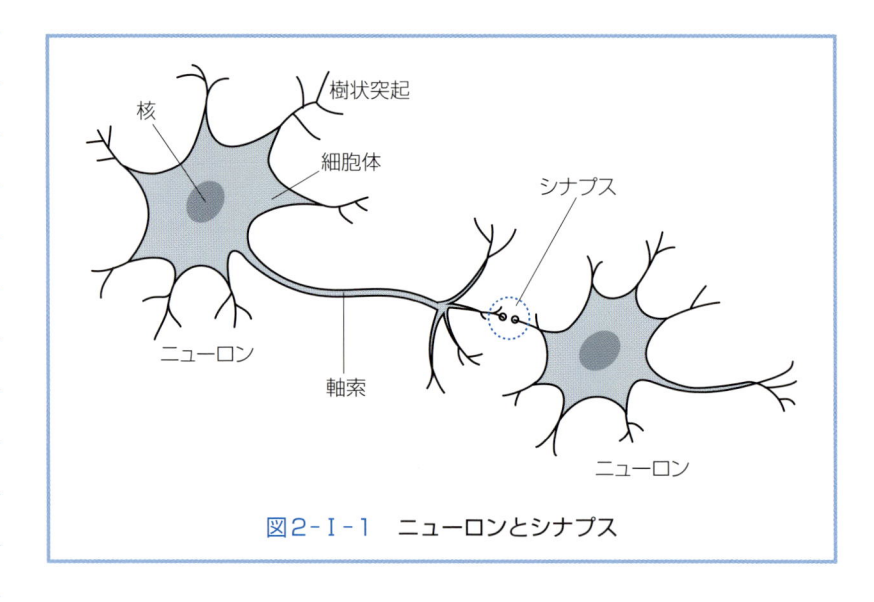

図2-I-1　ニューロンとシナプス

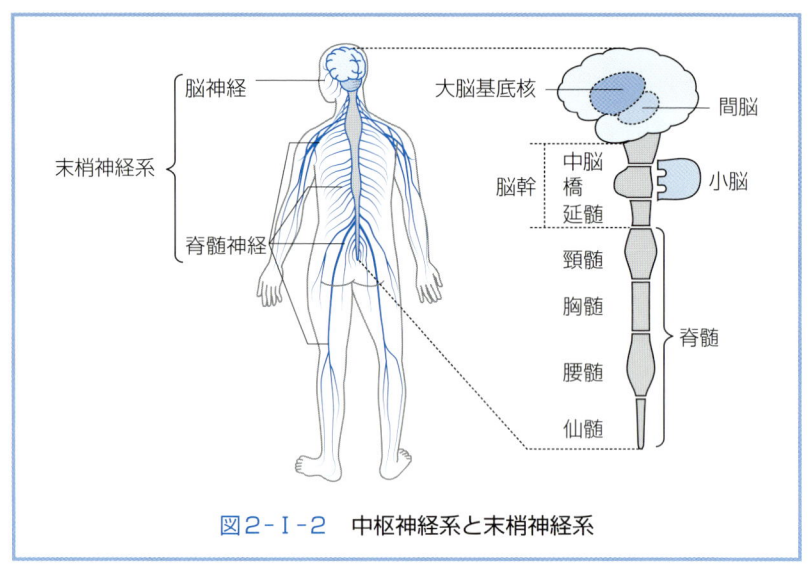

図2-I-2　中枢神経系と末梢神経系

によって自身の体調を維持し，多様な社会活動を行うことができる。

　神経系を構成するのは，電気信号を発生させる神経細胞（ニューロン）と，信号を伝えるためにニューロンから出る神経線維（軸索）である（図2-I-1）。中枢神経系は神経線維の回路（ネットワーク）の集合体で，神経系の中心にあり，情報を処理する。そこから出て全身に張りめぐらされた神経線維が末梢神経系で，様々な情報が伝わって，中枢神経系とそれ以外の身体周辺とを連絡している（図2-I-2）。

② 神経系の基本構造

1）中枢神経系

　中枢神経系は，脳と脊髄から構成される。脳は頭蓋骨に守られ，キノコのかさ状の大脳，柄のような脳幹と小脳に続き，頭蓋骨を出て脊髄に連続する。脊髄は脊柱管に守られ，背中側を下降する（図2-Ⅰ-2）。

（1）大　脳

　大脳の表面を大脳皮質といい，ニューロンの層でできている（色調から灰白質という）。その下は神経線維の束がびっしり詰まっており，大脳白質という。さらに大脳白質の深部には，灰白質である大脳基底核と間脳が埋もれている。大脳は左右の大脳半球に分かれており，両者は神経線維束で連結している。左右の大脳半球は間脳を経て，ともに脳幹へと連続する。

> ♪「核」とは ♪♪
> 　中枢神経内に埋もれている神経細胞の集団は「核」と呼ばれる。1つの細胞の中にある遺伝子（DNA）の集合体である核と混同してはならない。

　①　**大脳皮質**　　狭い頭蓋骨内で多くのニューロンを収めるために，大脳皮質には種々の盛り上がり（脳回または回）とミゾ（脳溝または溝：大きく深いものは脳裂または裂という）がある。まず，左右の大脳半球を分ける大脳縦裂と，側面にある外側溝（シルビウス裂）が確認できる。一側の大脳半球には，外から確認できる4つの脳葉（前頭葉・頭頂葉・側頭葉・後頭葉）と，すぐには見えない2つの領域（辺縁皮質と島皮質）がある（図2-Ⅰ-3）。回や溝は脳葉を分ける目安になり，大脳皮質の中央にある中心溝より前が前頭葉，中心溝から頭頂後頭溝の間にあるのが頭頂葉，

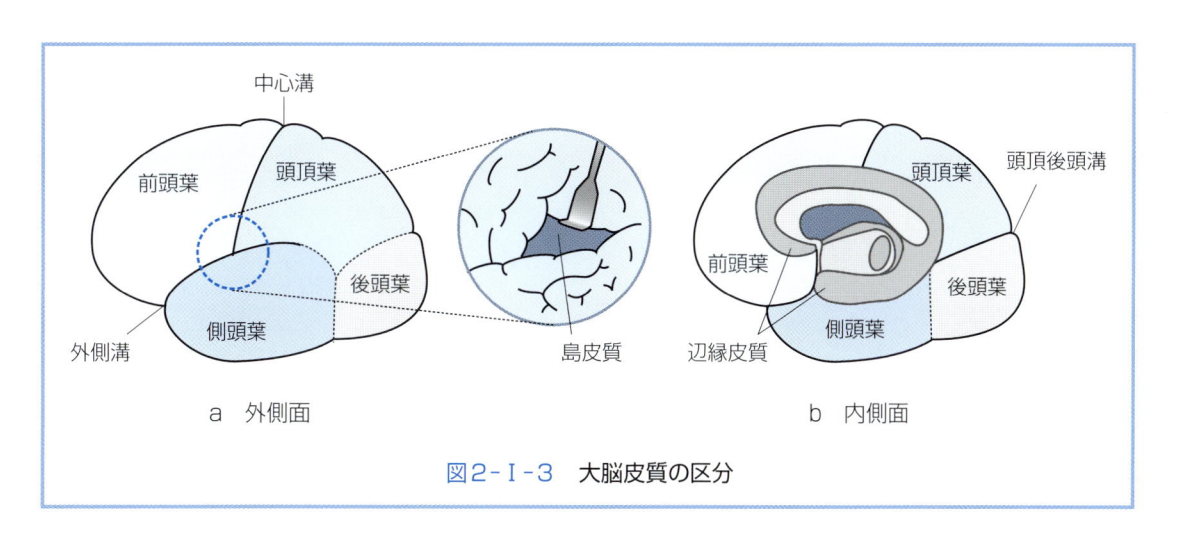

　a　外側面　　　　　　　　　　　　　　　　　　　　b　内側面

図2-Ⅰ-3　大脳皮質の区分

大脳皮質内の6層構造
この6層構造は，大脳皮質を垂直に仕切る円柱状の機能的なまとまりになっていて，コラムと呼ばれる。

頭頂後頭溝より後が後頭葉，外側溝より下が側頭葉と，おおまかに区分できる。辺縁皮質は大脳半球内側面にあり，左右を連結する神経線維束である脳梁を取り巻いている皮質領域である。島皮質は外側溝を開くと見える小さな領域である（島皮質を覆い隠している脳を弁蓋という）。4つの脳葉の大脳皮質は，より進化した6層のニューロンでできた構造をしており，等皮質または新皮質と呼ばれる。一方，辺縁皮質や島皮質はより原始的な3〜5層の古い構造で，不等皮質と呼ばれる。新皮質はより高度な分析的機能をもつが，辺縁皮質や島皮質は本能的・生物的な機能と関連する。このような細胞構築による大脳皮質の層構造の違いを元に，番号を付けた詳細な脳地図が作成されている。これがBrodmann（ブロードマン）の脳地図で，52までの番号がつけられている（図2-I-4）。

　高次脳機能を担う主体は大脳皮質であり，その解剖学的構成は重要である。そこで，図2-I-5に，重要な脳溝と脳回を模式的に示す。

　大脳の外側面（図2-I-5a）では，中心溝と，その前後で縦に走る中心前溝と中心後溝がある。中心溝と中心前溝の間の脳回が中心前回，中心溝と中心後溝の間が中心後回である。中心前溝からは，前方へ水平に走る2本の脳溝があり，上が上前頭溝，下が下前頭溝である。これにより前頭葉外側が，上から上前頭回，中前頭回，下前頭回と3つの脳回に分けられる。下前頭回には前枝・上行枝という2本の脳溝があり，その間に三角形を呈する三角部，その後方に弁蓋部がある。中心後溝からは，後方へ水平に走る頭頂間溝があり，頭頂葉を上下に分ける。上が上頭頂小葉で，下が下頭頂小葉である。下頭頂小葉では，外側溝をたどっていった終端を取り

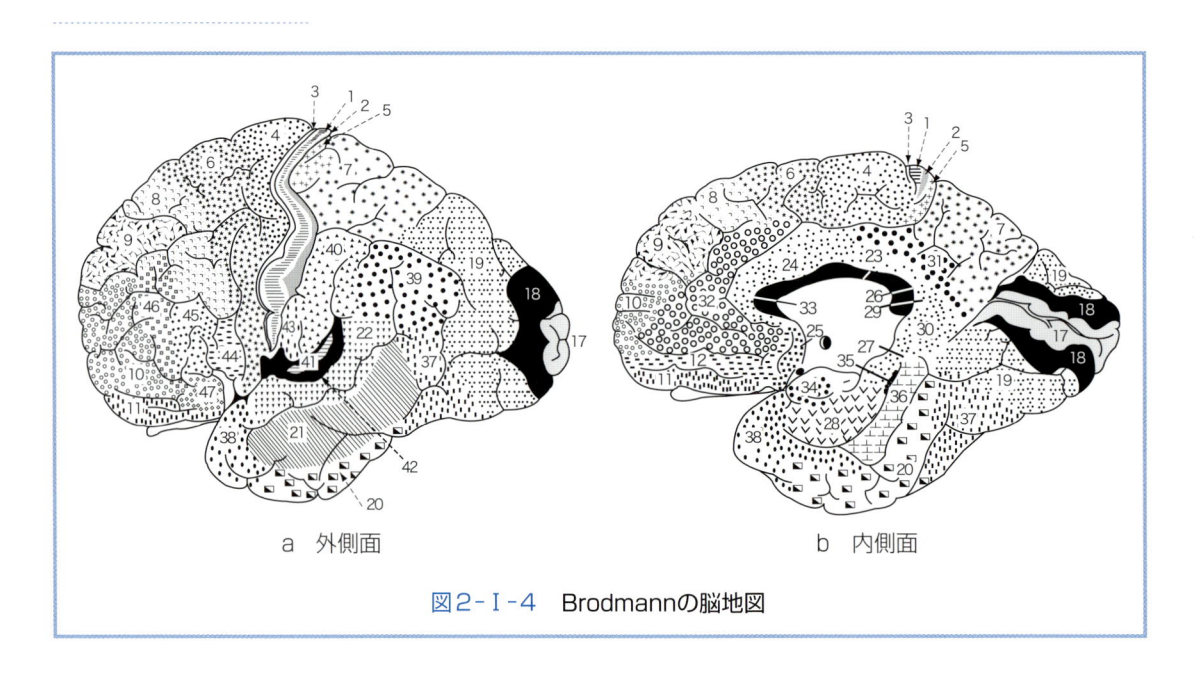

a　外側面　　　　　　　　　　b　内側面

図2-I-4　Brodmannの脳地図

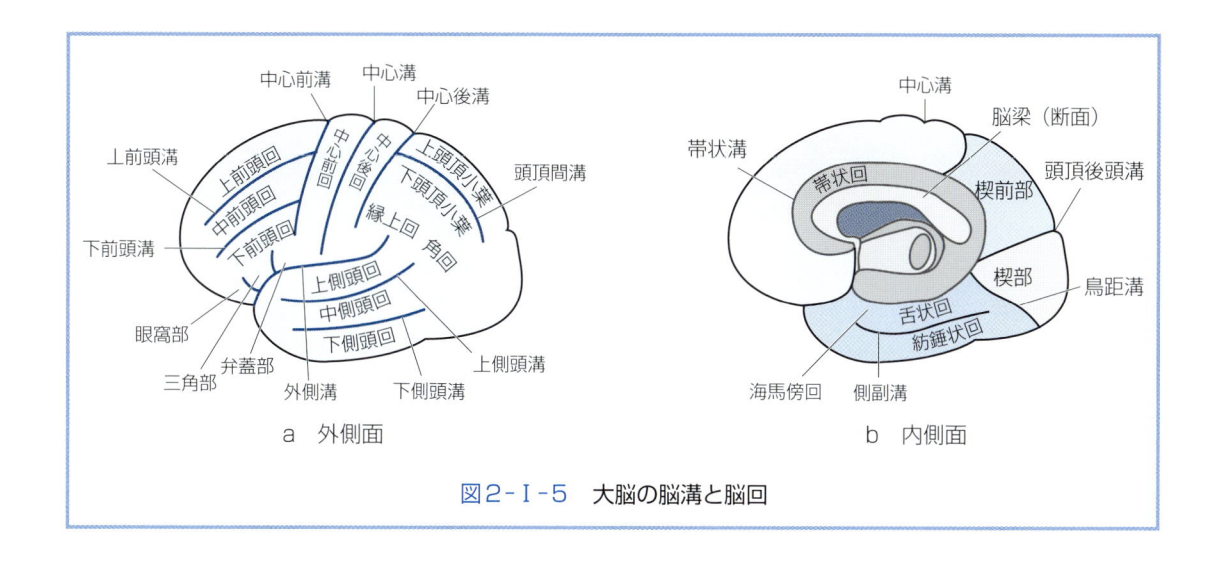

図2-Ⅰ-5　大脳の脳溝と脳回

囲む領域が縁上回，後述する上側頭溝を取り囲む領域が角回である。外側から見た側頭葉には，上から上側頭溝，下側頭溝という2本の脳溝があり，上側頭回，中側頭回，下側頭回に区分される。

　大脳の内側面（図2-Ⅰ-5b）は，大脳縦裂から左右の大脳を連結している脳梁や脳幹を切断することで観察できる（図は脳梁と，下に続く中脳を切除している）。内側面では中心溝はわかりにくいが，頭頂葉と後頭葉を分ける頭頂後頭溝は明瞭である。後頭葉は鳥距溝により上下に分けられる。内側面では，上方に脳梁を取り巻く帯状溝があり，その内側が帯状回である。下方では側頭葉内側に側副溝があり，その内側の前方が海馬傍回，後方が舌状回である。なお，側副溝の外側（側頭葉下面）が紡錘状回である。それぞれの役割については後述する。

　実際の脳の表面構造は個人差が大きく，個々人の脳では脳溝や脳回の区分が難しい場合が多い。このため，まず図2-Ⅰ-5に示した概念的な配置を理解し，実際の画像で，どこがどれに相当するのかを検討する。

　②　**大脳白質**　　大脳白質の線維には，左右の大脳半球を連絡する交連線維，一側内の大脳皮質間を連絡する連合線維，大脳を出て脳幹や脊髄へ連絡する投射線維がある。交連線維の代表は，左右の大脳皮質を広範に連結し，左右の脳機能を協調させる脳梁である。連合線維には，隣り合う脳回を連合する短い連合線維の他に，前頭葉と後頭葉を連絡する上縦束，後頭葉と側頭葉を連絡する下縦束，前頭葉と後頭側頭皮質を連絡する弓状束などがあり，左側の弓状束は言語機能に重要とされる（図2-Ⅰ-6）。大脳から直接脳幹や脊髄へ運動命令を伝える錐体路は投射線維である。

　③　**大脳基底核**　　白質の奥に埋もれている大きな灰白質が大脳基底核で，機能的にまとめられる複数の構造の総称である（図2-Ⅰ-7）。一般

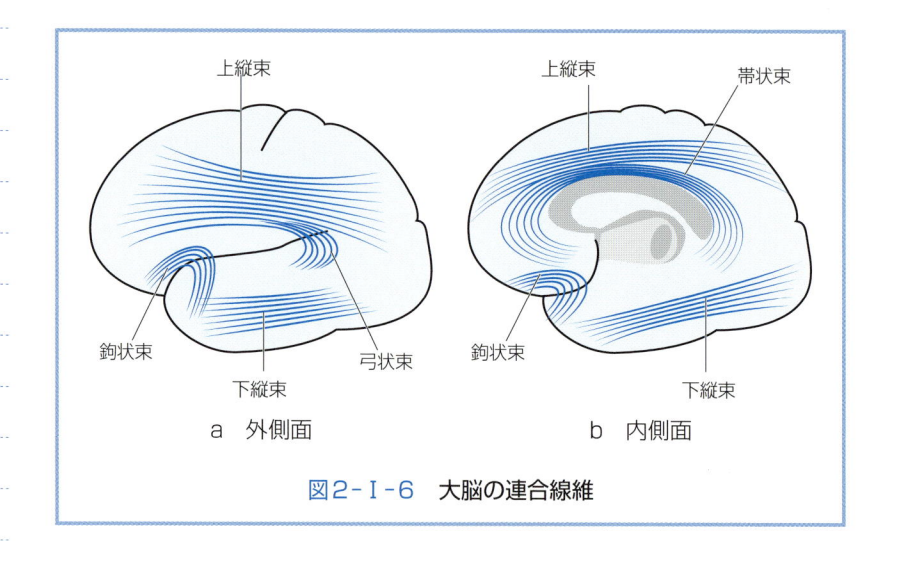

上縦束　　　　　　　　上縦束　　　帯状束

鉤状束　　　弓状束　　　鉤状束

下縦束　　　　　　　下縦束

a　外側面　　　　　　b　内側面

図2-I-6　大脳の連合線維

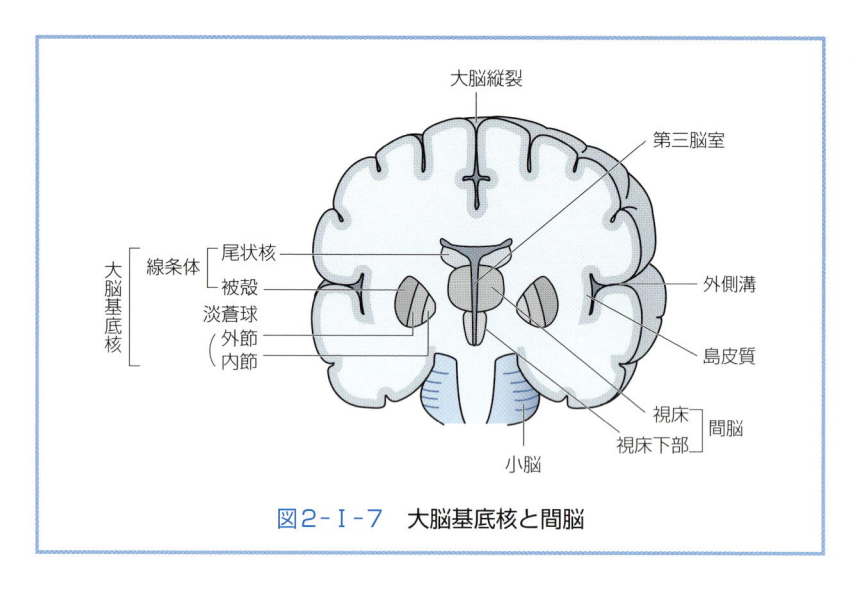

大脳縦裂

第三脳室

大脳基底核｛線条体｛尾状核
　　　　　　　　　被殻
　　　　　淡蒼球（外節
　　　　　　　　　内節

外側溝

島皮質

視床　｝間脳
視床下部

小脳

図2-I-7　大脳基底核と間脳

には，線条体（尾状核と被殻に分かれる），淡蒼球（内節と外節），視床下核，黒質（後述の中脳にある）で構成される。各構造は線維連絡により内部回路を形成しており，さらに大脳皮質とも連絡して機能する。

（2）間　脳

　間脳は大脳基底核の下後方で，大脳と脳幹の間にあり，主に視床，視床下部から成る（図2-I-7）。視床は，やや上に位置する複数の核の集合体である。ほぼすべての核が大脳皮質と双方向性の連絡をもち，嗅覚を除くすべての感覚を大脳皮質に伝える，重要な中継地点である。視床はいわば脳の「急所」であり，小さい視床の部分的損傷が，線維連絡を通じて広く大脳皮質機能を低下させてしまうことがある。また，視床の核は大脳皮

質の活動性を調節し，意識レベルの維持にも関与する。

　一方，視床下部は，第三脳室（「脳脊髄液系」の項（p.29）参照）という平たい空間の両脇に位置する複数の核の複合体である。身体内部環境の活動を維持するために，下垂体というホルモンを分泌する器官と，後述する自律神経を通じて，内部環境を調節する。

（3）脳幹と小脳

　脳幹は，上から中脳，橋，延髄に分けられ，後方に小脳がある。中脳には左右前面に，大脳脚という大脳を支える足のような構造があり，前頭葉から運動命令を伝える錐体路が通る。橋は，後方に小脳が付き，前面は小脳と連絡する線維のため膨らんで見える。小脳は，左右の小脳半球と中央の虫部，下にある片葉・虫部小節葉に分けられる。延髄にも左右前面に，錐体という膨らみがあり，錐体路が通る。脳幹の内部には，脳から出る末梢神経（脳神経）と連絡する各種の神経核がある。

（4）脊　髄

　脳幹から頭蓋骨を出て連続する脊髄には，それを囲む椎骨と関連した名称があり，上から頸髄，胸髄，腰髄，仙髄と呼ばれる（図2-Ⅰ-2）。脊髄では大脳皮質とは逆に表面に白質があり，灰白質は内部に位置する。脊髄の白質は，四肢や内臓などからの感覚が上行する線維と，脳から脊髄へ下降する線維が規則正しく並走している。脊髄の灰白質では，脊髄前方（前角）に運動神経を出すニューロン（下位運動ニューロン）があり，後角からは感覚神経が入る。

2）末梢神経系

　末梢神経系は，中枢神経系に様々な情報を伝え（入力），中枢神経系から種々の指令を送る（出力）役割を担う（図2-Ⅰ-2）。個々の末梢神経は，感覚情報を伝える感覚神経，運動命令を伝える運動神経，内臓や血管・皮膚などを調節する自律神経の3つの成分が様々な割合で含まれ，その神経を特徴づける。運動神経のニューロン本体は脳や脊髄にあって神経線維を出しているが，感覚神経や自律神経のニューロン本体は中枢神経系外にある神経節の中にある。末梢神経系は，脳と連絡する脳神経，脊髄と連絡する脊髄神経に分かれる。

（1）脳神経

　脳神経は12対あり，それぞれの構成成分から，表2-Ⅰ-1に示すような働きがある。大脳からは嗅神経と視神経が，中脳からは動眼神経と滑車神経が，橋からは三叉神経・外転神経・顔面神経・内耳神経が，延髄からは舌咽神経・迷走神経・副神経・舌下神経が出る。

延　髄
延髄は球とも呼ばれ，延髄から出る各脳神経の障害で嚥下・構音障害が生じることがあり，球麻痺と呼ばれている。一方，延髄の運動ニューロンを支配する上位のニューロンの（両側性）障害による症状を偽性球麻痺と呼ぶ。

ニューロン本体
後述（p.18）するニューロンの細胞体のこと。

表2-Ⅰ-1　脳神経

番　号	名　称	主な機能
第Ⅰ脳神経	嗅神経	匂いを嗅ぐ
第Ⅱ脳神経	視神経	見る
第Ⅲ脳神経	動眼神経	眼瞼を挙上して眼を動かし（上方・内方・外下方へ），瞳孔を縮めて調節する
第Ⅳ脳神経	滑車神経	眼を動かす（内下方へ）
第Ⅴ脳神経	三叉神経	顔の感覚や舌前2/3の一般感覚，下顎の運動と咀嚼
第Ⅵ脳神経	外転神経	眼を動かす（外方へ）
第Ⅶ脳神経	顔面神経	顔面を動かし，舌前2/3で味を感じ，唾液や涙を出す
第Ⅷ脳神経	内耳（前庭・蝸牛）神経	聞き（蝸牛神経），バランスをとる（前庭神経）
第Ⅸ脳神経	舌咽神経	舌後1/3の味覚と一般感覚。唾液を出して嚥下し，動脈圧（頸動脈洞）や動脈酸素濃度（頸動脈小体）を監視する
第Ⅹ脳神経	迷走神経	口咽頭の味覚。嚥下し，口蓋を挙上して声を出し，胸腹部内臓と連絡する
第ⅩⅠ脳神経	副神経	頭部を回し，肩を挙上する
第ⅩⅡ脳神経	舌下神経	舌を動かす

（2）脊髄神経

　脊髄神経は，脊柱管内の脊髄から，脊柱管を構成する椎骨の間を縫って左右対称に出入りしている。椎骨は，上から頸椎（7個の椎骨で構成；神経は8対），胸椎（同12個），腰椎（同5個），仙骨（元々5個の仙椎が合体して1個），尾骨で構成され，脊髄神経はその間を通って分布する。頭蓋骨と頸椎の間にも神経が通ることと，尾骨にも1対神経があることから，合計31対の脊髄神経が全身に分布している。

③ 神経系の細胞と電気的・化学的性質

1）ニューロンとグリア細胞

　典型的な神経細胞（ニューロン）は，他のニューロンから電気信号を受信する樹状突起，遺伝子や蛋白合成器官がある細胞体，電気信号を出力する軸索をもつ（図2-Ⅰ-1）。なお，軸索内には細胞体から末梢へ行き来する軸索輸送があり，後述する神経伝達物質のほか，接続先のニューロンや筋肉に栄養因子を与える。神経系には，ニューロンを支えるいくつかの種類の神経膠細胞（グリア細胞）がある。中枢神経系では星状膠細胞（アストロサイト），希突起膠細胞（オリゴデンドロサイト），小膠細胞（ミクログリア）があり，上衣細胞を含むこともある。

　ニューロンは一部を除いて分裂しないが，ニューロンを支えるグリアは

必要があれば分裂できる（それゆえ腫瘍化することがある）。星状膠細胞は，ニューロン周囲の環境を調整するだけでなく，脳内の血管とニューロンの間に入り，有害な物質が血液から中枢神経系に入らないようにしたり，必要な物質を交換したりするなど，中枢神経環境を守る血液脳関門としても働く。希突起膠細胞は中枢神経系内で，複数のニューロンの軸索を抱え込むように取り囲み，絶縁体である髄鞘を形成する。末梢神経系ではシュワン細胞が希突起膠細胞に相当し，一本の軸索をたくさんのシュワン細胞が順次取り囲んでいく。髄鞘をもつ神経線維を有髄線維といい，髄鞘をもたないものを無髄線維という。小膠細胞は中枢神経系内で障害組織などの清掃作業を担当するが，近年認知症などの神経疾患との関連が注目されている。上衣細胞は，脳室という脳内の空洞の表面を覆っている細胞で，脳室内の脳脊髄液と脳組織を隔てている。

2）活動電位

　細胞膜の内外では，ナトリウムイオンやカリウムイオンの濃度差がエネルギーを使って維持されており，この膜電位が変化して活動電位となることで，電気信号が軸索を伝わっていく。なお，前述した有髄線維では，髄鞘と髄鞘の間にわずかなすき間（ランビエ絞輪）があり，活動電位はこのすき間だけを飛び越すように伝導する（跳躍伝導）ので，有髄線維の伝達速度は無髄線維よりも速い。

3）シナプス

　活動電位が軸索の終点（神経終末）に到達すると，神経終末に向かい合う相手のニューロンに電気的興奮が伝わる。この伝達は，神経終末と相手側の細胞膜同士のわずかなすき間（シナプス）を介して行われる（図2-Ⅰ-1）。化学的シナプスでは，神経終末から神経伝達物質と呼ばれる化学物質が放出され，この物質が鍵と鍵穴のようにその形にぴったり合った受容体に結合することで，相手のニューロンを電気的に興奮させる（興奮性シナプス後電位）。また，相手のニューロンを逆に興奮しにくくさせることもある（抑制性シナプス後電位）。このように，相手のニューロンを興奮あるいは抑制させることで，デジタル的な神経回路（ネットワーク）が成立する。さらにニューロン同士の間に入る介在ニューロンは，抑制や興奮作用を通じて，回路をより複雑で精密なものにする。

　シナプスの伝達は固定したものではなく，伝わりやすくなったり，伝わりにくくなったりする。伝わりやすくなればそのニューロン回路は効率が良くなり（長期増強），伝わりにくくなれば効率が悪くなる（長期抑圧）。ニューロンは普通分裂しないため，このようなシナプス伝達が変わり得る

一次体性感覚野
中心後回に相当。p.28参照。

性質（可塑性）が，神経回路の再構成の機序と考えられ，学習や記憶の基礎になっているとされている。

4）神経伝達物質

　脳内に広く分布している神経伝達物質では，相手を電気的に興奮させる興奮性神経伝達物質の代表がグルタミン酸，逆に抑制する抑制性神経伝達物質の代表がGABA（γアミノ酪酸）である。一方，脳幹などの小さいニューロン集団が，いくつかの独特な神経伝達物質を介して，広く大脳に影響することが知られている。前頭葉内側下部のマイネルト基底核や脳幹から伝達されるアセチルコリン，中脳の黒質緻密部や腹側被蓋領域からのドパミン，脳幹の青斑核からのノルエピネフリン，脳幹の縫線核からのセロトニンなどが有名で，覚醒や認知機能・運動機能に影響し，種々の精神・神経症状に対する薬物治療の基礎となる。

④ 神経系の構造と機能の関係

1）神経伝導路と神経システム

　神経系には，様々な情報を伝える伝導路がある。外部情報を中枢神経系に直接伝えたり，筋肉などの外部効果器官に直接命令を伝えたりする経路では，少数のニューロンが素早く情報をリレーする。

（1）体性感覚神経伝導路

　感覚は，体性感覚，内臓感覚，特殊感覚（視覚，聴覚，味覚，嗅覚，平衡感覚）に分類され，体性感覚は日常用語でいうところの感覚に相当し，触覚，温度覚，痛覚，圧覚，振動覚，関節位置覚などがある。これらはさらに，皮膚や粘膜で感じる表在感覚と，関節や筋・腱で感じる深部感覚（固有感覚ともいう）に分かれる。なお，離れた2点を同時に刺激してどのくらい狭くても2点と感じられるかを調べる二点識別覚，物に触れて形を判別する立体覚，皮膚に文字などを書いて判別する皮膚書字覚（皮膚筆跡感覚）などは，大脳皮質の感覚領域がかかわる感覚で，複合感覚と呼ばれる。

　温度や痛み，関節の位置などの情報は，皮膚や関節などにある感覚受容器により電気信号に変換される。信号は，脊髄外の後根神経節にある一次感覚ニューロン，皮膚と同側の脊髄か延髄にある二次感覚ニューロン，反対側の視床内部の核にある三次感覚ニューロンの3つをリレーして，頭頂葉にある一次体性感覚野（一次体性感覚皮質；ブロードマン3/1/2野）に達する（図2-Ⅰ-8）。顔面では一次感覚ニューロンは第Ⅴ脳神経の三叉神経で，同側の脳幹にある二次感覚ニューロン，反対側の視床にある三次

GABA：gamma-aminobutyric acid

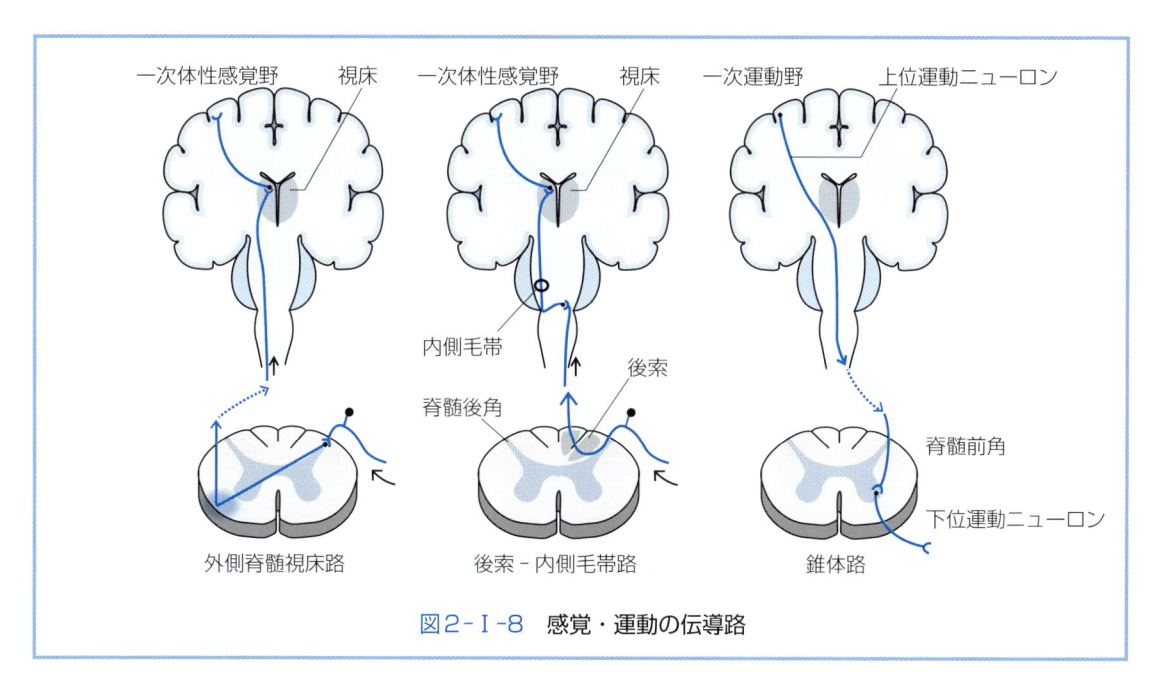

図2-Ⅰ-8　感覚・運動の伝導路

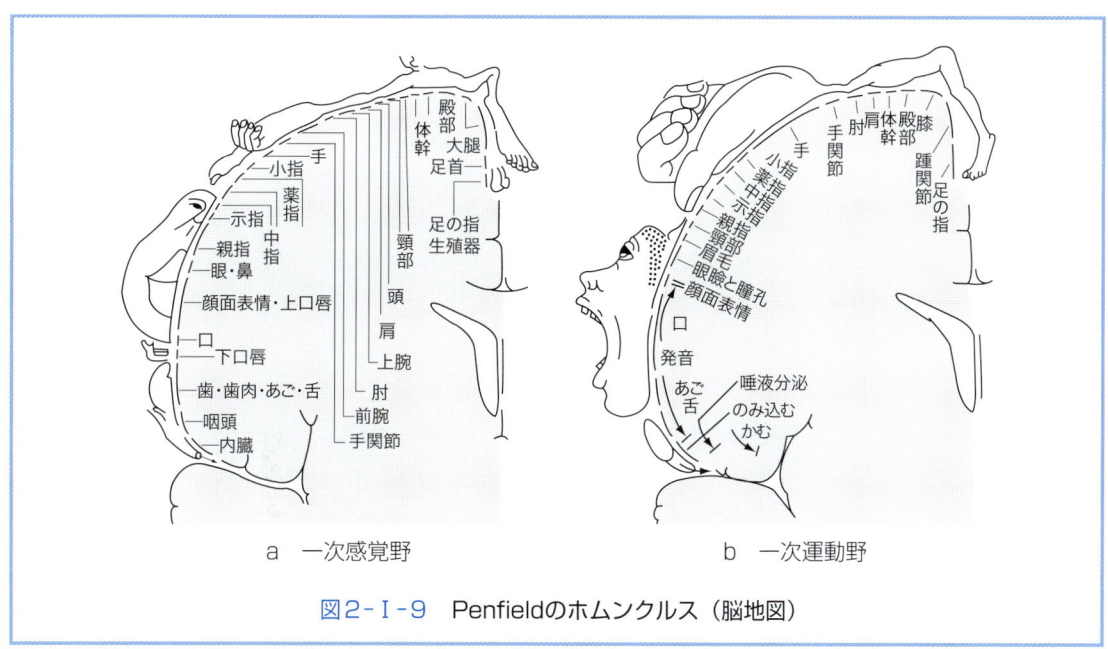

a　一次感覚野　　　　　　　　　b　一次運動野

図2-Ⅰ-9　Penfieldのホムンクルス（脳地図）

感覚ニューロンを経由し，一次感覚野に達する。一側の体の感覚情報が，反対側の大脳で受容されることを，対側支配という。一次感覚野では，上・内側が足や体幹，外側に手，顔，口をそれぞれ担当する領域が地図状に並ぶ。手や顔の領域は情報が多いため広く，体幹や足は情報が少ないため領域も小さい。この異形な人型をホムンクルス（こびとの意味）と呼ぶ（図

一次運動野
中心前回に相当。p.28参照。

上位運動ニューロンと下位運動ニューロンの障害
上位運動ニューロンは下位運動ニューロンを支配する。このため，上位運動ニューロン障害では，下位運動ニューロンが解放されて過活動となり，筋肉は麻痺しながらも筋緊張は強くなる。一方，下位運動ニューロン障害では，麻痺とともに筋緊張は低下する。この違いは神経支配と解放の最も単純な例である。

2-I-9）。なお，感覚情報の通り道はこのような進化した経路ばかりではなく，痛みを伝える原始的な経路は，多くのニューロンを介して脊髄両側を上行し，辺縁系と連絡して頻拍などの自律神経反応に関与する。

> ♪ 感覚伝導路の意義 ♪♪
> 　神経系の伝導路は，神経系と臨床症状の関係を理解するのに役立つ。例えば温痛覚を伝える外側脊髄視床路と，関節位置覚などを伝える後索－内側毛帯路は，脊髄内の通り方が異なる。そのため，左の胸髄に障害があると，左足で足趾の運動方向がわからないが，右足は正常である。温痛覚は逆に，右足で障害され，左足は正常となる（図2-I-8）。

（2）運動神経伝導路

　顔や手足の筋肉を直接随意的に動かす運動命令は，前頭葉の**一次運動野**（一次運動皮質；ブロードマン4野）にある上位運動ニューロンから出発する。一次運動野には，一次体性感覚野のホムンクルスと同様，上・内側に足や体幹，外側に手，顔，口の筋肉を支配する上位運動ニューロンが配置している（図2-I-9）。上位運動ニューロンの軸索は，投射線維として下降するが，延髄錐体の下で約8割が反対側に交叉し，脊髄の白質である側索を下降して，反対側の脊髄前角にある下位運動ニューロンに命令を伝える（対側支配）（図2-I-8）。下位運動ニューロンは自身が支配する筋肉を，シナプスに似た構造の神経筋接合部を通じて興奮させ，筋収縮（運動）を実現する。上位運動ニューロンの経路は皮質脊髄路，あるいは延髄錐体を通るため錐体路と呼ばれるが，反対側の顔など脳神経領域を支配する経路は皮質延髄路などと呼ばれる。錐体路は一次運動野を出発してから，大脳白質の放線冠，内包後脚，中脳の大脳脚，延髄の錐体といった重要なポイントを下降する。これらはいずれも損傷されれば上位運動ニューロンの経路が遮断され，麻痺などの症状が出現する。脳幹や脊髄から筋肉に伸びる下位運動ニューロン（その軸索は運動神経）の遮断でも麻痺・脱力などの症状が出現するが，上位運動ニューロンの障害と下位運動ニューロンの障害では，同じ麻痺でもパターンが異なる。

（3）脊髄と反射

　脊髄は体と同じく縦に長いが，ある高さ（レベル）の脊髄ニューロンは，そのレベルに対応する四肢や体幹との線維連絡をもち，そのレベルでの脊髄灰白質の中で回路を作っている。脊髄灰白質内ニューロンは複雑な反射回路を作り，例えば釘を踏んだとき，脊髄まで痛み情報が到達すれば，大脳でいちいち考えるまでもなく，すぐその足を引っ込める反射が生じる。

（4）運動実現にかかわる２つのシステム

　大脳皮質で行動の企画が成立し，実際に一次運動野が各筋肉に指令を出すとしても，運動をスムーズに開始・実行したり，運動の学習を行うには，小脳と大脳基底核の働きが必要である。

　①　**小脳統御系**　　小脳は３つに分けられ，それぞれ個別の運動機能にかかわる。片葉・虫部小節葉は原始的な構造で頭部・眼球の位置情報を制御し，傍虫部は立位・歩行の制御を行い，広い小脳半球は同側の四肢の運動を制御する。小脳には全身の筋・関節などから四肢の位置や運動情報が固有感覚として常に入力されており，運動命令と実際に行われた結果としての運動を比較し，運動学習に関与する。この"下手な"運動プログラムを減らして運動が熟練していく過程に，シナプスの可塑性のひとつである長期抑圧（シナプスが伝わりにくくなる）が関与するとされている。また，小脳半球は，もともと橋や視床を介した大脳皮質との回路を形成しているが，大脳の機能である認知機能とも重要な関連があると考えられてきている。このため，小脳では言語・情動・遂行機能の障害が生じる（小脳性認知情動症候群）。

　②　**大脳基底核統御系**　　大脳基底核の各構造は，内部での線維連絡により回路を形成しているが，さらに大脳皮質と連絡するいくつかのループが存在する。運動ループは，大脳皮質→大脳基底核→（間脳にある）視床→大脳皮質というループ回路で，いくつかの内部回路を通じて，スムーズな運動の開始と維持を実現する。運動ループの障害は，パーキンソニズムと呼ばれる運動の低下した状態を生じることが多い。一方，運動が過剰になることもあり，舞踏運動などの多彩な不随意運動がみられる。運動以外にも，前頭前野と尾状核が関連する認知機能に関するループや，辺縁系や側坐核と関連する情動に関するループ，眼球運動に関するループがある。

（5）自律神経系

　生体の内部環境は，内分泌器官から出て血流を介し作用するホルモンと，各種臓器を支配する自律神経系によって調整されている。自律神経系の中枢は主に視床下部だが，後述する辺縁系や脳幹にもある。自律神経系は機能的に相反する働きをもつ交感神経系と副交感神経系に分かれ，種々の臓器を両者が同時にバランスよく支配している。交感神経系は，例えば「闘争と逃走」の際に働き，広範な作用により血圧を維持し種々の外的ストレスへの反応を担当する。一方，副交感神経系は，いわばリラックスするように働き，個々の臓器で局所的に働く。交感神経系の興奮時は，瞳孔はしっかり開き，心拍数は上昇し，胃腸の動きは減って，尿は出ないように膀胱が弛緩して排尿路は閉じる。副交感神経系の作用時には，それぞれが逆になる。

小脳と固有感覚
固有感覚には，意識にのぼらないものもある。四肢関節の位置や運動の情報は，意識されることなく脊髄から小脳にリアルタイムで伝えられ，情報処理を受けているとされる。

運動ループを構成する３つの内部回路
直接経路（抑制を解除して選択的運動プログラムを開始：Go信号），間接経路（抑制を強化して不適切な運動プログラム開始を抑制する：No-Go信号），ハイパー直接経路（すでに進行している運動プログラムへの抑制性出力を増加させる：Stop信号）がある。

パーキンソニズム
p.38参照。

（6）意識を維持する系

　意識が悪ければ高次脳機能の評価は困難なことが多く，神経心理学的評価の前提条件として，患者の意識状態を常に把握しておく必要がある。この意識，つまり覚醒状態を維持するのに重要な構造は，脳幹網様体と呼ばれる，脳幹に縦に長く存在する網目状のニューロン集団である。網様体は視床などを介して大脳皮質を刺激し覚醒させるか，その中の小さなニューロン集団がアセチルコリン・セロトニン・ノルエピネフリン・ドパミンなどの神経伝達物質を出す神経線維を広範な大脳皮質に送って覚醒させる。覚醒レベル（意識レベル）や睡眠の評価には，脳の電気活動を頭蓋外から測定する脳波検査が有用である。

2）特殊感覚系

（1）聴覚系

　音の周波数は，鼓膜の振動がリンパ液を介して伝わり，内耳の蝸牛にある感覚有毛細胞に感知され，電気信号に変換されて第Ⅷ脳神経（内耳神経の中の蝸牛神経）を伝わり，脳幹の蝸牛神経核に達する。信号はさらに，対側，一部同側の上オリーブ核というニューロン集団に達し，そこから外側毛帯という神経線維を通り，下丘のニューロン，視床に属する内側膝状体のニューロンを経て，聴放線と呼ばれる白質線維を通り，側頭葉の一次聴覚野（ブロードマン41/42野）に達する（図2-Ⅰ-10）。この一次聴覚野では一次視覚野と同様に，地図状の周波数対応性がある。

　蝸牛の感覚受容器や内耳神経が障害されると，その側では聴力が消失する。しかし，片側の一次聴覚野が障害されても，片側から入る音の情報は両側の一次聴覚野に届くため，音源定位や識別の障害が起こるのみで，聞こえなくなることはないとされる。一方，両側性の一次聴覚野障害では，聞こえなくなること（皮質聾）や，聞こえてもそれが何かを認知できない状態（聴覚失認）を生じることがある。

（2）平衡感覚系

　耳石器にある平衡斑は頭の位置を感知する受容器で，卵形嚢が水平方向を，球形嚢が垂直方向を感知する。立体的に配置された3つの半規管には膨大部稜があり，半規管の内リンパ液の動きを感じることで頭の回転運動を感知できる。これらの情報が電気信号に変換されて，第Ⅷ脳神経（内耳神経の中の前庭神経）を伝わり，脳幹の前庭神経核に達する。この信号は前庭神経核から他の脳幹の核や小脳の片葉・虫部小節葉と連絡し，頭部や眼球運動を制御する。この制御のおかげで，体の体勢が変わっても対象に両目をフォーカスできるし，頭を左や右に急に振っても頭の方向と逆に両目を動かして対象を見続けることができる（人形の目現象，または眼球頭

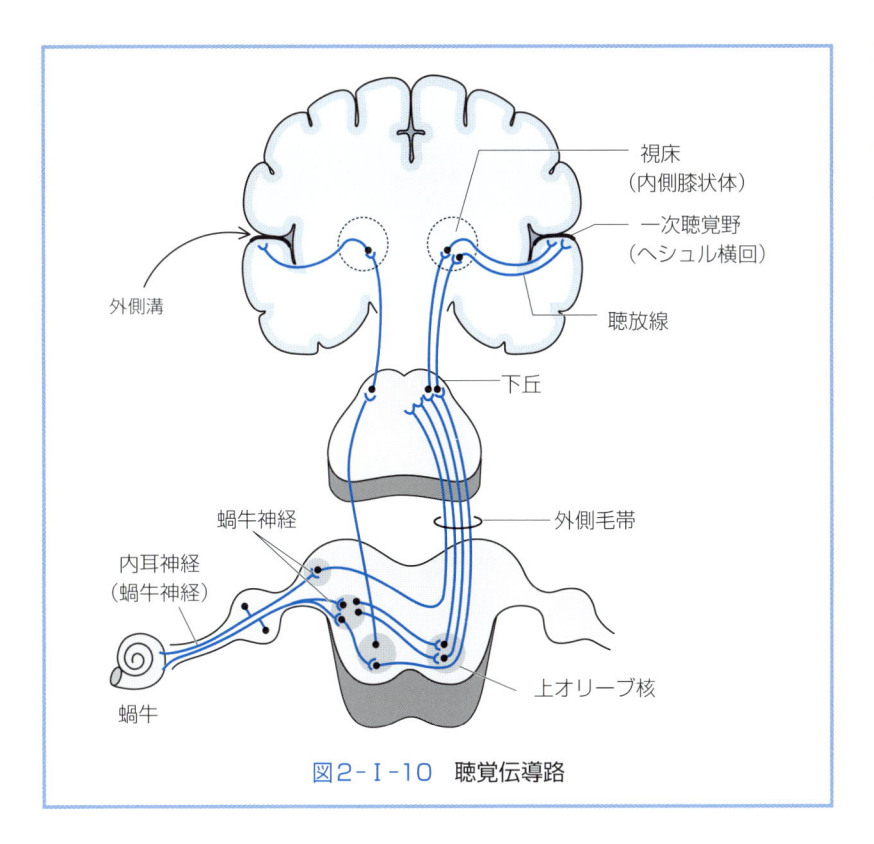

図2-Ⅰ-10　聴覚伝導路

（図中ラベル）
視床（内側膝状体）
一次聴覚野（ヘシュル横回）
聴放線
外側溝
下丘
蝸牛神経
内耳神経（蝸牛神経）
外側毛帯
蝸牛
上オリーブ核

杆体と錐体
杆体は暗い環境で機能する（暗所視），錐体は明るい環境で機能する（明所視）ほか，色や形にも感受性があり，青・緑・赤にそれぞれ対応する。

第Ⅱ脳神経（視神経）の特殊性
視神経は他の脳神経と異なり，分類上は脳神経であっても，組織としては中枢神経系に属する。このため中枢神経系の脱髄疾患である多発性硬化症では，脳や脊髄以外に視神経も障害される。

位反射という）。なお，前庭神経核の平衡感覚情報も，対側の視床を経由して感覚野に至るという。

（3）視覚系

　光情報（視覚情報）は，眼球の裏の網膜にある杆体・錐体という光受容器により電気信号に変換されて，第Ⅱ脳神経（視神経）を伝わり，神経線維が交差する視神経交叉を通り，視床に属する外側膝状体のニューロンを経て，視放線と呼ばれる白質線維を通って，後頭葉の一次視覚野（ブロードマン19野）に達する。

　この視覚情報にも対側支配の原則があるが，片側の一次視覚野が反対側の目を支配するのではなく，反対側の「視野」を支配することに注意する。例えば，右の一次視覚野は右目でも左目でも反対の左側の視野を支配し，左側からの視覚情報を受け取る。そのため，視交叉を出た後から一次視覚野までの経路が遮断されると，反対側の視野が見えなくなる（同名半盲）。これは，一側の目からの視覚情報を伝える視神経線維が，視交叉の前まではそのままなのに，視交叉において片目ずつ，左右視野別に再編成されるためである。右の網膜の右半分が担当する左半側視野の情報は，視交叉を交叉せずに通過して，右の一次視覚野に行き，右の網膜の左半分が担当する右半側視野の情報は，視交叉を交叉して反対側の左の一次視覚野に達す

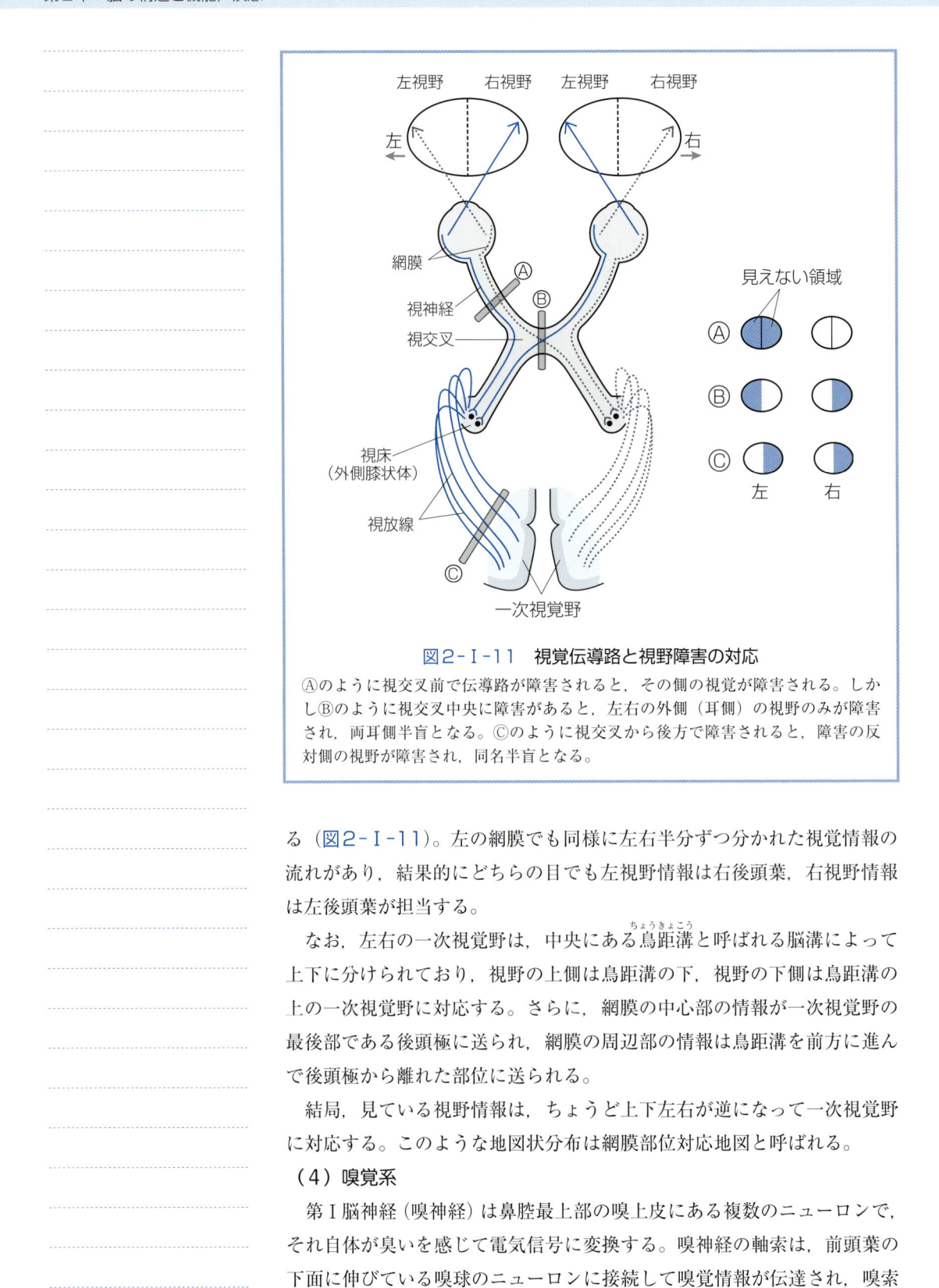

図2-Ⅰ-11　視覚伝導路と視野障害の対応

Ⓐのように視交叉前で伝導路が障害されると，その側の視覚が障害される。しかしⒷのように視交叉中央に障害があると，左右の外側（耳側）の視野のみが障害され，両耳側半盲となる。Ⓒのように視交叉から後方で障害されると，障害の反対側の視野が障害され，同名半盲となる。

る（図2-Ⅰ-11）。左の網膜でも同様に左右半分ずつ分かれた視覚情報の流れがあり，結果的にどちらの目でも左視野情報は右後頭葉，右視野情報は左後頭葉が担当する。

　なお，左右の一次視覚野は，中央にある鳥距溝と呼ばれる脳溝によって上下に分けられており，視野の上側は鳥距溝の下，視野の下側は鳥距溝の上の一次視覚野に対応する。さらに，網膜の中心部の情報が一次視覚野の最後部である後頭極に送られ，網膜の周辺部の情報は鳥距溝を前方に進んで後頭極から離れた部位に送られる。

　結局，見ている視野情報は，ちょうど上下左右が逆になって一次視覚野に対応する。このような地図状分布は網膜部位対応地図と呼ばれる。

（4）嗅覚系

　第Ⅰ脳神経（嗅神経）は鼻腔最上部の嗅上皮にある複数のニューロンで，それ自体が臭いを感じて電気信号に変換する。嗅神経の軸索は，前頭葉の下面に伸びている嗅球のニューロンに接続して嗅覚情報が伝達され，嗅索

という神経線維を通り，辺縁系に属する梨 状 葉（一次嗅覚野に相当）に達する。嗅覚は直接視床を経由しないが，梨状葉から視床内の視床背内側核ニューロンを経由して嗅覚識別の最高中枢である前頭葉眼窩皮質に達する。

3）大脳の構造と機能

（1）大脳皮質の機能的分類

　新皮質（前頭葉・頭頂葉・側頭葉・後頭葉）は機能的に，一次野，単一様式連合野，多様式連合野に分けられる。一次野とは，外界の感覚情報が直接送られるか，刺激により筋肉を直接運動させる皮質で，これまで述べた一次体性感覚野・一次聴覚野・一次視覚野・一次運動野がこれに相当する。一次野の隣にあり，大脳以外とは直接の連絡がなく，一次野の情報を得て解析したり，運動指令を作成し一次運動野に送るのが，連合野である。連合野は，聴覚なら聴覚など単一の種類の情報のみを扱う単一様式連合野と，複数の単一様式連合野からの情報を受け，それを統合する多様式連合野がある。頭頂葉の角回や前頭葉の前頭前野は多様式連合野の代表である。

　一方，辺縁皮質と島皮質は機能的に，別の形で分類される。最も原始的な皮質である海馬などは辺縁皮質，この辺縁皮質と新皮質の間に位置する海馬傍回や帯状回・島皮質は傍辺縁皮質とされる。この場合，辺縁皮質が傍辺縁皮質と相互連絡し，傍辺縁皮質が多様式連合野と相互連絡する。多様式連合野は様々な情報を統合し，読み書きや目的指向性の行動などの複雑な機能を実現する。さらに多様式連合野は傍辺縁皮質との連絡により，情動や記憶，内部環境の制御にも関連する。

（2）辺縁系

　辺縁皮質と傍辺縁皮質（島皮質を含む）は，辺縁系と総称される。情動や自律神経系と関連する原始的なシステムで，側頭葉内側にある海馬を中心とした回路と，側頭葉内前方にある扁桃体を中心とした回路から構成される。

　海馬は，海馬（海馬体）→脳弓→乳頭体→乳頭体視床路→視床前核→帯状回→海馬傍回→海馬（海馬体）という回路（Papez（パペッツ）の回路）を構成しており，記憶に関係するとされる。このため，この回路のいずれかの損傷で，記憶障害が生じる。

　一方扁桃体は，情動（特に恐怖）の認知や身体反応と関与する。ただし，扁桃体→視床背内側核→前頭葉眼窩皮質後方→（鈎 状 束を経由）→側頭葉前方部→扁桃体というYakovlev（ヤコブレフ）の回路は，むしろ記憶に関係するとされる。

補足運動野
前方部分の前補足運動野と，後
方部分の（狭義の）補足運動野
に分けられる。前者が運動企図
のより抽象的，後者がより具体
的な面を担っているという。

（3）新皮質の構造と機能

① **前頭葉**　　前頭葉は主に，運動や行動の発現に関与する。中心前回にある一次運動野（ブロードマン4野），その前で外側の運動前野（ブロードマン6野外側），一次運動野の前で内側の補足運動野（ブロードマン6野内側），運動前野より前の前頭眼野があり，そのさらに前方には後述する多様式連合野の前頭前野がある。一次運動野には前述のホムンクルス様の機能分布がある（図2-Ⅰ-9）。運動前野は，頭頂葉後部で統合された触覚や視空間情報などの外部感覚情報を受け，視覚ガイド下で運動を開始するとされる。一方，補足運動野は，運動を実際に行わず，運動しようと意図するだけで活性化し，記憶など内面の要因による運動の計画や開始に関与するとされる。また前頭眼野は，随意的な眼球運動に関連するが，頭頂葉の頭頂間溝内部の皮質と関連して注意機能に関連するという。

② **頭頂葉**　　頭頂葉には多彩な役割があるが，特に右側は空間的認知に関与し，左側は学習された運動の実行に関与する。頭頂葉の外側面には，中心後回にある一次体性感覚野（ブロードマン3/1/2野），上頭頂小葉，縁上回（ブロードマン40野）と角回（ブロードマン39野）を含む下頭頂小葉がある。頭頂葉の内側面を楔前部という。縁上回を含む障害（特に右病変）では対側の身体部位や自分の病気を認知できない片側無視・病態失認，左縁上回病変では復唱ができないなどの言語障害（伝導失語など）が生じる。角回は周辺の頭頂葉・後頭葉・側頭葉すべての連合野と連絡をもつ多様式連合野で，その障害（特に右病変）では対側の空間無視，左角回病変では失読失書が生じる。

③ **側頭葉**　　側頭葉は主に，聴覚認知と対象の意味認知に関与する。側頭葉の一次聴覚野（ブロードマン41/42野）は外からは見えにくく，外側溝の切れ込みの土手のような部分（Heschl（ヘシュル）横回といわれる）に存在し（図2-Ⅰ-10），周波数対応配列がある。聴覚連合野（ブロードマン22野）は上側頭回後部にあり，左側は言語と関連する。側頭葉の下内側面では，側副溝の内側をはさんで，前方に海馬傍回，後方に舌状回が続き，側副溝の外側には紡錘状回がある。側頭葉の下内側面は様々な意味認知に関係するが，紡錘状回の障害（特に右病変）では顔の認識ができなくなったり（相貌失認），左紡錘状回の障害では文字形態の認識ができなくなったり（失認による失読）する。

④ **後頭葉**　　後頭葉は主に，視覚認知に関与する。後頭葉の重要な構造は内側面に多い。後頭極にある鳥距溝をはさんで一次視覚野（ブロードマン17野）があり，その周辺を同心円状に視覚連合野（ブロードマン18/19野）が取り巻いている。なお，後頭葉の内側面で頭頂後頭溝と鳥距溝にはさまれた部分を楔部という。一次視覚野に入力された視覚情報は，

同時並行的に上下，つまり頭頂葉方向と側頭葉方向へ進み処理される。視覚連合野から頭頂葉へ進む経路は，対象の位置や動きなど空間的な視覚情報を処理するため，where（"どこ"）視覚路と呼ばれる。視覚連合野から側頭葉（紡錘状回など）へ進む経路は，色や形，顔などの対象の意味的な視覚情報を処理するため，what（"なに"）視覚路と呼ばれる。

⑤　**側性化と言語に関する領域**　　言語に関しての優位半球は，左大脳半球である。古典的な枠組みでは，左前頭葉の下前頭回後部（ブロードマン44/45野；前から三角部（45野）と弁蓋部（44野））がBroca（ブローカ）野で，音声言語の出力面に関与する。左側頭葉の上側頭回後部（ブロードマン22野）がWernicke（ウェルニッケ）野で音声言語の入力面に関与する。両者は外側溝後端を回り込む弓状束（図2-Ⅰ-6）により連結している。近年ではネットワーク画像などの知見も取り入れられ，音声言語の各側面をより要素的に分けた大脳皮質部位との対応が提唱されている。

⑥　**前頭前野**　　前頭前野は脳の最前方部にあって，一次野以外のすべての新皮質と相互連絡しており，ヒトとしての行動を担う高次脳機能の最高中枢とされる。おおまかに，外側部（特に背外側部）と内側部，および眼窩皮質に分けられる。外側部は，情報を一時的に保持する作業記憶を担い，目的をもって行動を計画し，開始・維持・モニター・調整といった遂行機能や，精神活動を行う。このため，その障害により遂行機能障害や自発性の低下をきたす。内側部と眼窩皮質は，辺縁系と強く関連し，眼窩皮質は情動の調整や意思決定に，内側部は社会的認知や他者への共感に関与するとされる。この障害により，本能的行動などを抑えられない脱抑制，ルールを無視する社会的行動障害，自発性や意欲の低下，共感の消失などが生じる。

⑤ 神経系を支える2つの構造

1）脳脊髄液系

中枢神経系は，骨の内側の膜（髄膜）で作られた空間の中にあり，空間は脳脊髄液で満たされている。髄膜は3種類あり，外側から硬膜，くも膜，軟膜である。硬膜は骨に硬く付着し，中に静脈血を通す静脈洞がある。その内側にくも膜があり，くも膜の下にはくも膜下腔（かくう）という空間がある。くも膜下腔には血管や脳神経が通っている。最も内側の軟膜は脳や脊髄にぴったり付着している。

脳内には脳室という空洞があり，ここにある脈絡叢という組織から脳脊髄液が産生される。両側の大脳にある側脳室でできた脳脊髄液は，左右の

灌　流
脳組織を灌流するとは，ある決まった脳組織を支配する動脈が，必要とする血液を流している状態。

視床下部の間にある第三脳室，橋と小脳の間にある第四脳室へと流れていき，延髄後方でくも膜下腔に出る。その後，くも膜下腔を循環し，頭頂部にあるくも膜顆粒から上矢状静脈洞内に排出される（古典的な髄液循環）（図2-Ⅰ-12a）。実際には脳実質組織の毛細血管から染み出してできる髄液も多く，さらに脳に浸入する動脈の周囲の空洞を髄液が逆向して排出される経路もかなりあるという。なお，側脳室から第四脳室の形は脳画像の評価の際に有用で，画像断面が脳の上下，あるいは前後のどこに位置するかを理解する目安になる（図2-Ⅰ-12b）。

2）脳血管系

　脳は，糖と酸素を含む動脈血の絶え間ない供給を必要とする。それゆえ，脳血流が途絶えると，その血流領域の脳機能は障害されてしまう。脳動脈の走行はおおむね決まっているので，脳動脈の主な構成（図2-Ⅰ-13）を知っておく必要がある。

　心臓（大動脈）から脳へ向かう血流は，おおまかには内頸動脈による大脳前方（前方循環）と，椎骨動脈による大脳後方や脳幹（後方循環）に分かれる。内頸動脈は前大脳動脈と中大脳動脈に分かれ，それぞれ大脳の前方～内側，大脳の外側の大部分を主に灌流するが，内頸動脈は前・中大脳動脈に分かれる前に，下から眼動脈（網膜を灌流），後交通動脈（内頸動脈と後大脳動脈を連結），前脈絡叢動脈（内包後脚などを灌流）といった

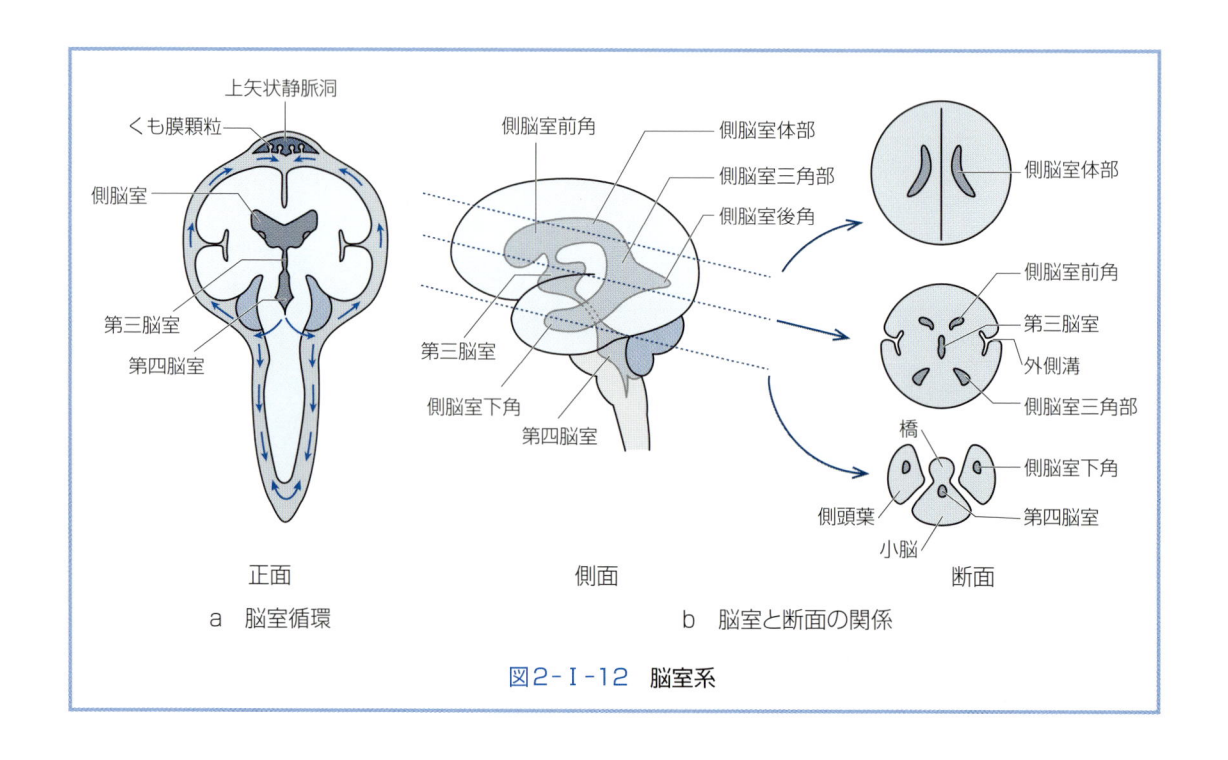

図2-Ⅰ-12　脳室系

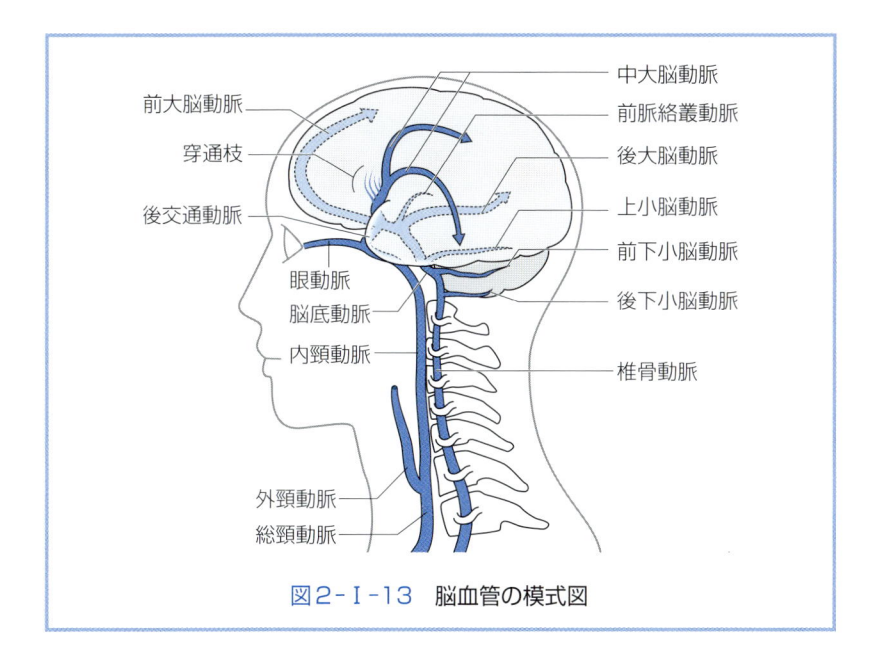

前大脳動脈
穿通枝
後交通動脈

中大脳動脈
前脈絡叢動脈
後大脳動脈
上小脳動脈
前下小脳動脈
後下小脳動脈
椎骨動脈

眼動脈
脳底動脈
内頸動脈

外頸動脈
総頸動脈

図2-Ⅰ-13　脳血管の模式図

ウィリス動脈輪
左右の前大脳動脈は前交通動脈
で，内頸動脈と後大脳動脈は後
交通動脈で連結し，これによっ
て脳底部で脳の主要な動脈が輪
状に連結する。このためこの動
脈輪の構成動脈（内頸動脈や椎
骨動脈）が閉塞しても，他から
の側副血行により大脳への灌流
が保たれることになる。

重要な枝を出す。一方，椎骨の左右それぞれの孔を通り抜けて上行するのが椎骨動脈で，左右の椎骨動脈が脳幹の前で合流して1本の脳底動脈になり，脳底部で再び左右の後大脳動脈に分かれて，大脳の後方～内側を主に還流する。椎骨動脈から脳底動脈を経て後大脳動脈に進む前に，下から後下小脳動脈（嚥下に重要な脳神経核を灌流），前下小脳動脈（内耳へ血流を供給），上小脳動脈（小脳上部を灌流）を出す。

　なお脳動脈では，ある動脈が閉塞して血流が途絶えても，周囲の動脈からの血流が不足を補うことがある。これが側副血行で，特に脳底部（脳の下，脳幹の前の部分）にある**ウィリス動脈輪**が知られている。

　また脳動脈は，周囲から回り込んで広範囲を栄養する太い皮質枝と，皮質枝の根元付近から脳の深部に突き刺さるように進入して血流を保つ小さな穿通枝に分類される。前述の前・中・後大脳動脈は皮質枝であり，穿通枝は脳の深部にある内包後脚や大脳基底核・視床・橋などを灌流する。穿通枝は高血圧などで障害されやすく，閉塞したり破れて出血したりしやすい。その一方穿通枝は，錐体路が通る内包後脚や，大脳皮質と広範な連絡をもつ視床など，小さくても機能的に重要な場所を灌流している。

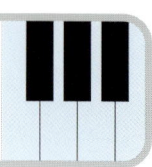

Ⅱ　高次脳機能障害と画像診断

1　画像診断法の種類

　脳の形態を見るものとしては放射線を使用するCTと，磁気を利用したMRIがあり，脳損傷がどこにどの程度あるのかが評価できる。CTは放射線を使用するため，その放射線が骨に散乱して小脳・脳幹や側頭葉などが見えにくい。一方，MRIでは骨の影響を受けることなく，脳実質が明瞭に描出できる。脳の血流を描出するものとしては，血流が多い場所に集まる放射性物質を使用するPETやSPECT，近赤外線を用いて脳表面の血流を測定するNIRSなどがある。脳血流画像では，CTやMRIなど形を見るだけではわからない病変も評価できる。例えば，視床の小さな病変で失語症がみられるとき，大脳の言語領域が正常であるにもかかわらず，脳血流画像では言語領域の血流が低下していることがある。この場合，視床の損傷が，視床と線維連絡をもつ大脳皮質の機能を低下させ，言語領域の血流が低下してしまうと考えられる。このような現象をダイアスキシス（遠隔機能障害）という。また，認知症において脳の縮小（脳萎縮）が明らかでない早期に，楔前部など特定の脳部位の機能低下が，血流低下として検出できる。

　近年は臨床でも研究でも，その精度と普及からMRIが用いられることが多い。もともとMRIにはT1強調画像（実物の白黒に近い）・T2強調画像（病変や水分が高信号つまり白く見える）の基本撮影法があり，そのほか髄液は黒く・病変を白く見せるフレア画像，他の撮影法では見えない発症数時間の脳梗塞を描出できる拡散強調画像（DWI）が頻用される。さらに臨床や研究場面では，線維連絡を視覚化する拡散テンソル画像（DTI），わずかな血流信号変化を検出し，統計学的解析を加えることで，正常な脳機能や脳内ネットワークを描出するfMRI（機能的MRI）が用いられる。

2　脳画像を見るための基本

（1）基本方向の確認

　解剖学における表現では，脳の方向は，上方を背側，下方を腹側といい，前方を吻側，後方を尾側という。内側・外側はそのままの意味だが，読みに注意する。

DWI：diffusion-weighted image　　DTI：diffusion tensor image
fMRI：functional magnetic resonance imaging

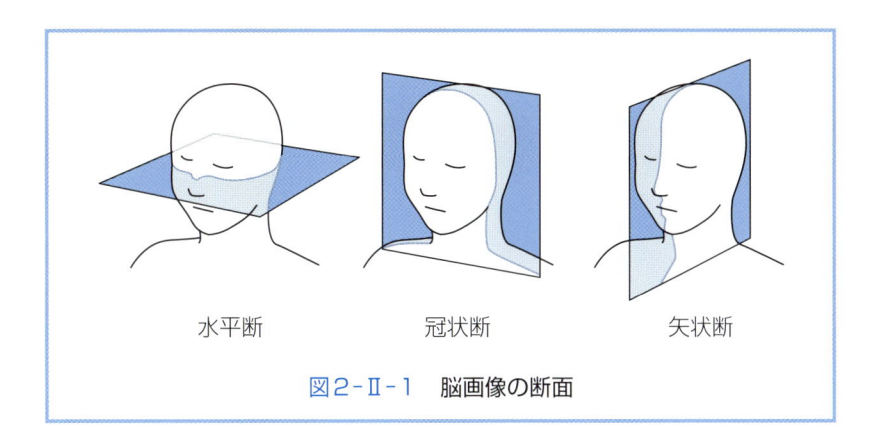

水平断　　　　　　　冠状断　　　　　　　矢状断

図2-Ⅱ-1　脳画像の断面

脳の方向の表現

大脳では，前方が吻側，後方が尾側，上方が背側，下方が腹側となる。しかし，脳幹・小脳・脊髄では，上方が吻側，下方が尾側，前方が腹側，後方が背側となる。四足動物では吻尾の軸と背腹の軸が一致している。

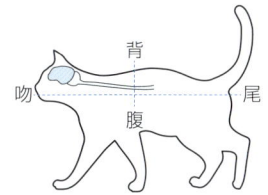

連続断面の利用

脳画像は基準断面に平行に，連続して撮影される。このため頭頂間溝や外側溝など，目印となる脳溝は，脳画像がほぼ連続断面であることを利用して上下に脳溝をたどるとよい。

　どのような脳画像でも，まず撮影時の断面を確認する。基本断面としては水平断（軸位断）が用いられることが多く，そのほかに冠状断（前額断），矢状断がある（図2-Ⅱ-1）。脳回を評価する際，断面によってはわかりにくい場合があり，自分が見たい脳溝が最もよく見える断面を観察する。

（2）主要な脳実質断面

　脳画像を見る際に，脳室の構造を理解しておくと，断面のオリエンテーションがつきやすい。どの脳室の部分が見えているか，あるいは見えないかで，断面の高さがおおむね理解できる。脳室が見えていないなら大脳上方，側脳室体部が弓形に見えていれば放線冠が見える断面，脳室が"逆立ちザリガニ"様[1]なら視床や基底核・内包が見える断面である。脳幹では，ハート型の大脳脚が見えれば中脳，後方の小脳と一体として見える橋，その下の延髄と，大まかな構造を理解する。詳細な評価（図2-Ⅱ-2a）では，脳室が見えない高さで，まず中心溝を把握する。中心溝の前に中心前回，後に中心後回があるが，中心前回はより太く，逆オメガ字型の膨らみ（手の運動を担当する領域）がある。はじめに上方の断面で中心溝を決めておくと，その下の連続した断面でも中心溝を同定しやすくなる。また中心溝が明瞭な断面では頭頂間溝が確認できることが多い。側脳室体部が弓形に見える断面では，両側の側脳室を「ハ」の字に見たてて，下に払う線を延長したところが角回，その前にある脳回が縁上回とされる。脳室が"逆立ちザリガニ"様の断面では，外側溝とそれに隠れた島皮質を把握し，その外側溝の前後で前にあるブローカ野，後にあるウェルニッケ野が見えることがある。中脳が見える断面では側脳室の下面で側副溝が見えることがあり，これを延長して側脳室下角と挟まれた部分が海馬傍回である。

　冠状断（図2-Ⅱ-2b）では，側頭葉内側にある内側に巻いたような形状の海馬が評価しやすい。また後頭葉では，上下に水平に並ぶ脳溝が見やすく，上が頭頂後頭溝，下が鳥距溝である。

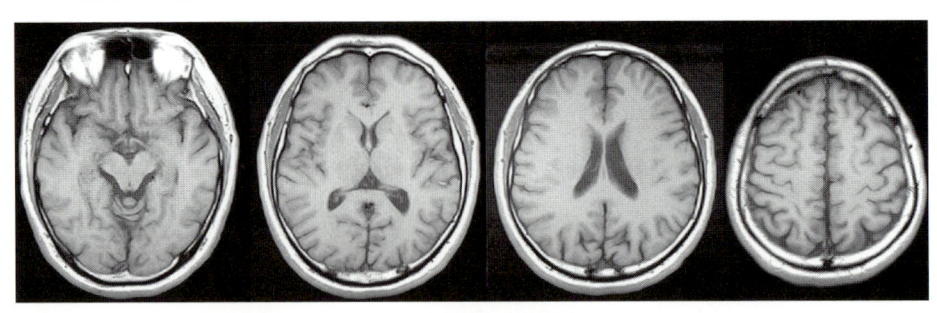

a　T1画像：水平断

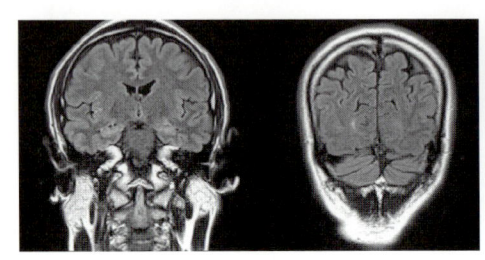

b　フレア画像：冠状断

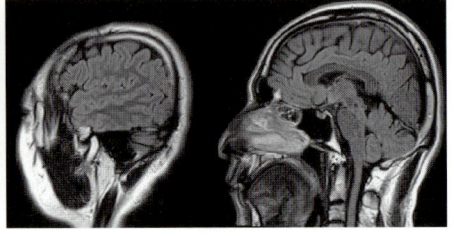

c　フレア画像：矢状断

図2-Ⅱ-2　MRI画像

　矢状断（図2-Ⅱ-2c）は，言語に関する領域を評価しやすい。まず外側溝を同定し，外側溝から前方と上方に出る2本の脳溝（前が前枝，後が上行枝）を見つける。これらに囲まれる逆三角形の脳回が，上前頭回三角部（ブロードマン45野）で，その後方が上前頭回弁蓋部（ブロードマン44野）に相当し，両者がブローカ野である。また外側溝を後ろにたどれば，上側頭回後方のウェルニッケ野（ブロードマン22野）も把握できる。

（3）脳血管領域断面

　脳血管障害は患者数が多く，高次脳機能障害を生じることも多い。脳動脈の灌流領域はほぼ決まっているため，動脈閉塞による脳梗塞では，その動脈の灌流領域内に病変が出現する。それゆえ，断面図で大脳の灌流領域（図2-Ⅱ-3）を把握しておくことは有用である。大脳の灌流は主に前・中・後大脳動脈によって行われ，その支配が皮質枝と穿通枝に分かれること（視床は脳の中央にあるが，後大脳動脈の穿通枝から灌流される），内包など一部は内頸動脈から直接出る前脈絡叢動脈から灌流されることが知られている。

〔引用文献〕
1）平山和美：高次脳機能障害の理解と診察，中外医学社，p.2，2017

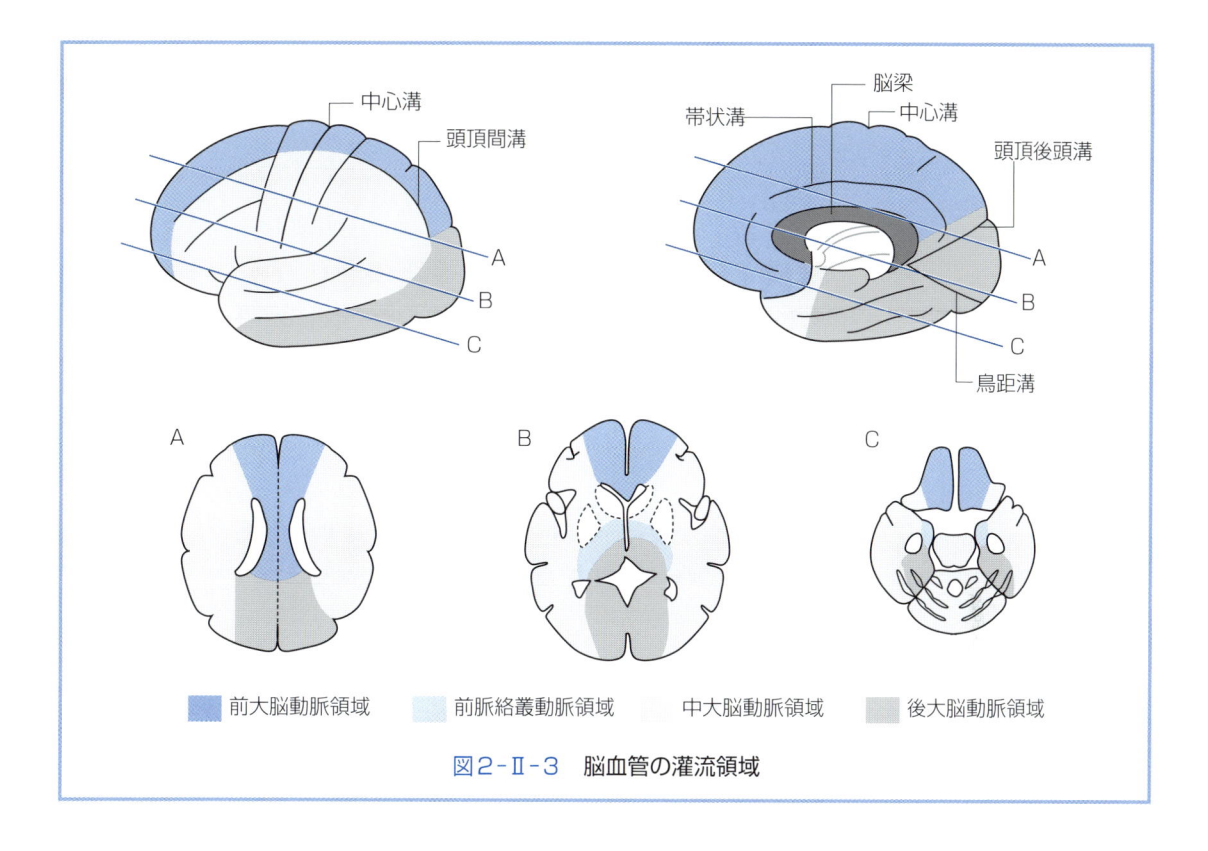

図2-Ⅱ-3　脳血管の灌流領域

凡例：■ 前大脳動脈領域　■ 前脈絡叢動脈領域　□ 中大脳動脈領域　■ 後大脳動脈領域

Ⅲ　高次脳機能障害の原因疾患

1 総　論

　脳を損傷する様々な疾患が，高次脳機能障害の原因となり得る。疾患によって異なるのは，障害の分布と時間経過である。

　一般に脳障害の分布には，局所性の障害と，全般性の障害がある。局所性の障害とは，例えば，左大脳半球損傷で失語症をきたすなど，ある脳領域の損傷が原因となって脳機能障害が出現するものである。全般性の障害とは，脳自体の広い範囲の損傷や，低酸素・低血糖など全身状態の低下によって，脳全体の機能不全が生じるもので，意識障害や全般性注意・遂行機能の障害をきたす。また障害の時間経過も各疾患で特徴があり，脳血管障害（脳卒中）のように，突然に損傷が完成し，時間とともに一定の回復がみられる疾患もあれば，認知症のように最初は軽度かつ（記憶なら記憶など）限られた種類（認知ドメイン）の障害が，徐々に重度かつ多種類の

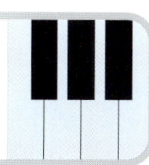

全般性の障害
全般性の障害には，限局性病変が多発する多発性の障害と，まんべんなく全体が障害されるびまん性の障害がある。

遂行機能障害
前頭前野は広範な脳領域と連絡があるため，広範な脳損傷では遂行機能障害などの前頭葉機能障害が目立ちやすい。

意識障害の遷延
意識障害では，脳卒中などでの固定した障害像とは異なり，変動が目立つことが多い。

血栓
血栓とは，血液内の凝固因子という化学物質と血小板という細胞が固まったもので，本来は止血が目的。脳梗塞予防の際は，凝固因子や血小板の機能を阻害する薬を内服する。

超早期の脳梗塞
図2-Ⅲ-1ではbのフレア画像にはまだ病変がみられないが，aの拡散強調画像には，右内頸動脈領域の大脳皮質が白く（高信号に）なっている。動脈閉塞後まもない状態と思われ，早期に治療を開始する必要がある。

障害に拡大していく疾患もある。

　実際の臨床では，局所性と全般性の障害が組み合わさり，経過が変動することもしばしばみられる。また障害組織では一般に水分が増加し，むくみが生じる。血管障害や外傷・脳炎などの原因にかかわらず，急性期では脳のむくみ（脳浮腫）が生じ，脳が腫れすぎれば脳内の圧力が上昇し（頭蓋内圧亢進），脳が変形して脳幹を圧迫し（脳ヘルニア），ひどければ死に至る。そこまでの悪化がなくても，脳の腫脹や，脳脊髄液に血液が混じるなどで脳脊髄液循環が阻害されると，脳内に水分が過剰に貯留する水頭症となり，様々な程度の意識障害が遷延することがある。

② 脳血管障害

　脳の動脈・静脈のトラブルにより脳組織が障害されるのが脳血管障害で，突然生じるという意味で脳卒中とも呼ばれる。脳動脈が閉塞して血流が途絶え，組織が障害される脳梗塞が最も多い。その他脳内動脈（主に穿通枝）が破綻する脳出血，脳動脈瘤などが破綻するくも膜下出血，脳動静脈奇形の破綻による頭蓋内出血，脳動脈壁の層が裂けて出血や動脈閉塞が生じる脳動脈解離などがある。

　一般に，動脈血流が途絶えれば，組織は血流不足から機能が低下する。これを虚血という。そのまま回復しなければ組織は壊死し梗塞となる。近年は血栓を血管内から取り除く技術が発達しており，梗塞になる前の虚血（超早期の脳梗塞）の段階（図2-Ⅲ-1）で治療を開始することが重要と

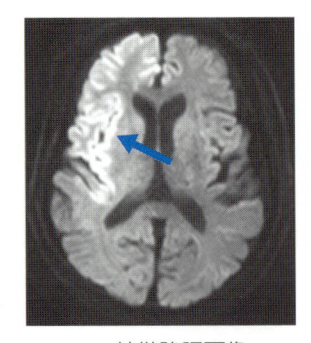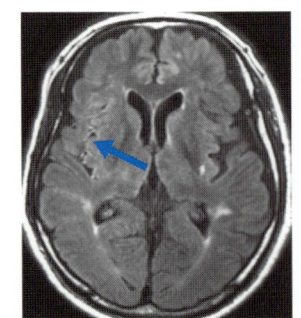

a　拡散強調画像　　　　　b　フレア画像

図2-Ⅲ-1　脳梗塞急性期の画像
出典）日本医学放射線学会編：画像診断ガイドライン2021年版　第3版，金原出版，p.40，2021

されている。

　脳梗塞には，高血圧症や糖尿病・脂質異常症などで動脈壁が変形（動脈硬化）し狭くなる（狭窄する）ことをもとに生じるアテローム血栓性脳梗塞，動脈に異常がなくても不整脈（心房細動）などの心疾患で心臓などにできた血栓が流れて脳動脈を閉塞する心原性脳塞栓症，穿通枝1本が高血圧などでもろくなって閉塞するラクナ梗塞がある。なお，いったん脳動脈が閉塞しても，自然に血栓が崩れて血流が回復し再開通することがある。これが一過性脳虚血発作で，急に麻痺や言語障害が出て通常は24時間以内に症状が消失する。脳梗塞になる前触れとして，脳梗塞に準じた対応が必要とされている。

　脳動脈の灌流領域はほぼ決まっており，個々の動脈の閉塞で特徴ある症状をきたす（図2-Ⅲ-1）。例えば，左中大脳動脈の完全閉塞ではブローカ野とウェルニッケ野をともに損傷し，全失語が生じる。アテローム血栓性脳梗塞と心原性脳塞栓症は，大脳皮質を含む大きな脳梗塞となりやすく，高次脳機能障害が合併しやすい。ラクナ梗塞は原則的に，高次脳機能障害を伴わないが，例外もある。視床や，大脳基底核の一部である尾状核頭などは，大脳皮質と回路を形成しており，例えば，左視床のラクナ梗塞で皮質には異常がなくても，失語症や前頭葉機能低下が出現することがある。これは，線維連絡を介したダイアスキシス（遠隔機能障害）が原因と考えられている。

　一方，穿通枝が閉塞ではなく破綻して脳内で出血するのが脳出血である。穿通枝の場所に従って，被殻出血，視床出血，橋出血，小脳出血，（大脳）皮質下出血などがある。被殻出血や視床出血もダイアスキシスによる高次脳機能障害をきたし得る。くも膜下出血では水頭症や髄液循環障害により，意識障害や前頭葉機能障害が遷延することがある。

③ 頭部外傷

　頭部外傷にも，脳挫傷などの局所性の損傷とびまん性の脳損傷がある。急性期には脳浮腫などが問題となるが，急性期を脱しても，前頭前野が脳挫傷の好発部位であるため，遂行機能障害や自発性低下，脱抑制などがみられやすい。また，びまん性脳損傷では脳全体に剪断力と呼ばれる神経線維を断裂させるような力が全体にかかるため，脳画像では見えないような小さな神経損傷が広範に出現し，遂行機能・注意・記憶といった広範な認知機能の障害をきたす場合がある。

　なお，外傷エピソードが不明なことも多い慢性硬膜下血腫は，徐々に硬

ダイアスキシス
p.32参照。

皮質下出血
脳出血は高血圧による障害で穿通枝が破綻することが多いが，皮質下出血ではアミロイド蛋白が血管壁にたまってもろくなり破れるアミロイドアンギオパチーが多い。

剪断力
対象がズレるようにかかる力。

慢性硬膜下血腫
外科治療により認知症様症状が改善することから，正常圧水頭症（p.39）とともに「治せる認知症」と呼ばれることがある。

膜下に血液が貯留し，脳を圧迫して認知症に似た経過・症状を生じるが，手術加療にて軽快する。

変性疾患

　大脳基底核系，小脳系，上位・下位運動ニューロンなど，神経系内で機能的にまとまったニューロン群が徐々に失われていく原因不明の疾患が，変性疾患である。

　大脳基底核系を障害する疾患は錐体外路疾患とも呼ばれるが，その代表はパーキンソン病で，安静時振戦・筋強剛（筋固縮）・動作緩慢（寡動・無動）・姿勢反射障害を4主徴とするパーキンソニズムをきたす。運動症状以外にも，自律神経症状や認知機能障害（遂行機能障害，視覚認知障害など），精神症状（意欲の低下など）もみられる。パーキンソン病では神経伝達物質のドパミンを供給する中脳黒質のニューロンが減少するため，脳内ドパミンを補う薬剤により症状が改善する。一方，種々の原因により広範な大脳基底核の障害をきたすパーキンソン症候群は，薬剤の効果が乏しく進行が早いため，より重症である。パーキンソン症候群のうち変性疾患のものとしては，垂直眼球運動障害や体軸の筋緊張亢進を特徴とし，前頭葉機能障害や失構音を生じることがある進行性核上性麻痺，失行がみられる大脳皮質基底核症候群，小脳系や自律神経の障害を合併する多系統萎縮症などがある。なお，大脳基底核系の障害でも，遺伝性のハンチントン病では運動が低下ではなく過剰になり，舞踏運動と呼ばれる不随意運動がみられ，認知機能障害や精神症状も合併する。

　運動ニューロンが変性する運動ニューロン病では，上位運動ニューロンと下位運動ニューロンが様々に障害される。両者がともに障害される筋萎縮性側索硬化症はその代表で，近年では遂行機能障害や言語障害など多彩な高次脳機能障害もみられるとされる。

　小脳系の変性疾患では，非遺伝性の多系統萎縮症に加え，多くの種類の遺伝性の脊髄小脳変性症があり，運動症状に加えて認知機能障害を合併するものもある。

　変性疾患は長らく原因が不明であったが，近年異常な蛋白質が中枢神経系内で蓄積し，ニューロンを障害するという仮説が有力視されている。パーキンソン病ではニューロン内にαシヌクレイン，進行性核上性麻痺や皮質基底核症候群では異常タウ蛋白，多系統萎縮症ではグリア細胞内にαシヌクレインが蓄積する。

⑤ 認知症

　認知症は各種の要素的な認知機能（認知ドメイン）が徐々に障害されていく進行性の疾患で，神経心理学的評価は必須である。代表は，海馬の萎縮を反映して物忘れ（記憶障害）で始まることの多いアルツハイマー型認知症で，徐々に視空間認知障害や遂行機能障害を合併する。レビー小体型認知症は認知機能の変動，幻視，レム睡眠行動障害病状が進行するとパーキンソニズムを合併する。前頭側頭型認知症は，前頭前野の障害による行動障害（わが道を行く行動など）を主体とした行動障害型，意味記憶障害を主体とする意味性認知症，失構音などの言語障害を主徴とする進行性非流暢性失語に分類される。なお，失語をきたす変性疾患という観点から原発性進行性失語というカテゴリーがあり，前述の意味性認知症（意味型進行性失語），進行性非流暢性失語（非流暢性/失文法型失語）に加えて，ロゴペニック型（語減少/音韻型）進行性失語の3型がある。これらの疾患はいずれも変性疾患で，アルツハイマー型認知症では脳組織にアミロイドβ蛋白，ニューロン内に異常タウ蛋白が蓄積し，レビー小体型認知症ではニューロン内にαシヌクレインが蓄積する。前頭側頭型認知症の蓄積蛋白は多様で，異常タウ蛋白が蓄積するものと，TDP-43が蓄積するものが多い。なおこれらの蓄積蛋白と臨床像との関連は必ずしも一定していない。例えば，臨床的にはアルツハイマー型認知症のような記憶障害がなく，視覚認知障害や失語を主徴とする認知症であっても，蓄積蛋白はアルツハイマー型認知症の特徴を示す例が存在する。

　変性疾患以外の認知症もある。脳血管性認知症は，様々なパターンの脳血管障害により結果として認知症をきたすもので，アルツハイマー型認知症の次に多い。多発性の脳障害が認知機能低下を生じる場合や，視床など重要な部位に脳血管障害が生じて認知症をきたすものがある。特徴的な脳室拡大と，認知機能障害・歩行障害・尿失禁を3徴とする特発性正常圧水頭症は，前頭葉機能障害が目立ち，髄液を排液することで症状が軽快する。

⑥ 代謝疾患

　心筋梗塞などによる心肺停止や溺水，一酸化炭素（CO）中毒などにより，脳が重度の低酸素状態にさらされた場合，適切な治療がされなければ様々な認知機能障害，神経症状を発症する（低酸素性脳症）。特に前頭葉・大脳基底核・海馬などは低酸素により脆弱であると考えられ，運動症状など

蓄積蛋白と臨床像との関連
近年進行性失語では，意味型でTPD-43，非流暢型で異常タウ蛋白が主に蓄積し，ロゴペニック型ではアルツハイマー型認知症と同様となることが多いと整理されている。

Korsakoff（コルサコフ）症候群
p.66参照。

パペッツの回路
p.27（辺縁系）参照。

自己免疫性辺縁系脳炎
抗NMDA受容体抗体脳炎がその代表的なものである。グルタミン酸受容体の一つであるNMDA受容体が，自己抗体により破壊され，脳炎を生じる。図2-Ⅲ-2で示されるように，海馬傍回や海馬，島皮質など辺縁系が特に障害される。卵巣奇形腫との関連があり，「8年越しの花嫁」という実話を元にした映画にもなった。

が比較的軽度でも，記憶障害や前頭葉機能障害が目立つことがある。なお，栄養障害や血糖降下剤の作用により低血糖状態が遷延すると，同様に広範な脳障害を生じる（低血糖性脳症）。

また，栄養素のうちビタミンB$_1$（チアミン）が欠乏すると，急性期にはウェルニッケ脳症（意識障害，眼球運動障害，小脳失調）が，症状が遷延するとKorsakoff（コルサコフ）症候群（健忘，失見当識，作話）が生じる。これはビタミンB$_1$欠乏によりパペッツの回路を構成する乳頭体の障害が生じるためである。

なお，認知機能障害をきたす全身性の要因はとても多く，栄養素の欠乏（ビタミンB$_{12}$欠乏など），内分泌異常（甲状腺機能低下症など），薬物過剰摂取（アルコールなど）などがあり，認知症との鑑別が必要である。

⑦ 感染症と炎症性疾患

脳実質が感染などにより炎症を生じると，脳炎として意識障害や痙攣等を生じる。脳障害に応じて高次脳機能障害がみられるが，特異なものとして辺縁系脳炎がある。これは，辺縁系を中心に前頭前野や側頭葉を特に障害し，記憶障害や失語・人格変化などの前頭葉症状などを生じるものである。原因としては，感染症である単純ヘルペスウイルス脳炎のほかに，免疫機能が自分自身に誤作動して辺縁系を障害してしまう自己免疫性辺縁系脳炎がある（図2-Ⅲ-2）。また，プリオンという感染因子蛋白が原因となるのがプリオン病で，脳内にある正常プリオン蛋白が，異常プリオン蛋白の影響で構造変化を生じ，異常プリオン蛋白が脳内に蓄積されて種々の

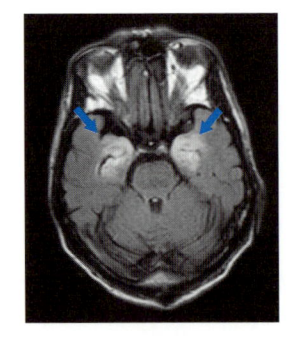

図2-Ⅲ-2　辺縁系脳炎のMRI画像
出典）木村暁夫：自己免疫性脳炎の診断と治療．日本内科学会誌，110（8）：1606，2021

高次脳機能障害を発症する。潜伏期間は長いが，発症すると急激に認知機能全般が低下していくCreutzfeldt-Jakob（クロイツフェルト・ヤコブ）病が代表であり，遺伝性のプリオン病もある。

　膠原病などの全身性炎症性疾患でも，脳障害をきたす。その代表である全身性エリテマトーデスは自身の免疫の誤作動（自己免疫）が原因とされるが，精神症状や高次脳機能障害が特に目立つことがあり，中枢神経ループス（CNSループス）といわれる。

　なお，中枢神経に特異的なものに脱髄疾患がある。これは神経線維の髄鞘を標的とした自己免疫により髄鞘が破壊される（脱髄という）もので，長い経過で再発と改善・寛解を繰り返しながら徐々に悪化していく多発性硬化症が代表である。比較的小さい病巣の再発を繰り返すことによって脳病変が広範となり，種々の認知機能障害がみられることがある。

⑧ 脳腫瘍

　脳腫瘍は悪性と良性に分かれるが，いずれも徐々に症状が進むため，比較的経過が長い点が特徴である。悪性では脳組織内を浸潤し広がっていくため，当初は失語など単独の症状であったとしても，徐々に広範な認知機能障害や意識障害が加わることになる。また，頭蓋内は空間が限られており，良性腫瘍であっても部位によっては圧迫により高次脳機能障害をきたすことがある。悪性ではグリア細胞の腫瘍化である神経膠腫（グリオーマ）や肺癌・乳癌などによる転移性脳腫瘍，良性では髄膜腫の頻度が高い。

⑨ てんかん

　ニューロンの過剰な興奮により脳局所の過活動が生じ，一過性の精神・神経症状（てんかん発作）をきたす疾患が，てんかんである。一次運動野が興奮すれば痙攣運動が，視覚野が興奮すれば幻視などの視覚異常がみられるなど，興奮する場所（焦点）により様々な脳の刺激症状が生じる。本来は可逆性の症状だが，発作が持続すると，その領域の脳機能が発作後に低下してしまい，数日局所性の症状（麻痺や失語など）が持続することがある。また，意識障害を伴うてんかん発作が長く持続（重積）すると，不可逆的な脳障害が生じる場合もある。

Ⅳ　神経心理学の基本概念

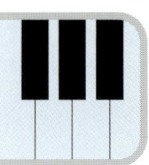

1 神経心理学とは

　神経心理学は，心の働き（高次脳機能という点でいえば種々の認知機能）と，脳の構造との関係を明らかにすることを目的とした学問といえる。具体的には，脳損傷患者の訴えや症状を詳細に検討し，家族や介護者からも情報を集め，適切な認知的課題（神経心理学的検査）を用いて評価を行い，明らかになった認知機能障害（高次脳機能障害）と脳損傷の関係を考察する。また，健常者において種々の認知的課題を行い，その際の脳活動部位を検討し，用いられた課題が示す認知機能と複数の脳活動部位との関係を考察する。このような考察を組み合わせ，神経心理学の目的を追求することになる。本節では，脳損傷によって生じる様々な患者の症状や困難さを考察する上で有用な，神経心理学における考え方を紹介する。

2 階層性

　高次脳機能障害の患者では，自ら意図した動作や発話ができないにもかかわらず，そのような意図がなく何の気なしにその動作や発話ができてしまうことがある。これは意図的なシステムと自動的なシステムが解離していると解釈され，神経系の損傷における階層構造の破綻と考えられている。つまり，自動的なシステムはより低次で安定しているため障害されにくいが，意図的なシステムはより高度であるがゆえに不安定という考えで，複雑な高次脳機能にも階層性があって解離し得る。状況によって変化する高次脳機能の障害を理解する上では重要な見方であるが，この点については患者家族の情報が重要で，医療者の前ではできないことが，家族の前では普通にできていたりする。

3 局在と側性化

　ある認知機能は脳の決まった場所が担当しているという考え方が局在性である。一次野の機能は固定しているが，連合野の機能の局在性はややあ

いまいになる。つまり，比較的単純な機能は局在しやすいが，複雑で高度な機能になるほど，ある場所に局在する程度が弱くなり，様々な脳部位が参加することになる。

　一方，ある種の認知機能が左右の大脳のうち一側に優位になっているのが側性化で，言語においては左大脳半球が優位である。側性化の程度は様々であり，症状と障害との関連を検討する上では注意が必要である。なお，右利き者では90％以上，左利き者でも60％程度において，言語の優位半球は左側とされており，患者や時には家族の利き手は優位半球を判断する上で重要な情報である。患者本人ないし家族からの情報を得るとともに，血縁者に左利きの者がいないかも，確認しておく必要がある。

④ 陰性症状と陽性症状

　発話に重要な運動皮質の障害で発話ができなくなるのは，本来可能な能力が消失することから陰性症状とされる。しかし，回復の過程で言い誤り（錯語<ruby>錯語<rt>さくご</rt></ruby>など）といった新しい症状が出現した場合，障害されていない脳部位による作用によって，病前にはない症状が出現していることになり，これが陽性症状である。また，一次視覚野の病変で出現する半盲は陰性症状であるが，半盲内に種々の幻視が出現することがあり，これは陽性症状である。陽性症状のように障害によって新たに別の症状が出現する機序としては，損傷部位からの周囲への影響がなくなって抑制されていた機能が解放されたり，周辺の脳組織の再構築が生じたりする可能性が想定されている。

⑤ 二重解離と離断

　ある病巣A（例えば後頭葉病変）をもつ患者が，機能C（例えば視覚認知）の障害を呈し，機能D（例えば触覚認知）は保たれていたとする。この場合，機能Cと機能Dは解離して障害されている（単純解離）。この場合，機能Cの障害は単に脳損傷一般で生じる可能性があるため，すぐに病巣Aと関係させることはできない。しかし，他の病巣B（例えば頭頂葉病変）で機能Dが障害されて機能Cが保たれていれば，はじめて病巣Aと機能C，病巣Bと機能Dの関係を推定できる。これが二重解離の原則である。局在性の脳損傷で特定の機能が低下しているとしても，病変が脳全体の機能低下を生じさせた結果であるかもしれないということを考慮しなければ，局在性を

デフォルト・モード・ネットワーク（DMN）

前頭前野内側部，後部帯状回，楔前部，側頭頭頂皮質などで構成され，何か課題をすると，むしろ活動が低下する。個人的な出来事の想起や，将来を計画するといった内部的な認知過程にかかわっているとされる。

判断できないということになる。

　一方離断とは，局在性を元に，ある機能領域と別の機能領域の間の解剖学的な線維連絡が遮断されることで，はじめて症状が現れるという解釈である。例えば，左右の大脳半球を連結する交連線維の束である脳梁が離断されると，左手で触ったものの情報は右大脳半球には到達するが，脳梁が離断されているので左大脳半球には伝わらない。左手で触ったものの情報が，言語優位半球である左半球に伝わらないため，ものの名前を言葉で言うことができなくなる。ちなみに同じものを右手で触れたときには，触った情報が言語優位半球である左半球に伝わって解析されるので，触れたものを言葉で言うことができる。

⑥ 高次脳機能の神経ネットワーク

　上述のように脳損傷における症状の発現では，複雑で高度な機能であるほど，局在性があいまいになることが示唆されてきた。また神経線維の連絡の障害により，離断症状，あるいはダイアスキシスといった現象がみられることも紹介した。局在性があいまいであることは，神経線維で連絡している脳の複数の部位が，共同してある機能を担っている可能性を示している。近年のMRI画像技術の進歩により，健常者において特定の認知課題に参加する複数の脳部位を描出できるようになってきた。さらに脳の各部位において，活動タイミングが時間的に同期している部位は，共同して機能している（機能的に結合している）ことが想定され，その脳部位グループが固有のネットワークとして働いていることが明らかとなっている。この方法を用いて，脳内では様々なネットワークの存在が明らかとなっており，例えば，課題遂行時ではなく，むしろ何の課題も遂行していないときに働く安静時のネットワーク（デフォルト・モード・ネットワーク（DMN））（図2-Ⅳ-1）の存在が明らかになった。広範なネットワークとしては，前頭葉背側と頭頂葉に関係する遂行機能ネットワーク（ECN）や，帯状回前部から辺縁系に関係し，外部環境刺激に対して活動する顕著性ネットワーク（SN）などが知られている。すなわち，認知機能を担当するのは唯一の中枢のみではなく，それを含む広範な脳部位が参加する神経線維のネットワークであり，脳内では様々なネットワークが同時に処理を行っていると考えられるようになっている。高次脳機能障害においても，左大脳半球を中心とする言語や行為のネットワーク，両側性で右大脳半球に優位な空間性注意のネットワークを考慮する必要がある[1]。

　一方，健常者の研究から明らかになったネットワークでは，時に小脳な

DMN：default mode network　　ECN：executive control network
SN：salience network

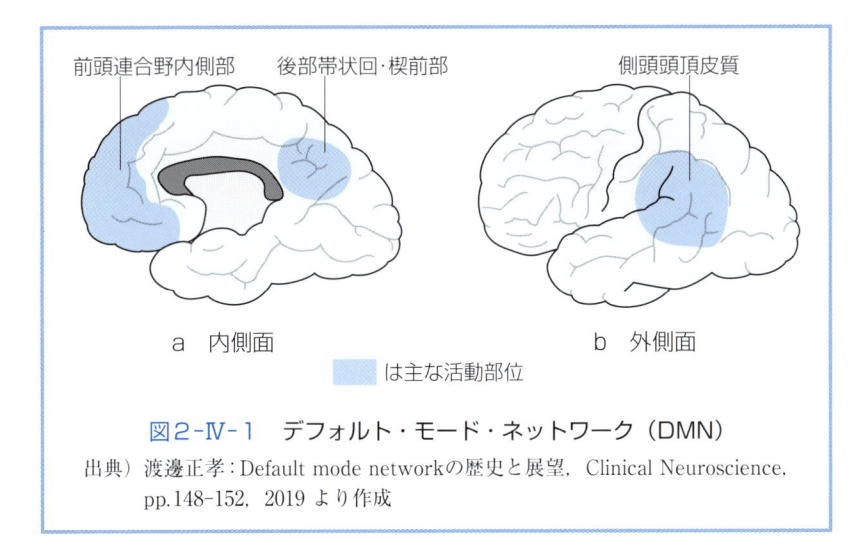

図2-Ⅳ-1　デフォルト・モード・ネットワーク（DMN）

出典）渡邊正孝：Default mode networkの歴史と展望，Clinical Neuroscience，pp.148-152，2019 より作成

ど大脳皮質以外の部位を含み，広範な脳部位の参加も多い。しかし，すべての部位の単独の損傷が，障害という点で同じ重みをもっているかは不明であり，各部位の損傷で必ずネットワーク全体が担当する機能が障害されるとは限らない[1]。このため，次々明らかとなるネットワークの知識を実際の臨床でどのように生かすかが今後の課題と思われる。

⑦ 神経心理学的検査と臨床

　神経心理学的検査は，被験者の反応を得点化する心理検査のうち，脳損傷による高次脳機能障害の診断と評価に用いられるものとされる[2]。神経心理学的検査は臨床において，種々の神経疾患の診断，患者のケアに必要な情報の抽出，研究への応用と臨床へのフィードバックといった目的[3]のほか，治療的リハビリテーションプログラムの計画と評価にも用いられる。神経心理学的検査の実行と評価においては，その点数のみにこだわるのではなく，検査態度や誤反応の様子がより重要である。神経心理学的検査，日常生活における行動観察，家族・介護者からの情報収集の3者を通じて障害構造を明らかにし，個々の患者・家族に還元できる解決法を見つけようとする姿勢と，多くの患者の経験から系統的な認知的仮説を設定し，適切な研究により背景にある脳の機能を明らかにしようとする態度が必要と考える。

〔引用文献〕

1）石合純夫：高次脳機能障害学 第3版，医歯薬出版，p.9，2022

２）前掲書１），p.5

３）Lezak, M.D.著，鹿島晴雄監修，三村將・村松太郎翻訳：レザック　神経心理学的検査集成，「新樹会」創造出版，p.5, 2011

〔参考文献〕

・FitzGerald, M.J.T., Mtui, E., Gruener, G.著，井出千束監訳，杉本哲夫・車田正夫・河田光博翻訳：臨床神経解剖学　原著第６版，医歯薬出版，2013

・Benarroch, E.E., Cutsforth-Gregory, J.K., Fleming, K.D.：Mayo Clinic Medical Neurosciences：Organized by Neurologic System and Level 6th, Oxford Univ Pr, 2017

・Bhatnagar, S.C.著，舘村卓翻訳：神経科学　原著第３版　コミュニケーション障害理解のために，医歯薬出版，2009

・平山和美：高次脳機能障害の理解と診察，中外医学社，2017

・石原健司：CD-ROMでレッスン　脳画像の読み方，医歯薬出版，2010

・山鳥重：神経心理学入門，医学書院，1985

・石合純夫：高次脳機能障害学　第３版，医歯薬出版，2022

・Lezak, M.D.著，鹿島晴雄監修，三村將・村松太郎翻訳：レザック　神経心理学的検査集成，「新樹会」創造出版，2011

【第2章　まとめ】

- 神経系が，生きる上での基本的な運動・感覚・自律神経・意識の維持を担っていることを理解しよう。

- その上で，主に大脳が，よりよく生きるための高次脳機能を担っていることを理解しよう。

- 高次脳機能の背景にどのような大脳の構造があるかを，合わせて理解しよう。そのために，大脳の外側面と内側面の図を，各脳葉を中心に理解し，重要な脳回も含めて，できれば描けるようにしよう。

- 重要な大脳領域が，脳画像上でどう見えるのかを確認しよう。このとき，脳室と主要な脳溝に注目し，連続断面で判断しよう。

- 解剖学的な構造を基礎として，実際の患者の症状にアプローチする神経心理学的な考え方を押さえておこう。

第**3**章

高次脳機能障害の症状とリハビリテーション

【本章で学ぶべきポイント】

● 高次脳機能障害の中には，特定の病巣に対応する症状と，対応しない（病巣非特異的な）症状がある。
● 注意障害，記憶障害，視覚性失認には，それぞれいくつかのコンポーネントやサブタイプがある。
● 古典的失行とは，観念運動失行，観念失行，肢節運動失行の３つをさす。
● 認知症とは疾患概念ではなく，症候概念である。
● 脳外傷は頭蓋骨損傷に加え，局所性損傷，びまん性損傷に大別される。
● 認知コミュニケーション障害とは，脳損傷によって認知機能が障害され，それに伴って起こるコミュニケーション障害をさす。

I 注意と注意障害

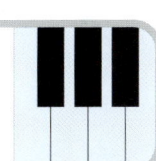

① 注意の概念と構成要素

　注意は様々な認知機能の基盤であり，①必要に応じて情報を取捨選択するための機能で，②行動の調整に影響を与える機能である。注意機能は行為や記憶などの個別の高次脳機能障害のベースにあって，それらに影響を与える（図3-I-1）。そのため，注意機能の障害は他の高次脳機能（認知，思考，行為，言語，記憶）に影響を及ぼす。

　専門家によって提唱しているモデルや用いる用語が異なるが，本項では，Sohlbergらが提唱したモデルに基づいて構成要素を説明する[1]。

　①　**焦点性注意（focused attention）**　環境からの刺激に対して反

ワーキングメモリー
保持した情報を活性化しながら，その情報の処理を行う機能である。文の理解，推論，学習，計算などに重要な役割を果たす。

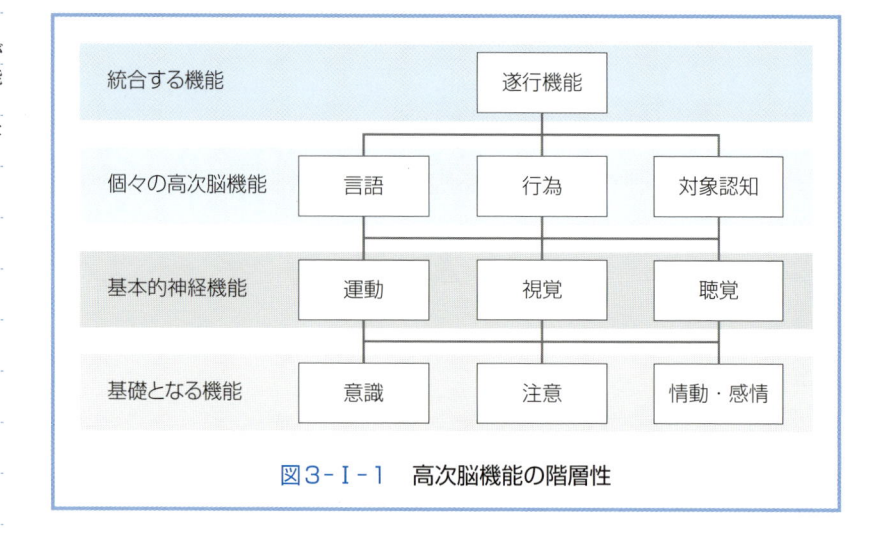

図3-Ⅰ-1　高次脳機能の階層性

応できる能力，状態のことである。スポットライトのようにある作業や対象に注意を向ける機能をさす。

②　**持続性注意（sustained attention）**　一貫した行動を一定時間持続する能力のことである。注意集中を妨害するような要因がない静かな環境で一定期間集中して作業を継続する機能をさす。

③　**選択性注意（selective attention）**　本来の標的と無関係な刺激を無視し，複数の情報の中から，必要な情報を選び出す機能のことである。

④　**転換性注意（alternating attention）**　異なる作業に対して，注意の焦点を切り替えたり，移動させたりする能力のことである。複数の情報処理を交代に行う機能をさす。

⑤　**分配性注意（divided attention）**　2つ以上の課題を同時に処理する機能で，最も複雑な注意の機能である。ワーキングメモリーと密接に関連する機能といわれている。

② 注意障害の分類

前項で説明した注意の構成概念のうち，持続性注意，選択性注意，分配性注意（注意の配分）の障害について説明する。

持続性注意，選択性注意，分配性注意は個別に障害される場合もあるが，複数の障害を合併する場合もある。分配性注意（注意の配分）は3つの中で最も障害されやすく，軽度の注意障害でも機能不全を起こしやすい。

1）持続性注意の障害

持続性注意が障害されると，時間の経過とともに作業量や作業効率が低下する。

例）同じ作業量の処理時間が長くなる

同じ時間でこなせる業務量が減少する

同じ業務量でも，感じる精神的なストレスが増加する

2）選択性注意の障害

選択性注意が障害されると，不要な刺激に注意がそれて作業の効率が低下する。「不要な刺激」には外的な刺激（テレビの音声などの環境音）だけでなく，内的な刺激（心配事や関心事）も含まれる。

例）作業中に，周囲の話し声に注意がそれて作業が中断する

作業中に夕飯のことが気になり，作業が滞る

3）分配性注意（注意の配分）の障害

分配性注意（注意の配分）が障害されると，1つの作業を継続しながら他の作業を行うことが難しくなる。

例）会話をしながら作業をすることができない

会議に参加しながらメモを取ることができない

♪　全般性注意（汎性注意）と方向性注意（空間性注意）♪♪

注意は全般性注意（generalized attention）と方向性注意（directed attention）に分けられる。本節で説明した「焦点性注意」，「持続性注意」，「選択性注意」，「転換性注意」，「分配性注意」は，全般性注意の構成要素である。方向性注意は，空間の中で意識を適切な対象に集中し，また，移動させる機能をさす。方向性注意が障害された際に生じる代表的な症状は半側空間無視である。

③ 注意障害の評価

注意障害の臨床症状は多彩である（表3-Ⅰ-1）。注意機能のどの要素（持続性／選択性／分配性）が障害されたかによって，臨床症状は異なるが，

・集中力が低下する　　　・情報の整理や情報の記憶が困難になる

・疲れやすい　　　　　　・苛立ちやすい

などは，どの要素が障害されたかにかかわらず，共通してみられる傾向がある[2]。

注意機能が障害されると，作業の効率が低下するほか，歩行や自動車で

表3-Ⅰ-1　注意障害の臨床症状

- ・集中できない
- ・落ち着きがない
- ・作業を継続するのに促しが必要となる
- ・時間が経つと作業の効率が低下する
- ・同じことを何度も聞き返す
- ・反応や応答が遅い
- ・活気がない
- ・疲れやすい
- ・ケアレスミスが目立つ
- ・騒がしい場所では作業ができない
- ・物事の重要な部分を見落とす
- ・情報の整理が苦手である
- ・複数人数での討論についていけない
- ・講義を聞きながらノートがとれない
- ・会話をしながら運転ができない

の移動時の安全管理能力が低下するなど，社会生活において多方面に影響が出る。

　重症例では日常生活場面でも障害があることに気づくが，軽度の注意障害は基本的な日常生活に異常をきたすことは少ない。入院中には気づかれなかった注意障害が，退院後に復学，復職した際に問題となる場合があるため，軽症例を見逃さないように評価をする必要がある。

1）インテーク面接，スクリーニング検査

　患者の反応を観察して，以下のような様子がみられたら注意障害を疑う。注意障害が疑われたら，行動観察評価，机上評価を実施する。

- ・落ち着きがない
- ・質問を何度も聞き返す
- ・活気がない
- ・疲れやすい
- ・反応や応答が遅い
- ・周囲の音などに注意がそれる
- ・課題に集中するような声かけ，促しが必要となる

2）行動観察評価
（1）行動観察評価スケール（MARS）

　MARSはWhyteらによって開発された，外傷性脳損傷患者を対象とした行動観察評価法である。澤村らによる日本語版もある[3]。

　外傷性脳損傷患者を対象とし，22の項目で採点する（表3-Ⅰ-2）。各

項目を「明らかに当てはまらない」1点，「大部分で当てはまらない」2点，「時には当てはまるが，時には当てはまらない」3点，「大部分で当てはまる」4点，「明らかに当てはまる」5点でそれぞれ採点し，合計点（22〜110）を算出する。なお，14ある逆転項目については，6点から得点を引いた数値を評価点として加算する。因子項目「落ち着きのなさ／注意散漫」（restless／distraction）は5項目，「開始」（initiation）および「持続性／一貫性」（sustained／consistent）はそれぞれ3項目用意されており，個別に得点を算出し，評価できる。

表3-Ⅰ-2　Moss Attention Rating Scale日本語版

項　目	逆転項目	因子項目
1．何もしていないときには落ち着きがなく，そわそわしている	○	落ち着きのなさ／注意散漫
2．関連のない，または話題から外れたコメントを差し挟むことなく，会話を継続する		
3．中断したり，集中力を失うことなく，数分間課題や会話を継続する		
4．他にしなければならないこと，考えなければならないことがあるときには，課題の遂行を中断する	○	
5．課題に必要な物が，例え目に見え，手の届く範囲内にある場合でもそれを見落としてしまう	○	
6．その日の早い時間，または休息後の作業能力が最もよい	○	持続性／一貫性
7．他人とのコミュニケーションを開始する		開始
8．促さないと，中断後，課題に戻らない	○	
9．近づいてくる人のほうを見る		
10．中止するように言われた後も活動や反応を継続する	○	落ち着きのなさ／注意散漫
11．次のことを始めるために，スムーズに課題や段階を中断できる		
12．現在の課題や会話ではなく，近くの会話に注意が向く	○	落ち着きのなさ／注意散漫
13．能力の範囲内にある課題に着手しない傾向がある	○	開始
14．課題において数分後にスピードや正確性が低下するが，休憩後に改善する	○	持続性／一貫性
15．類似した活動における作業能力が，日によって一貫しない	○	持続性／一貫性
16．現在の活動を妨げる状況に気づかない（例：車椅子がテーブルに衝突する）	○	
17．以前の話題や行動を保続する	○	落ち着きのなさ／注意散漫
18．自身の作業の結果における誤りに気づく		
19．（適切か否かにかかわらず）指示がなくても活動に着手する		開始
20．自身に向けられた対象物に反応する		
21．ゆっくりと指示が与えられたとき，課題の遂行が改善する	○	
22．課題と関係のない近くにある物に触ったり，使い始めたりする	○	落ち着きのなさ／注意散漫

出典）澤村大輔，他：Moss Attention Rating Scale日本語版の信頼性と妥当性の検討．高次脳機能研究，**32**：533-541，2012

採点にあたっては，2日間以上患者を観察する必要があり，得点が高いほど，注意機能が良好であると評価する。

（2）行動評価尺度（BAAD）

BAADは，豊倉らが考案した行動評価尺度である[4]。

脳卒中患者，外傷性脳損傷患者などを対象とし，6つの項目で採点する。各項目を「全くみられない」0点，「時にみられる（観察される頻度としては1/2未満，観察されない方が多い）」1点，「しばしばみられる（観察される頻度としては1/2以上，観察される方が多い）」2点，「いつもみられる（毎日・毎回みられる）」3点でそれぞれ採点し，合計点（0〜18）を算出する（表3-Ⅰ-3）。

評価にあたっては，訓練場面を1週間程度観察する必要がある。得点が高いほど，注意障害が重度であると評価する。

> ♪ 注意障害と軽度意識障害 ♪♪
>
> 現代の神経科学，認知科学においては，注意と意識は分離困難な機能であるという主張と，それぞれ異なる神経基盤をもつ独立した機能であるという主張のどちらも存在する。
>
> 臨床的には，脳血管疾患や外傷性脳損傷の急性期には意識障害を伴うことが多く，意識障害が軽度であっても注意機能の低下が生じる。軽度の意識障害は改善することも多く，意識障害の改善に伴い注意機能も改善がみられるため，経過を随時評価することが重要である。

3）机上評価

（1）改訂版　標準注意検査法（CAT-R）（表3-Ⅰ-4）

わが国で開発された注意機能の検査バッテリーである。年代別（20歳代〜70歳代）の平均値を元にカットオフ得点が出されている。

【評価】

・下位検査ごとに，桁数，所要時間，正答率などを算出する。

・「CAT-R成績のまとめ」に結果を記入し，カットオフ値と比較する。

（2）Trail Making Test日本版（TMT-J）（図3-Ⅰ-2）

注意機能，ワーキングメモリーなどを総合的に評価できる標準化された検査法である。適応年齢は20〜89歳である。

選択性注意を評価するPartAは，1から25までの数字を順番に結ぶもので，選択性注意・分配性注意・ワーキングメモリーを評価するPartBは，数字（1〜13）と平仮名（あ〜し）を交互に結ぶ検査になっており，2つの検査を1セットで行う。

検査を開始する前に，用紙から鉛筆を離さないように指示する。

BAAD：Behavioral Assessment of Attentional Disturbance
CAT-R：Clinical Assessment for Attention-Revised

表3-Ⅰ-3　Behavioral Assessment of Attentional Disturbance

観察すべき問題行動	評　価
1. 活気がなく，ボーッとしている	0，1，2，3
2. 訓練（動作）中，じっとしていられない，多動で落ち着きがない	0，1，2，3
3. 訓練（動作）に集中できず，容易に他のものに注意がそれる	0，1，2，3
4. 動作のスピードが遅い	0，1，2，3
5. 同じことを2回以上指摘されたり，同じ誤りを2回以上することがある	0，1，2，3
6. 動作の安全性への配慮が不足，安全確保ができていないのに動作を開始する	0，1，2，3

出典）豊倉穣，他：家族が家庭で行った注意障害の行動観察評価—BAAD（Behavioral Assessment of Attentional Disturbance）の有用性に関する検討—, *Jpn J Rehabil Med*, 46：306-311, 2009

表3-Ⅰ-4　CAT-Rの構成

下位検査	概　要	評価対象
1. SPAN ①Digit Span（数唱） ②Tapping Span（視覚性スパン）	①聴覚提示された数字の順唱，逆唱 ②視覚提示されたタッピングと同順での指差し（forward），逆順での指差し（backward）	・短期記憶 ・ワーキングメモリー ※①は聴覚性，②は視覚性
2. Cancellation and Detection（抹消・検出検査） ①Visual Cancellation Task（視覚性抹消課題） ②Auditory Detection Task（聴覚性抹消課題）	①干渉刺激の中に含まれたターゲット（目標刺激）にできるだけ早く，見落とさないように印を付ける ②聴覚提示される5種類の語音刺激のうち，ターゲット語音の音声に対して反応する	・持続性注意 ・選択性注意
3. Memory Updating Test（記憶更新検査）	聴覚提示された数系列のうち，末尾3桁（3スパン），ないし4桁（4スパン）の数字を復唱する	・分配性注意 ・ワーキングメモリー
4. Paced Auditory Serial Addition Test（PASAT）	2秒ないし1秒間隔で聴覚呈示される1桁の数字について，前後2つの数字の加算（暗算）を行う	・持続性注意 ・分配性注意 ・ワーキングメモリー
5. Continuous Performance Test 2（CPT 2）	コンピューター画面に呈示された1桁の数字のうち，一定の刺激に対してのみ反応する	・持続性注意

【評価】

・所要時間と，誤反応および鉛筆離しの回数で評価する。

・所要時間については，年代別の平均値と比較して「＋1SD以内」「＋2SD以内」「延長」のいずれに該当するかを判定する。

・反応時間と誤反応数から総合判定をする（正常／境界／異常）。

【評価対象】

・PartA：選択性注意

・PartB：選択性注意，分配性注意，ワーキングメモリー

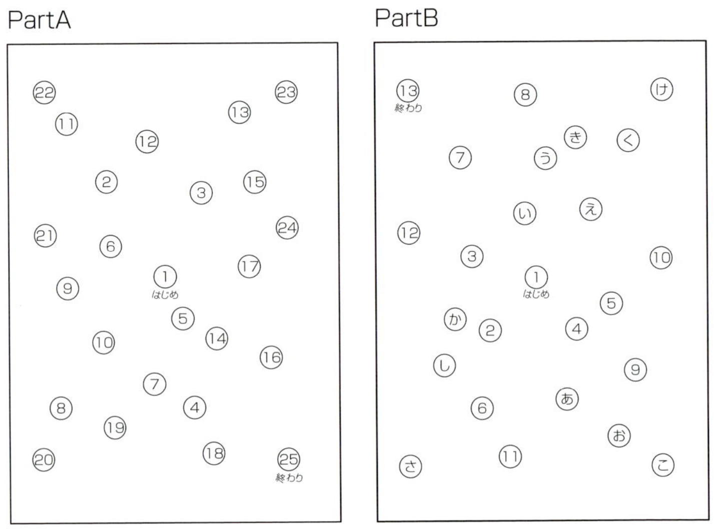

PartA

㉒　　　　　　　　　　　㉓
⑪　　　⑬
　　　⑫
　　②　　　③　　⑮
㉑　　⑥　　　　　㉔
　⑨　　①　　　⑰
　　　　はじめ
　　⑩　　⑤　⑭
　　　　⑦　　　⑯
　⑧　　　　④
　　⑲
⑳　　　⑱　　㉕
　　　　　　　　終わり

PartB

⑬　　　　⑧　　　　け
終わり
　⑦　　　う　き　く
　⑫　　い　　え
　　③　　　　　⑩
　か　①
　　②　はじめ⑤
　し　　④
　　　　　　　⑨
　⑥　　　あ
　　　　　　お
さ　　⑪　　　こ

図3-I-2　TMT-J図版

（3）かなひろいテスト（図3-I-3）

　浜松式高次脳機能スケールの下位検査の1つで，短時間で実施できる持続性注意，選択性注意の検査である。

【検査の構成】

・かなひろいテストⅠ（無意味綴り）：2分間で無意味仮名文字綴の中から「あ・い・う・え・お」の5文字にできるだけたくさん○をつける。

・かなひろいテストⅡ（物語）：2分間で物語文の中から「あ・い・う・え・お」の5文字にできるだけたくさん○をつける。物語文の内容を読み取りながら行う。

【評価】

・正解数：2分間で正しく○をつけた数

・作業数：2分間で読み終えた部分までに拾い上げるべき数

・ひろい落としの数：作業数−正解数

・ひろい誤りの数：「あ・い・う・え・お」以外に○をつけた数

※正解数について，年代別の平均値（表3-I-5）と比較して評価する。

かなひろいテスト

被検者名　　　　　　　　　　　　歳　男・女　右・左
検査月日

　次の文字群の中から，「あ・い・う・え・お」をひろい上げて，
○をつけて下さい。（なるべく速く，見落とさないように）

とぐぬや　めかふね　おさみへ　ゆとぬふ　ふんやす　だのせみ
ねこぬへ　ふゆそめ　いんさこ　さかちや　すひいす　くずとえ
てばくん　あべおた　おばぞむ　えふにお　くごしう　くみおた
かさあび　てせうぶ　はなとま　うへきい　えもうな　ぞわぬも
ぐもそび　まゆせば　くとんい　そやきお　にあざせ　ゆへんて
さばたげ　まぬみせ　ゆえほあ　ものわふ　といねえ　もちにい
づういう　すぬどだ　なせふに　しちくけ　えぶこで　そいたけ
ばおすけ　ささちあ　むやみの　くさゆひ　どまとや　あびさふ
むまみご　あけたさ　どもたし　しわきね　おさこも　ここばば
あびでみ　だんえゆ　まこぜみ　ほみぶゆ　すうすお　ふみゆで
そづむん　まわにつ　ねへいよ　ぴなにわ　きふはく　えくゆふ
あひづく　へせふあ　づまくま　ねぶのけ　よさけめ　ぬでたお
どしけな　ではむふ　ぜんやは　ぜちよそ　ひえちふ　にようぬ
そしえそ　むにはね　こよげみ　めめえの　ふすつふ　やへあう
もたもや　ぬさだす　いおしく　くかしつ　てえびや　のぶしぢ
しやきち　やひこあ　ちごなく　たうんび　おみけく　うかみの
きわ ほめ　ちいきに　うななて　いにたざ　ほばひも　ふはわび

採点　2分間　正（　　）誤（　　）

無意味綴り

かなひろいテスト

被検者名

検査月日

　次の文の中から，「あ・い・う・え・お」をひろい上げて，○をつ
けて下さい。
（なるべく速く，見落とさないように，物語りの内容も考えながら）

　むかし　あるところに，ひとりぐらしのおばあさんが　いて，と
しを　とって，びんぼうでしたが，いつも　ほがらかに　くらして
いました。ちいさなこやに　すんでいて，きんじょのひとの　つか
いはしりを　やっては，こちらで，ひとくち，あちらで　ひとのみ，
おれいに　たべさせてもらって，やっと　そのひぐらしを　たてて
いましたが，それでも　いつも　げんきで，ようきで，なにひとつ
ふそくはないと　いうふうでした。
　ところが　あるばん，おばあさんが　いつものように　にこにこ
しながら，いそいそと　うちへ　かえるとちゅう，みちばたの　み
ぞのなかに，くろい　おおきなつぼを　みつけました。「おや，つ
ぼだね。いれるものさえあれば　べんりなものさ。わたしにゃなに
もないが。だれが，このみぞへ　おとしてったのかねえ」と，おば
あさんは　もちぬしが　いないかと　あたりを　みまわしましたが，
だれも　いません。「おおかた　あなが　あいたんで，すてたんだ
ろう。そんなら　ここに，はなでも　いけて，まどにおこう。ちょ
っくら　もっていこうかね」こういって　おばあさんは　つぼのふ
たを　とって，なかを　のぞきました。

採点　2分間　正（　　）誤（　　）

物　語

図3-Ⅰ-3　かなひろいテストの例

表3-Ⅰ-5　かなひろいテストの正解数年代別平均値（平均値±標準偏差）

	10〜40歳	41〜50歳	51〜60歳	61〜70歳	71歳〜
Ⅰ．無意味綴り	40.0±9.7	37.0±9.4	33.4±8.5	26.0±11.3	21.6±9.2
Ⅱ．物語	38.2±10.6	34.3±11.2	27.8±11.8	20.4±11.4	18.6±7.6

【評価対象】

・かなひろいテストⅠ：選択性注意
・かなひろいテストⅡ：選択性注意，分配性注意，ワーキングメモリー

再組織化
残存機能を再編成すること。

> ♪ 注意障害と関連する病変 ♪♪
>
> 　注意障害に関連する疾患，病変は多数存在する。代表的なものを以下にあげる。
> ① びまん性／広汎性病変
> ・全般的脳障害（脳外傷後のびまん性軸索損傷など）
> ・認知症（アルツハイマー型認知症，レビー小体型認知症，前頭側頭型認知症など）
> ・正常圧水頭症
> ・電解質異常，代謝性脳症など
> ② 限局性病変
> ・前頭葉，頭頂葉，大脳基底核，視床，脳幹網様体に関連した神経ネットワーク

④ 注意障害のリハビリテーション

　注意障害に対するリハビリテーションの中核は認知リハビリテーションである。注意機能の認知リハビリテーションでは，①障害された注意機能を改善するための直接的な訓練，②残存機能を用いた代償・再組織化の訓練，③環境調整が行われる。

1）直接的注意訓練

　障害された注意機能を改善するための訓練である。刺激に対する反応を引き出し，神経回路の再結合を促す訓練（刺激法）を行う。

（1）特異的訓練

　注意課題を繰り返し実施することで障害された機能の改善をはかる。広く用いられている訓練のひとつに，Sohlbergらが開発したAPT[5]と，APTⅡ[2]（表3-Ⅰ-6）がある。TAPは，持続性注意，選択性注意，転換性注意，分配性注意について，やさしい課題から難しい課題へと系統的に進めていく訓練である。

（2）非特異的訓練（全般的訓練）

　注意機能を全般的に活性化し，機能改善を図る訓練である。目標に素早く反応する単純反応時間課題，市販のドリル，ゲーム，パズルを用いた訓練などがある。

2）代償・再組織化の訓練

　社会，環境に適応して生活するために，残存機能を用いて代償手段を身

表3-Ⅰ-6　APTⅡの訓練課題と概要

A．持続性注意		
a.	Attention tapes (series A, B, C)	テープに録音された単語を聞き，条件に合う標的語に反応する 例）・直前の単語より1文字多い単語 　　　・前に述べた地名より南にある地名
b.	Paragraph listening exercise	テープに録音された物語を聞き，文章の内容から最後に続く文として最もふさわしいと考えられるものを選ぶ
c.	Alphabetized sentence exercise	4〜6語文を聞き，意味を無視して頭文字のアルファベット順に単語を並べ替える
d.	Reverse sentence exercise	上記課題（A-c）で単語を逆順に並べ替える
e.	Progressive sentence exercise	上記課題（A-c）で構成文字数の少ない順に単語を並べ替える
f.	Number sequence ascending	0〜100までの4ないし5個の数字列を聞き，小さい数字から大きい数字に並べ替える
g.	Number sequence descending	上記課題（A-f）で大きい数字から小さい数字に並べ替える
h.	Number sequence reverse	上記課題（A-f）で提示された順と逆の順に並べ替える
i.	Number sequence every other	上記課題（A-f）で1つおきの数字を答える
j.	Mental math activity	一度に提示された4つの数字に同じ計算処理（「2倍」，「＋3」，「＋4」，「－2」のどれか）を行う
B．転換性注意		
a.	Attention tapes (series D)	テープを聞きながら標的単語に反応する。標的語（2または3の倍数，偶数または奇数など）は途中で入れ替わる
b.	Alternating alphabet exercise	提示されたアルファベットの1つ前または1つ後の文字を書く（一定時間で交互に施行する）
c.	Serial number activity	加算と減算を2ステップ（「9を足して4を引く」「7を引いて3を足す」など）または3ステップ（「8を足して6を引いて1を足す」「5を引いて1を足して3を引く」など）で繰り返す
d.	Sentence change exercise	A-cの課題とA-dの課題を交互に行う
e.	Number change exercise	口頭で提示された0〜100までの4または5つの数字列を昇順，降順の順に並べ替える（一定時間で昇順／降順の規則を変更する）
C．選択性注意		
a.	Attention tapes (series E, F, G)	A-aと同内容のテープ課題だが，騒々しいカフェテリア，物語の朗読，アルファベットの読み上げなどが背景ノイズとしてミキシング録音されている
b.	Sustained attention activity with distractor noise	持続性注意の課題（A-a〜A-j）を背景ノイズ下に実施する。付属のテープや検者の自作テープ（食堂内の騒音，ラジオ放送，スポーツ中継などが録音されたもの）を流す。訓練場面でわざと検者が話しかけたりテレビをつけるなどして注意をかく乱させる
c.	Sustained attention activity with distractor movement	上（C-b）と同様の課題だが，被験者の周囲で注意を乱す動きを行う（机上訓練を実施している患者の周囲で検者が床や机でボールをつく，うろうろする，近くの椅子に座り書類整理をする，タイプを打つ，電話をかけるなど）
D．分配性注意		
a.	Attention tapes with simultaneous task	聴覚的課題（主に持続性注意（A）で用いられるテープ課題）と視覚的ワークシート作業を同時進行させる
b.	Read and scan task	物語，記事を読んで内容を把握しながら標的文字を抹消する
c.	Time monitoring task	課題（持続性注意課題（A）でよい）を施行しながら，一定時間（1分，5分など）が経過したら検者に知らせる

外的補助手段
スケジュール帳，チェックリストなど。

内的補助手段
自己教示法など。

に付ける訓練である。環境に適応するための方略には，外的補助手段と内的補助手段があるが，代償・再組織化の訓練は，内的補助手段を身に付けることを目的に行う。作業を正確に行うために実施手順を言語化する（自己教示法），課題遂行のために時間を十分に取る，十分に練習を行う，疲労を管理するなどがある。

3）環境調整（外的補助手段を含む）

患者が社会，環境に適応して生活するために，環境整備や関係者への説明を行う。環境整備には，会話をするときにはテレビやラジオを消す，読書をするときにはカーテンを閉める，机の周りを整理するなどがある。スケジュール帳やチェックリストなど外的補助手段を用いて，行動管理ができるよう訓練を行うことも重要である。また，患者の家族や職場の上司など，重要な関係者に対して障害の説明を行う。

4）その他

認知リハビリテーション以外の注意障害の治療法として，薬物を用いた治療，脳の刺激療法（磁気刺激，電気刺激）などの報告もある。

⑤ 症例提示

【症例紹介】　50歳代　男性
- 医学的診断名：脳出血（右視床）
- 主　訴：自宅に退院したい。可能であれば復職したい。
- 神経学的所見：左片麻痺
- 神経心理学的所見：注意障害（分配性注意，ワーキングメモリー），認知コミュニケーション障害

【高次脳機能検査の結果（入院時）】
知的機能：RCPM33/36，WAIS-Ⅳ：IQ118
視空間機能：BIT140/146
注意機能：TMT PartA 47秒，誤反応0，鉛筆離し2（境界），PartB 109秒，誤反応0，鉛筆離し1回（正常）
会話：やや平板なプロソディ，発話内容がまわりくどく要点がわかりにくい，言いたいことを長々と話し続ける

【評価のまとめ】

　　知的機能に障害はみられないが，発話はまわりくどく要点がわかりにくい，一方的に言いたいことを長々と話すというコミュニケーション障害がみられた。注意機能の低下に起因する認知コミュニケーション障害と評価した。

【訓練目標】

　1．ADL自立を目指し，注意機能を改善する

　2．復職を目指し，認知コミュニケーション障害を軽減する

【訓練計画】

　週6〜7日間，1日40〜60分間の訓練を行った。

　1．会話訓練（話し手／聞き手の役割交替を意識する）

　2．4コマ漫画の説明（オチの説明）

　3．注意機能訓練

【高次脳機能検査の結果（再評価時）】

　知的機能：RCPM35/36，WAIS-Ⅳ：IQ124

　視空間機能：BIT145/146

　注意機能：TMT PartA 28秒，誤反応0，鉛筆離し0（正常），PartB 53秒，誤反応0，鉛筆離し0回（正常）

　会話：やや平板なプロソディ，考えを短くまとめて話すことが可能，話し手／聞き手の交代が可能

【まとめ】

　　約2か月の訓練で，注意機能の改善がみられた。会話は，プロソディ障害（やや平板）は残存したものの，発話内容の冗長さ，一方的な発話はみられなくなり，認知コミュニケーション障害にも改善がみられた。

〔引用文献〕

1）Sohlberg, M.M., Mateer, C.A.：Introduction to cognitive rehabilitation：theory and practice, Guifors Press, 1989

2）Sohlberg, M.M., Johnson, L., Paule, L., *et al*.：The Manual for Attention Process Training-Ⅱ. A Program to Address Attentional Deficits for Persons with Mild Cognitive Dysfunction. AFNRD, 1993

3）澤村大輔，他：Moss Attention Rating Scale日本語版の信頼性と妥当性の検討．高次脳機能研究，**32**：533-541, 2012

4）豊倉穣，他：家族が家庭で行った注意障害の行動観察評価—BAAD

（Behavioral Assessment of Attentional Disturbance）の有用性に関する検討―. *Jpn J Rehabil Med*, 46：306-311, 2009

5）Sohlberg, M.M., Mateer, C.A.：Effectiveness of an attention-training program. *J Clin Exp Neuropsychol*, 9：117-130, 1987

〔参考文献〕

・川畑秀明, 他：第4章　注意. 認知心理学, 有斐閣, 2010

・豊倉穣：4. 各障害の診断とリハビリテーション　②注意障害. 高次脳機能障害のリハビリテーション　第3版―実践的アプローチ―（本田哲三編）, 医学書院, 2016

・豊倉穣：注意障害の臨床. 高次脳機能研究, 28（3）：320-328, 2008

・一般社団法人日本高次脳機能障害学会編：改訂版　標準注意検査法・標準意欲評価法, 新興医学出版社, 2022

・一般社団法人日本高次脳機能障害学会編：Trail Making Test日本版, 新興医学出版社, 2019

・今村陽子：臨床　高次脳機能評価マニュアル2000, 新興医学出版社, 2000

・加藤元一郎・鹿島晴雄責任編集：専門医のための精神科臨床リュミエール11　注意障害, 中山書店, 2009

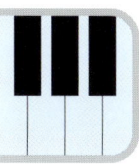

Ⅱ 記憶障害

① 記憶の概念と処理過程

1）記憶の概念

　記憶とは，過去に経験したことや学んだことを覚え，必要なときにそれを取り出す一連の過程である。記憶は人間の知的機能を支える重要なものであり，人間の生活はすべて記憶に基づいて営まれている。

2）記憶の処理過程

　記憶には，①新しい情報を取り込み（記銘），②それを一定期間貯えて（保持），③必要なときにその情報を思い出す（再生），という3つの処理過程がある（図3-Ⅱ-1）。この過程は，情報処理の分野ではそれぞれ符号化，貯蔵，読み出しとも呼ばれる。

　情報を思い出す再生は，複数の方法がある。必要なときに自然に思い出す「自発再生」，与えられたヒントをもとに情報を思い出す「手がかり再生」，示された情報が覚えた情報かどうかを既知感として確認する「再認」である。

　記憶の処理過程のいずれかに問題が起きると，記憶の障害が生じる。

② 記憶の分類

　記憶は，記憶保持の時間的側面と記憶内容の2つから分類することができる。

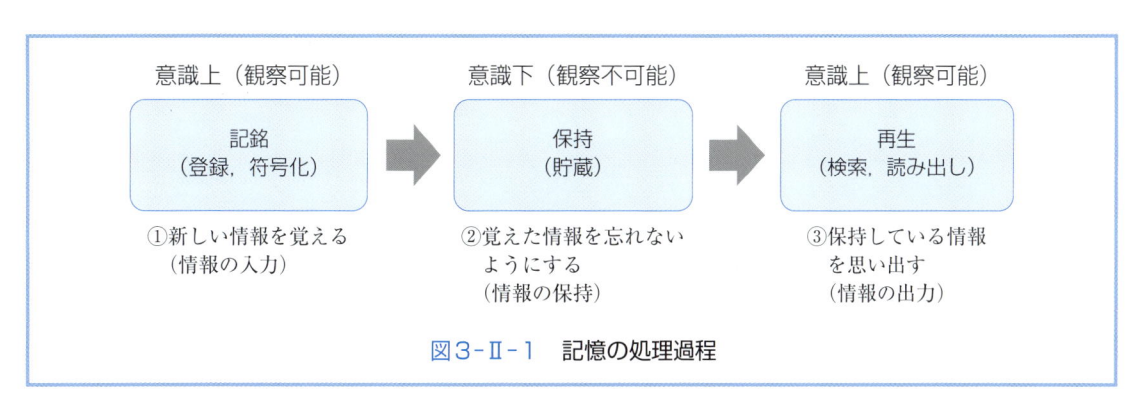

図3-Ⅱ-1　記憶の処理過程

干　渉
記憶の干渉ある記憶が他の記憶
によって影響されること。

リハーサル
情報を忘れないように自分で何
度も繰り返すこと。

1）記憶の保持時間による分類

　記憶の時間的側面による分類は，臨床神経学の領域で用いられてきた分類と，心理学の領域で用いられてきた分類の2つが知られている（図3-Ⅱ-2）。

　臨床神経学の領域で用いられてきた分類として，即時記憶（immediate memory），近時記憶（recent memory），遠隔記憶（remote memory）の区分がある。即時記憶は，妨害となるような刺激や干渉をはさまない，非常に時間の短い（数秒から数十秒の）記憶である。近時記憶は，即時記憶よりも長い数分から数日程度の記憶である。遠隔記憶は，近時記憶よりも長い記憶であり，過去に体験した生活の記憶が含まれる。

　心理学の領域で用いられてきた分類では，短期記憶（STM）と長期記憶（LTM）の2つに区分される。短期記憶は，少量の情報を数秒から数十秒保持する記憶であり，リハーサルをしなければ消えてしまう記憶である。長期記憶は，短期記憶よりも保持時間が長く，数時間から数十年以上と長期にわたる記憶である。このように，複数の記憶の貯蔵庫をモデルで示したものが二重貯蔵庫モデル（dual stage model）である。

　二重貯蔵庫モデルでは，外界からの情報は感覚登録器を通して入力され，短期貯蔵庫である短期記憶へ送られる。短期記憶の情報はリハーサルを繰り返すことでより長い時間保持され，長期貯蔵庫である長期記憶へも情報が転送されると考えられている（図3-Ⅱ-3）[1]。

　ワーキングメモリーは，作業記憶や作動記憶とも呼ばれ，必要な情報を一時的に保持しながら，他の情報を同時に処理することにかかわる機能である。Baddeleyのワーキングメモリーのモデルは，注意制御を担う中央実行系と複数のサブシステムから構成される。サブシステムには，図形や空間情報などの非言語情報の一時保持を担う「視空間性スケッチパッド」，聴覚言語情報の一時保持と構音リハーサルを担う「音韻性ループ」，長期

即時記憶	近時記憶		遠隔記憶
短期記憶	長期記憶		
秒 ━▶ 分 ━▶ 時間 ━▶ 日 ━━▶ 年			

即時記憶　認知内容を意識に留めている段階の記憶（例：文の復唱）
近時記憶　いったん意識から消え去った後も貯蔵され，必要に応じてその内容を
　　　　　再現できる段階の記憶（例：昨晩の食事内容）
遠隔記憶　強い印象や回想の反復によって長期間安定した貯蔵段階に移行した記
　　　　　憶（例：小学校の修学旅行）

図3-Ⅱ-2　記憶の時間的側面からみた分類

STM：short-term memory　　　LTM：long-term memory

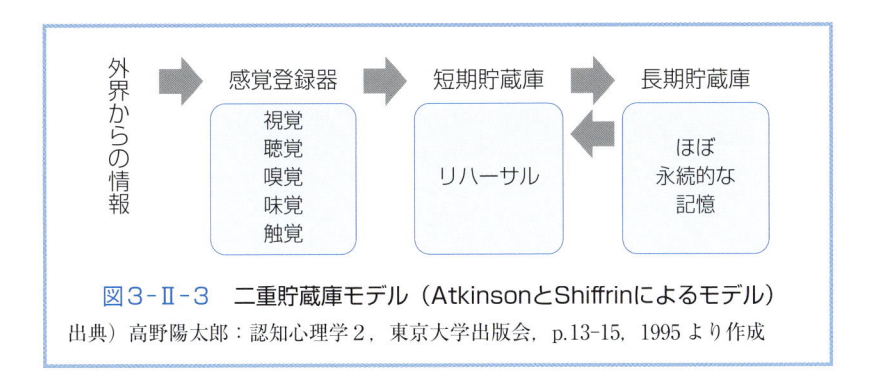

図3-Ⅱ-3　二重貯蔵庫モデル（AtkinsonとShiffrinによるモデル）

出典）高野陽太郎：認知心理学2，東京大学出版会，p.13-15，1995より作成

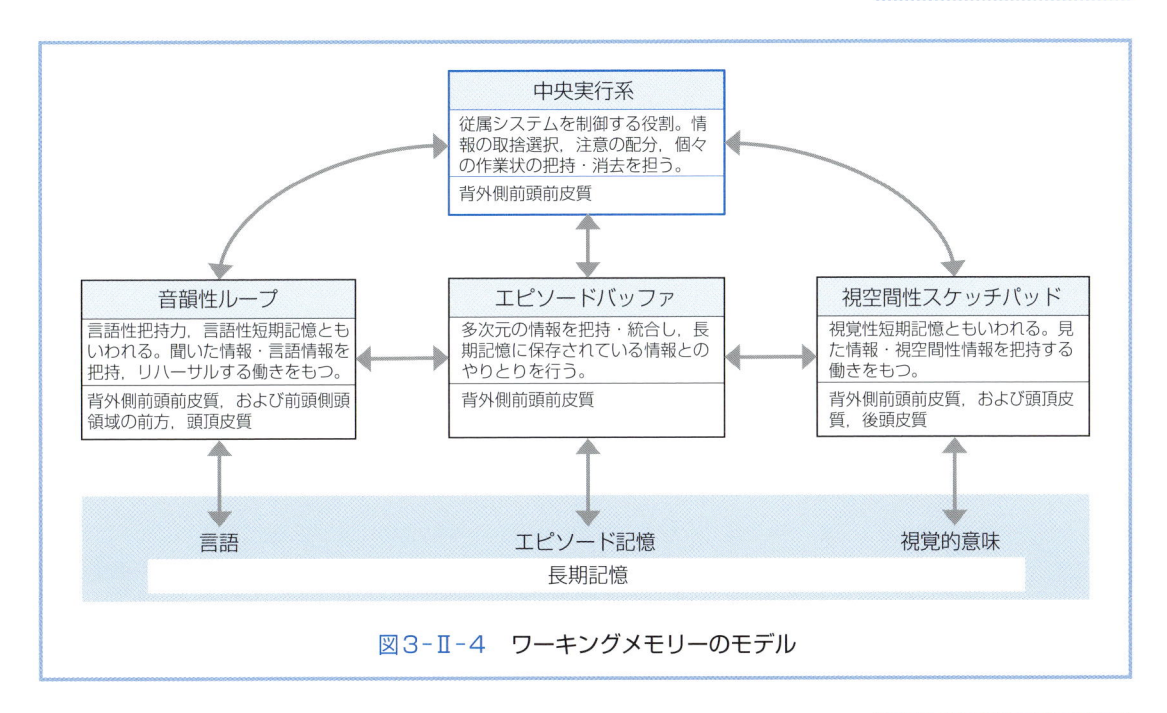

図3-Ⅱ-4　ワーキングメモリーのモデル

　記憶の情報検索を行いながら各サブシステムの情報を統合して一時保存する「エピソードバッファ」がある（図3-Ⅱ-4）[2),3)]。

　なお，ワーキングメモリーのモデルは短期記憶の概念から発展したものであり，苧阪は，「短期記憶とは情報を保持するだけの受動的な記憶であるが，ワーキングメモリーは保持しながら，さらに処理を行う能動的な記憶である」[4)]としている。ワーキングメモリーを短期記憶の一部とする考え方や，短期記憶はワーキングメモリーに含まれるとする考え方もあり，それらの一部を反映させた二重貯蔵庫モデルも報告されている（図3-Ⅱ-5）[2),3)]。

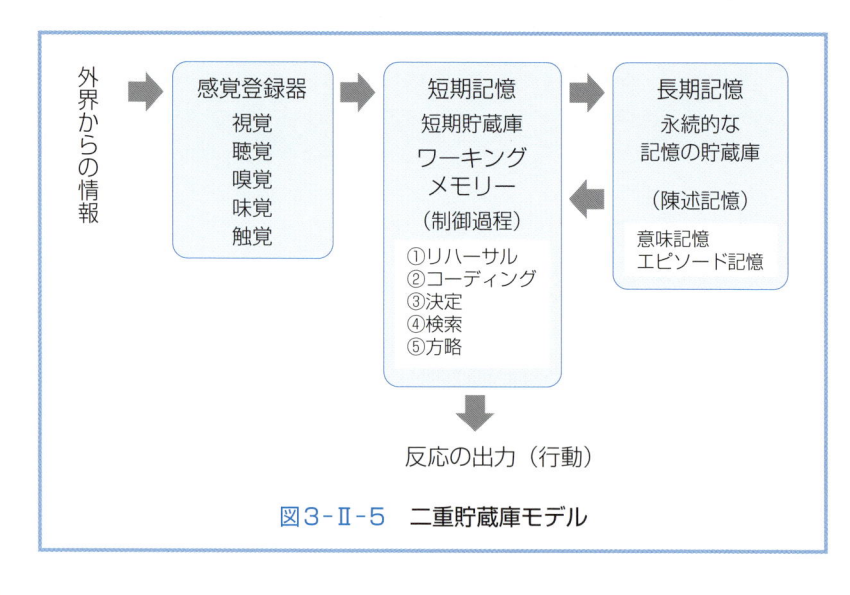

図3-Ⅱ-5　二重貯蔵庫モデル

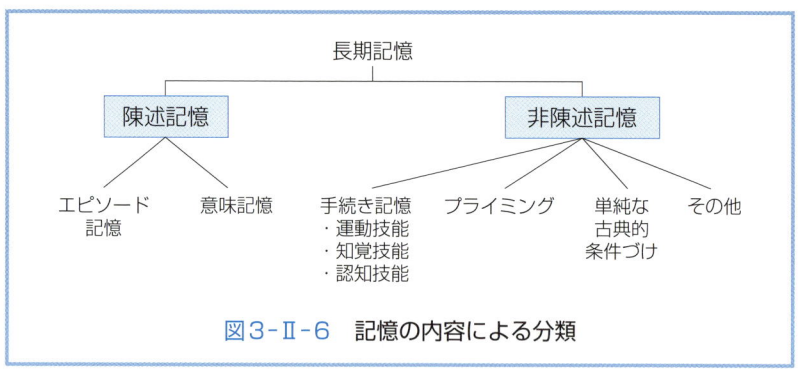

図3-Ⅱ-6　記憶の内容による分類

2）記憶の内容による分類

　記憶の内容による分類は，記憶した情報や経験を言語化できる陳述記憶（宣言的記憶）と，記憶した情報や経験を言語化できない非陳述記憶（非宣言的記憶）の2つに大別される[5]。陳述記憶は記憶内容が意識に上り，言葉やイメージで表現することが可能である。一方，非陳述記憶は行動によって再生できれば意識に上ることはなく，言語化の必要がない記憶である（図3-Ⅱ-6）。

　陳述記憶は，エピソード記憶と意味記憶に分けられる。エピソード記憶は，「先週，友人と北海道へ旅行に行った」などの個人の生活体験や出来事の記憶である。意味記憶は，「歩道は人が歩く，車道は車が走る」など，一般的知識に関する記憶である。

　非陳述記憶は，手続き記憶とプライミング，単純な古典的条件づけ，その他に分けられる。手続き記憶は，ある行為の技能，効率的な操作や処理を獲得してそれを保持する記憶である。すなわち，クロールの泳ぎ方，自

転車の乗り方やバランスの取り方など，体で覚えた技能に関する記憶である。他方，プライミングは，時間的に先行する経験がその後の経験に影響を与える（促進効果をもつ）ものであり，心理学実験場の事象を表した記憶である。

3）その他の分類

その他の分類として，想起意識による分類（顕在記憶と潜在記憶），展望記憶と回顧記録がある。

③ 記憶障害の原因疾患と症状

記憶障害は，過去に経験した出来事を思い出せなくなったときに自覚することが多い。一般的な原因として，加齢現象や抑うつ状態，ストレスなどがあげられる。

本項では，脳損傷によって引き起こされる記憶障害について概説する。記憶障害の原因疾患には，頭部外傷，脳梗塞や脳出血，くも膜下出血，単純ヘルペス脳炎，低酸素脳症，変性疾患がある。記憶障害の原因疾患が異なると，それによって生じる症状も異なるという特徴がある。

1）健忘症候群を引き起こす脳部位

陳述記憶（宣言的記憶）の神経基盤として海馬領域があげられる。海馬領域が両側性に損傷されると，新しい記憶が障害されることは多数報告されている。また，健忘症候群を引き起こす脳部位として重要な部位は，側頭葉内側部，間脳，前脳基底部である（表3-Ⅱ-1）。これらの脳部位の間には連絡線維があり，記憶に関連するものとして，Papez（パペッツ）

顕在記憶と潜在記憶
自分の経験として思い出すことのできる記憶を顕在記憶，本人が自覚せずに思い出すことのできる記憶を潜在記憶という。

展望記憶
これからやるべきことや予定を覚えておくための記憶（予定の記憶）。

Papez（パペッツ）の回路，Yakovlev（ヤコブレフ）の回路
第2章，p.27参照。

表3-Ⅱ-1　健忘症候群を引き起こす脳部位と症状

	側頭葉性健忘	間脳性健忘	前脳基底部健忘
損傷部位	内側側頭葉 扁桃体 海馬体	乳頭体 視床背内側核	脳梁基底部（前頭葉下面）
原因疾患	ヘルペス脳炎 頭部外傷 低酸素脳症	ウェルニッケ-コルサコフ症候群 視床梗塞 第3脳室腫瘍	前交通動脈瘤破裂による 　くも膜下出血 頭部外傷
症　状	前向性健忘 ※知的能力や手続き記憶は 　保たれる	前向性健忘 逆向性健忘 見当識障害 病識の欠如	前向性健忘 逆向性健忘 見当識障害 作話 病識の欠如

コルサコフ症候群
前向性健忘，逆向性健忘，見当識障害，作話，自己の病態の洞察欠如などの症状を特徴とする。

Papez の回路（内側辺縁系回路）

海馬（海馬体）➡ 脳弓 ➡ 乳頭体 ➡ 乳頭体視床路 ➡ 視床前核 ➡ 帯状回 ➡ 海馬傍回 ➡ 海馬（海馬体）

Yakovlev の回路（外側辺縁系回路）

扁桃体 ➡ 視床背内側核 ➡ 前頭葉眼窩皮質後方 ➡（鉤状束を経由）➡ 側頭葉前方部 ➡ 扁桃体

図3-Ⅱ-7　記憶と関連する脳内の連結

の回路（内側辺縁系回路）とYakovlev（ヤコブレフ）の回路（外側辺縁系回路）がある（図3-Ⅱ-7）。

（1）側頭葉性健忘

　側頭葉内側部の損傷によって生じた側頭葉健忘の患者としては，ヘンリー・モレゾン氏（以下，H.M.）が世界的に有名である。H.M.は難治性てんかんの治療のために両側側頭葉内側部の切除術を受け，術後は著しい記銘力障害を呈した。H.M.は術後の記憶がまったくない一方，知的能力や短期記憶（7秒程度），手続き記憶は保たれていた。術後に訓練した内容は忘れていても，技能を身に付けられることを示した症例である。当時，H.M.の損傷部位（切除部位）は，内側側頭葉先端部皮質，扁桃体の大部分，嗅内皮質の大部分，海馬の前方1/2が含まれていた。H.M.の障害は難治性てんかんの治療目的で両側側頭葉内側部の切除術を受けた結果生じたものであるが，このような前向性健忘は，ヘルペス脳炎や脳血管障害でも生じることが知られている。

（2）間脳性健忘

　間脳の病変による記憶障害の原因疾患には，コルサコフ症候群や視床梗塞がある。コルサコフ症候群が健忘を生じさせる責任病巣として，乳頭体や視床背内側核が重視されているが，両側視床前核を重視する報告もある。また，視床梗塞では，重篤な前向性健忘を認め，両側性では逆向性健忘もみられる。

（3）前脳基底部健忘

　前脳基底部は前頭葉下面（前頭葉底面の後端）にあり，前頭葉腹内側後方から大脳基底核の前方の領域である。前脳基底部の病変による記憶障害の主な原因疾患は，前交通動脈瘤の破裂によるくも膜下出血，前大脳動脈領域の梗塞，外傷である。健忘の症状として，前向性健忘，見当識障害，逆向性健忘がみられる。

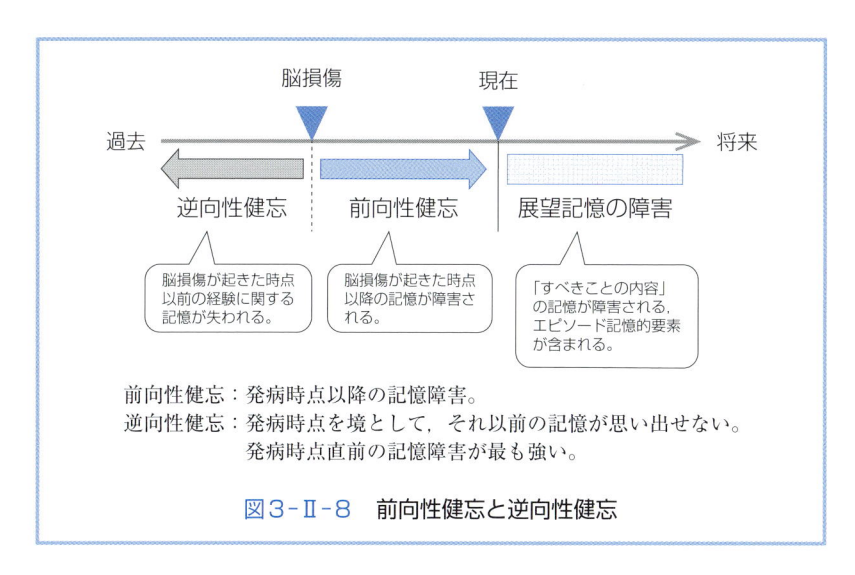

逆向性健忘　　前向性健忘　　展望記憶の障害

脳損傷が起きた時点以前の経験に関する記憶が失われる。

脳損傷が起きた時点以降の記憶が障害される。

「すべきことの内容」の記憶が障害される。エピソード記憶的要素が含まれる。

前向性健忘：発病時点以降の記憶障害。
逆向性健忘：発病時点を境として，それ以前の記憶が思い出せない。
　　　　　　発病時点直前の記憶障害が最も強い。

図3-Ⅱ-8　前向性健忘と逆向性健忘

2）前向性健忘と逆向性健忘（図3-Ⅱ-8）

前向性健忘（anterograde amnesia）とは，脳損傷が生じた以降の記憶が障害されることである。日常生活では，「同じことを何度も聞いてくる」，「同じことで何度も注意を受ける」，「約束を忘れる」などがあり，人とのコミュニケーション関係で支障をきたすことがある。本人の自覚が乏しく，何度言い聞かせても納得しないところが問題となる。

逆向性健忘（retrograde amnesia）とは，脳損傷が起きた以前に体験した記憶が障害されることである。逆向性健忘には，発症時点から時間的に近い記憶が失われやすく，より以前の出来事は覚えているという時間的勾配（Ribotの法則）がみられる。逆向性健忘には，孤立性逆向性健忘，機能性逆向性健忘などがある。

3）作　話

作話とは，エピソード記憶障害を背景として，相手をだまそうとする意図はないものの自分自身や社会に関する記憶や出来事をつくり上げたり，ゆがめたり，誤って解釈して話をすることである。本人に悪気はないが，昔の出来事を今体験しているように語ることもあれば，様々な記憶を組み合わせて場当たり的に語ることもある。現実や自身の状況を監視する能力の低下が合併していることが多い。作話には，自発性作話，当惑作話，誘発性作話，空想作話がある。

4）意味記憶障害

Tulving（1972）による記憶分類の宣言記憶のうち，エピソード記憶（episode memory）と区別して定義したものが意味記憶（semantic

時間的勾配
古い情報よりも新しい情報のほうが障害が強いこと。

作　話
前頭葉眼窩面を含む前脳基底部の損傷で出現することが多い。コルサコフ症候群のような間脳性健忘においてもよくみられる。

memory）である。エピソード記憶は個人の経験に関係した記憶，意味記憶は社会的に共有されている知識や概念をさす。例えば，「りんご」の意味記憶は，赤くて，丸くて，長野県や青森県が有名な産地であるなどである。言語性の情報や視覚性の情報にとらわれず，ものに対する「知識」が障害された状態のことを意味記憶障害という。

5）見当識障害（失見当識）

見当識障害は，自分が何者であるか（自己認識），時間の認識，場所の認識，話しかけてくる相手への正確な気づきが障害されている状態のことである。臨床的には，健忘症候群の急性期にしばしばみられるが，回復期〜慢性期にかけて改善する場合もある。時間と場所の認識が障害されやすく，人に関する見当識が障害されることは極めて少ない。

④ 記憶障害の評価

記憶障害を評価するにあたり，記憶に影響を及ぼす意識障害，課題の実施や解釈に影響を及ぼす視覚・聴覚の機能，失語症，注意障害の有無を確認する。記憶の検査には，言葉を覚える言語性の検査と，図形や位置を覚える視覚性の検査がある（表3-Ⅱ-2）。

1）言語性の記憶検査
（1）三宅式記銘力検査，標準言語性対連合学習検査（S-PA）

三宅式記銘力検査と標準言語性対連合学習検査は，有関係対語（意味的に関連のある単語）10対と，無関係対語（意味的関連が希薄な単語）10対より構成される。語の組み合わせを被検査者に提示し，単語対を何語記銘できたかを評価する。三宅式記銘力検査で用いられる検査語彙が古くなっ

見当識障害
健忘症候群以外に意識障害と認知症でも認められる。

失語症
失語症がみられる場合は，視覚性の記憶検査が選択的となる。

表3-Ⅱ-2　**主な記憶検査**

言語性の記憶検査	・三宅式記銘力検査 ・標準言語性対連合学習検査（standard verbal paired-associate learning test：S-PA） ・聴覚性言語学習検査（auditory verbal learning test：AVLT）
視覚性の記憶検査	・ベントン視覚記銘検査（Benton visual retention test：BVRT） ・レイ複雑図形検査（Rey-Osterrieth complex figure test：ROCFT）
総合的な記憶検査 （記憶を多面的に 評価する検査）	・日本版ウェクスラー記憶検査改訂版（Wechsler Memory Scale-Revised：WMS-R） ・日本版リバーミード行動記憶検査（The Rivermead Behavioural Memory Test：RBMT）
その他の記憶検査	・数唱（順唱と逆唱） ・自伝的記憶検査（遠隔記憶）
質問紙	・日常記憶チェックリスト（everyday memory checklist：EMC）

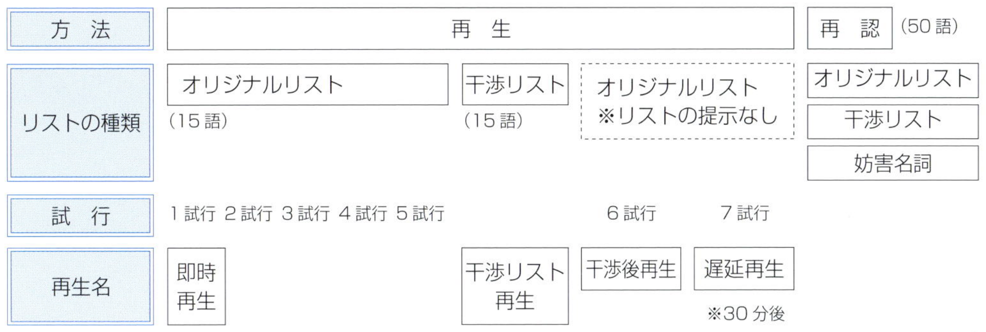

図3-Ⅱ-9　AVLTの標準的な方法

出典）柴玲子・小林範子・石田宏代，他：未就学児における聴覚性言語性記憶の発達についての検討：Rey's Auditory Verbal Learning Test「小児版」作成にむけて．高次脳機能研究，26（4），385-396，2006

てきたことから，現在では，時代を考慮して作成された標準言語性対連合学習検査が用いられつつある。

（2）聴覚性言語学習検査（AVLT）

　聴覚性言語学習検査は，15語からなる単語リストAを1秒間隔で読み上げて直後再生（順番は問われない）を行う学習を5回繰り返す課題から始める。その後，「これらの課題を後で言ってもらう」ことを告げて，干渉課題としてリストBを実施する。干渉課題の後は，再度，リストAの再生と再認を行い，30分後にもリストAの再認と再生を行う（図3-Ⅱ-9）[6]。

2）視覚性の記憶検査

（1）ベントン視覚記銘検査（BVRT）

　ベントン視覚記銘検査は，複数の図形から構成される10枚の図版を用いる検査である施行A（10秒提示即時再生），施行B（5秒提示即時再生），施行C（模写），施行D（10秒提示15秒後再生）の4つの施行方式がある。同質の図版形式が3種類あり（形式Ⅰ～Ⅲ），練習効果と習熟の可能性を回避することができる。

（2）レイ複雑図形検査（ROCFT）

　レイ複雑図形検査は，図形の模写と直後再生，遅延再生を行う検査である。図形の模写によって視空間機能を評価することもできる（図3-Ⅱ-10）[7]。

3）総合的な記憶検査

（1）日本版ウェクスラー記憶検査改訂版（WMS-R）

　日本版ウェクスラー記憶検査改訂版は，短期記憶と長期記憶，言語性記

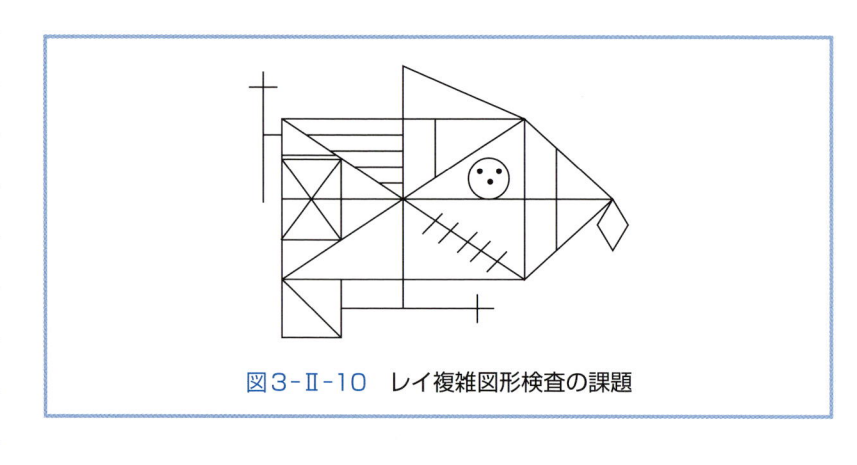

図3-Ⅱ-10　レイ複雑図形検査の課題

表3-Ⅱ-3　日本版ウェクスラー記憶検査改訂版（WMS-R）

適応年齢		16〜74歳
検査項目	言語性記憶	論理的記憶Ⅰ 言語性対連合Ⅰ
	視覚性記憶	図形の記憶 視覚性対連合Ⅰ 視覚性再生Ⅰ
	一般的記憶	（言語性記憶と視覚性記憶の合成得点から算出）
	注意／集中力	精神統制 数唱 視覚性記憶範囲
	遅延再生	論理的記憶Ⅱ 視覚性対連合Ⅱ 言語性対連合Ⅱ 視覚性再生Ⅱ
評　価		5つの指標のいずれも平均100±標準偏差15
所要時間		約45〜60分 （短縮版は約30分）

憶と非言語性記憶，即時記憶や遅延再生など，記憶がもつ様々な側面を測定し，記憶の機能を総合的に評価する検査である（表3-Ⅱ-3）。

（2）日本版リバーミード行動記憶検査（RBMT）

リバーミード行動記憶検査は，日常生活を模した状況下で記憶を評価する検査である（表3-Ⅱ-4）。展望記憶の課題が含まれており，日常生活における記憶障害を予測することにも役立つ。同種の検査課題（並行検査）が4パターン用意されているため，練習効果と習熟の可能性を回避することができる。

4）その他の検査

（1）即時記憶の検査

即時記憶の検査には，数唱（順唱と逆唱）やタッピングスパンが用いら

表3-Ⅱ-4　日本版リバーミード行動記憶検査（RBMT）

適応年齢		成人
検査項目	姓　名	顔写真を見せ，その人の名前を覚えてもらい，姓名の遅延再生をしてもらう。
	持ち物	被検者の持ち物を1つ借りて隠し，検査終了時に返却を要求してもらう（隠し場所の再生あり）。
	約　束	20分後にセットしたタイマーが鳴ったら，事前に指示した質問をしてもらう。
	絵	絵カードの遅延再認をしてもらう。
	物　語	物語の直後再生と遅延再生をしてもらう。
	顔写真	顔写真の遅延再認をしてもらう。
	道　順	道順(検査室内)を検査者の直後と遅延後にたどってもらう。
	用　件	道順をたどる途中で用事をしてもらう。
	見当識と日付	10の質問に答えてもらう。
評　価		標準プロフィール点合計（SPS） スクリーニング点合計（SS）
所要時間		約30分

表3-Ⅱ-5　自伝的出来事に関する質問項目

年　齢	項　目
子ども時代（〜15歳）	学校，買い物，家族，病気，遊び
成人期初期（16〜40歳）	買い物，旅行，結婚／旅行，子ども／病気，仕事／家事
成人期後期（41歳〜発症）	買い物，仕事／家事，病気，家族，旅行

出典）吉益晴夫・加藤元一郎・三村將，他：遠隔記憶の神経心理学的評価．失語症研究，**18**（3），205-214，1998

Dead/Alive test
有名人の存亡を問い，その答えから逆向性健忘の期間を推測する検査。

れる。順唱は1数字当たり1秒の速度で読み上げられた数字の繰り返し，逆唱は読み上げられた数字を逆順で繰り返す課題である。言語性の即時記憶の評価として用いられる一方，逆唱はワーキングメモリーや注意の側面が強い課題とされる。視覚性の即時記憶は，紙上の点や□（四角）にタッチしていくタッピングスパンで評価できる。

（2）遠隔記憶の検査

遠隔記憶は社会で起きた様々な出来事の記憶と，個人の出来事である自伝的な記憶とに分けられる。

社会的な出来事は，住んでいる国，地域性，文化などが異なるため，現在でも標準化された検査はない。社会的な事柄を利用した検査として，Price testやDead/Alive testがある。例えば，Price Testでは「○○はいくらだと思いますか？」と問い，1990年代の価格であれば，約30年程度の逆向性健忘があると推測できる。

自伝的記憶は，自身の生育歴，学歴，家族歴，職業歴などが含まれる（表3-Ⅱ-5）[8]。自伝的記憶の検査は，社会的出来事の記憶と比べて個人の

興味・関心の影響は避けられるが，自伝的な出来事は本人のみが知ることであり，客観的な判断が難しい（エピソード性の高いものほど，他者が真偽を判断できない）場合がある。

⑤ 記憶障害のリハビリテーション

　記憶障害のリハビリテーションは，その症状として「同じことを何度も聞いてくる」，「同じことで何度も注意を受ける」，「約束を忘れて人間関係に支障をきたす」など，日常生活上の問題として顕在化することが多く，活動や参加に焦点を絞ってアプローチすることが大切である。

　リハビリテーションプログラムの立案にあたっては，脳損傷の結果生じた記憶障害の重症度，障害された記憶の側面と保存されている側面，他の高次脳機能検査の結果も必要である。また，次の4つを念頭に置く必要がある。1つ目は患者主体であること，2つ目は実現可能な目標であること，3つ目は達成までの期間が示されていること，4つ目は効果の測定が可能であることである。

1）直接的介入

　障害された機能を繰り返し刺激することにより，神経回路の再形成を進める介入方法である。記憶障害に対する直接的介入では，何度も声に出して覚えたり，書いたりする反復練習がよく用いられるが，病前と同様の機能を再獲得することは難しい。自身の住所や知人の名前など，限定された情報を覚える方法として有用な場合もあるが，直接的介入による反復練習（特定の記憶項目の反復）をもって，記憶機能の全般的な向上を目指すことはできない。

　記憶障害に対する学習法として，以下のような方法が知られている。

　①　**間隔伸張法**　　新しく覚えた内容の再生時間の間隔を長くしていく方法である。1回の訓練セッション内で試行の間隔を次第に長くするか[9]，または試行と試行の間に介在させる項目の数を多くする[10]。

　②　**誤りなし学習（errorless learning）**　　課題を達成するために必要な情報を可能な限り提供し，試行錯誤による誤りを起こさずに学習する方法である。間隔伸張法と組み合わせて使用し，再生までの時間を延ばすことが重要である。

　③　**手がかり漸減法（手がかり消去法）**　　最大限の手がかりを提供した状態から始め，徐々に手がかりを減らしていき，最終的に手がかりをなくしても課題が達成できるようにする方法である。

表3-Ⅱ-6　PQRST法の手続き

ステップ	内　容
Preview（予習）	文章の全体の流れを確認する。
Question（質問）	その文章に関する主な質問を考える。
Read（精読）	文章を注意深く読む。
State（陳述）	読んで得た情報を繰り返し述べる。
Test（テスト）	文章の大まかな情報が記憶されているか再確認する。

2）代償的介入

　代償的介入は，障害を受けた記憶の代わりとなる方法を新たに獲得し，保存されている機能とを組み合わせて行う介入方法である。

（1）内的補助手段

　①　**組織化**　バラバラのものを覚える際に，どのようにまとめて記憶するか？を考えて覚える方法である。意味的に関連のある事柄を集める「カテゴリー化」，いくつかのチャンク（情報のまとまり）に区切って覚える「チャンク化」が知られている。また，新聞記事のような文章を覚えるテクニックとして「PQRST法」[11]がある（表3-Ⅱ-6）。

　②　**関係づけ**　新しい情報を既存の情報と密接に関連づけて覚える方法である。新しい情報と既存の情報の類似点を見つける「類推」，新しい情報と既存の関連した情報の特徴を比較・対比する「比較と対比」がある。

　③　**視覚イメージ法**　記憶情報を視覚イメージ化して覚える方法である。記憶情報の各項目のイメージを既知の場面や道順などに沿って配置して覚える「場所法」，個人の名前を記銘する際に外見上の特徴と具体物の名称を関連づけてイメージを構成する「顔-名前連想法」，などがある。

　④　**言語化**　記憶情報を言語化して覚える方法である。新しい記憶情報を既知の項目と韻を踏むようにして覚える「韻文法」，記憶情報の各項目の頭文字を意味ある単語にして覚える「頭文字構成法」，記憶情報の各項目を使って物語を構成して覚える「物語構成法」，などがある。

（2）外的補助手段

　外的補助手段には，メモ，カレンダー，ICレコーダー，スマートフォン，タブレット端末などがある。

　スマートフォンやタブレット端末は，時刻アラームやリマインド機能が搭載されている。一日のスケジュールに沿って時刻アラームとリマインドを設定し，アラームが鳴ったら端末を見て行動することが可能である。また，端末に搭載されているカメラは，手軽な記録装置として用いることができる。

　メモリーノートは，手帳やスケジュール帳を用いて患者が自ら記録し，必要なときに見返して使用するものである。単なる備忘録ではなく，友人

比較と対比
新しい情報と既存の関連知識について，色や形などあらゆる特徴を比較・対比する。

顔-名前連想法
想起時には，外見上の特徴を手がかりにイメージを想起し，人名を連想する。

との約束や予定を自己管理することを目指す。

　いずれの方法も，日常生活で習慣的に活用できるようになるまでの一連の過程を指導することが重要である。

3）環境調整

　環境調整では，記憶障害があっても生活しやすいように，物的環境や人的環境を整えることも大切である。

　物的環境の調整は，生活用品や外的補助手段を保管する位置（机の上や引き出し）を決め，定位置にはラベルや目印を掲示する。また，新しい場所では本人が道に迷わないように曲がり角に順路を掲示したり（屋内），スマートフォンの位置情報を使用したりする（屋外）ことも有用である。

　人的環境の調整は，家族や知人に記憶障害の特性とかかわり方を伝え，一貫した対応をとることが重要である。新しい情報を伝達する際は，一度に多くの内容を伝えない，要点のみを伝える，外的補助手段（情報登録・リマインド設定）を使用しているか確認する，などの工夫も大切である。

❻ 症例提示（自験例[12]）

【症例紹介】40歳代　女性　右利き
- ・経　歴：専門学校卒，元歯科衛生士，現在は授産施設通所5年目。
- ・主　訴：人の名前が覚えられない。
- ・現病歴：X年Y月に4階のベランダから転落し，頭部外傷を受傷。Y＋4か月後にA病院にて頭部人工骨移植手術を施行した。以後，B病院，C施設等で理学療法と作業療法を受け，X＋13年に当外来相談システムへ来所した。
- ・神経心理学的検査：日本版ウェクスラー記憶検査改訂版（WMS-R）は，一般的記憶62，言語性記憶68，視覚性記憶62，注意集中力59，遅延再生指数は指数算定不能であった。日本版リバーミード行動記憶検査（RBMT）は16/24点であり，人名の記憶，物語再生に得点の低下を認めた。レーヴン色彩マトリックス検査（RCPM）は32/36点であった。
- ・画像所見：頭部CT（発症後12年経過）にて，左前頭葉下面および前頭眼野を含むほぼ左前頭葉全体の損傷を認めた。

【訓　練】
　授産施設通所者と職員の計5名（うち1名は対照者）の人名学習訓練を実施した。本症例の授産施設への通所頻度は週5日，1日約8時間であり，

記憶対象者５名の顔の既知感は保たれていた。

　訓練で使用する教材は記憶対象者の写真と動画とした。写真（教材）は正面・左右45度・左右の計５方向より撮影して氏名を挿入し，10秒ずつ連続的に提示するとともに顔と氏名の記憶・復唱を促した。動画（教材）は，記憶対象者を正面～左右方向より撮影して氏名を挿入し，10～20秒間で連続的に提示するともに，顔の向き・活動・作業風景と氏名の記憶・復唱を促した。

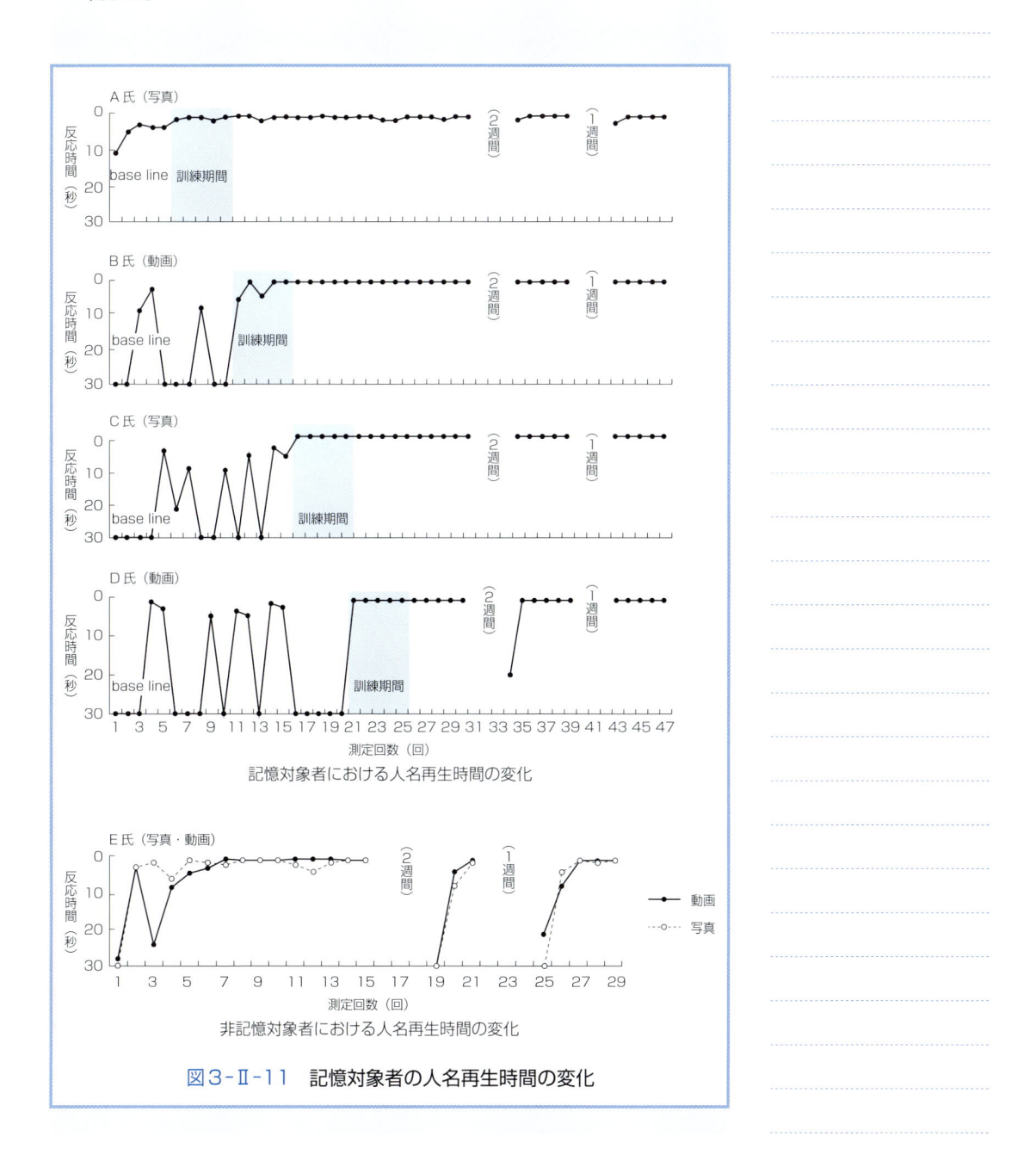

記憶対象者における人名再生時間の変化

非記憶対象者における人名再生時間の変化

図3-Ⅱ-11　記憶対象者の人名再生時間の変化

【経　過】

　写真・動画ともに訓練開始前は人名再生時間が安定せず，1〜30秒と変動した。訓練後は人名再生時間が1〜2秒間と安定した（図3-Ⅱ-11）。また，訓練開始前の生活では，授産施設通所者と職員氏名の再生が難しく，相手を目前にして沈黙したり，会話参加を諦める場面が観察されたりした。訓練後は名前を呼んだ後に用件を話し始める行動がみられるようになり，会話の途切れや不自然な間は減少した。訓練前後の神経心理学的検査の変化を表3-Ⅱ-7に示した。

【まとめ】

　頭部外傷により記憶障害を呈した症例に行った人名学習訓練を紹介した，訓練開始約3か月後の再評価では，記憶検査における人名記憶の得点が向上し，日常生活においても氏名の再生時間が安定した。

表3-Ⅱ-7　神経心理学的検査の変化

		初期評価時	約3か月後
WMS-R	一般的記憶	62/140	非実施
	言語性記憶	68/140	
	視覚性記憶	62/140	
	注意集中力	59/140	
	遅延再生	scale out	
RBMT		16/24	19/24
RCPM		32/36	32/36
MMSE		22/30	23/30

〔引用文献〕

1）高野陽太郎：認知心理学2，東京大学出版会，p.13-15，1995

2）Baddeley, A.：Working memory. *Current Biology,* **20**（4）：R136-R140, 2010

3）Chai, W.J., Abd Hamid, A.I., Abdullah, J.M.：Working memory from the psychological and neurosciences perspectives：a review. *Frontiers in Psychology,* **9**：401, 2018

4）苧阪直行：脳とワーキングメモリ，京都大学学術出版会，p.1-18，2000

5）Squire, L.R., Zola-Morgan, S.：The neuropsychology of memory：new links between humans and experimental animals. *Ann NY Acad Sci,* **444**：137-149, 1985

6）柴玲子・小林範子・石田宏代，他：未就学児における聴覚性言語性記憶の発達についての検討：Rey's Auditory Verbal Learning Test「小児版」作成にむけて．高次脳機能研究，**26**（4）：385-396，2006

7）Lezak, M.D., Howieson, D.B., Bigler, E.D., *et al.*：Neuropsychological

Assessment, 5th edition, Oxford University Press, p.574, 2012

8）吉益晴夫・加藤元一郎・三村將，他：遠隔記憶の神経心理学的評価．失語症研究, 18（3），205-214，1998

9）Schacter, D.L., Rich, S.A., Stampp, M.S.：Remediation of memory disorders：Experimental evaluation of the spaced retrieval technique. *Journal of Clinical and Experimental Neuropsychology*, 7(1)：79-96, 1985

10）Landauer, T.K., Bjork, R.A.：Optimum rehearsal patterns and name learning：Practical Aspects of Memory（Gruneberg, M.M., Morris, P.E., Sykes, R.N.（eds.）), Academic Press, p.625-626, 1978

11）Glasgow, R.E., Zeiss, R.A., Barrera, M., *et al.*：Case studies on remediating memory deficits in brain-damaged individuals. *Journal of Clinical Psychology*, 33(4)：1049-1054, 1977

12）外山稔・飯干紀代子・笠井新一郎，他：失語症に記憶障害を合併した頭部外傷例に対する人名学習訓練．総合リハ, 32（12）：1191-1196，2004

〔参考文献〕

・石合純夫：高次脳機能障害学　第3版，医歯薬出版，2022

・石川朗・杉本諭編：高次脳機能障害，中山書店，2023

・武田克彦・長岡正範：高次脳機能障害—その評価とリハビリテーション　第2版，中外医学社，2016

・Wilson, B.A., Moffat, N.編，綿森淑子監訳：記憶障害患者のリハビリテーション，医学書院，1997

・平山和美：高次脳機能障害の理解と診察，中外医学社，2017

・平山惠造・田川皓一編：脳血管障害と神経心理学　第2版，医学書院，2013

・Hilts, P.J.著，竹内和世訳：記憶の亡霊—なぜヘンリー・Mの記憶は消えたのか，白揚社，1997

Ⅲ　失　認

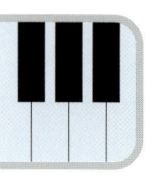

通常，日常物品であれば見たり触れたりするだけで，それが何であるかはすぐにわかり，知人であれば顔を見るだけで誰なのかを素早く識別できる。おそらく，家族であれば声や仕草だけでも即座に誰なのかを判断できるかもしれない。普段何気なく行っているこうした"知覚認知"であるが，脳損傷により障害されることで，"見えているのにわからない"，"聞こえているのにわからない"，"触っているのにわからない"という特異な症候が生じることがある。これが「失認（agnosia）」である。失認とは，視覚・聴覚・触覚などの要素的感覚のうち，あるひとつの感覚を介して対象物を認知することができない障害と定義され，感覚器官の異常（視野障害や難聴など）や，意識・知能・注意の低下，失語症などでは説明できない状態とされている。障害される感覚様式により，視覚性失認，聴覚性失認，触覚性失認などに分類され，他の入力方法からは対象の認知が可能であることが診断のポイントとなる。一方で，入力様式に依存しない症候でも，慣習的に"失認"を冠している症候もある（例：病態失認，手指失認など）。

失認研究の歴史は古く，1870年に，Finkelnburgらが知覚と知識の離断を"asymbolia（失象徴）"と表現したことが始まりとされている[1]。その後，現在に続く「失認」の概念を確立したのはLissauerらであった。彼らは，視覚提示された日常物品の認識ができない80歳代の頭部外傷例の剖検を行った結果[2]，視覚野は保たれていた一方でその皮質下に損傷を認めたことから，この症例の特異な視覚症状は，後頭葉に入力した視覚情報が他の脳領域から断絶されたことより生じたと考察した。さらに，視覚性失認を，表象化（イメージ化）の障害である知覚型（あるいは統覚型：apperceptive）と，意味・概念が生じる段階の障害である連合型（associative）に分類した。その翌年，今日では精神分析学の創始者として知られているFreud（フロイト）が，これらの症候を「失認（agnosia）」という用語で説明したことを発端に，今日では失認という用語が広く用いられるようになった[3]。

理論上，失認はすべての感覚モダリティについて生じ得るが，臨床場面で経験する症例の多くは視覚性失認である。次いで，聴覚性失認の症例報告が少数あり，他の感覚モダリティに関してはかなり稀であるといえる。前述の通り，失認研究の歴史は失語と同じくらい長いにもかかわらず，未だ解決されていない問題が山積している。その理由として，失語に比べて症例報告が少ないことのほかに，患者自身が症状に気づいていない，すなわち病識が乏しいこともあげられる。したがって，検者が失認を疑い積極

的に検査を行わなければ見逃され，視力障害や認知症などと誤診されることも決して少なくない。

　本節では，視覚，聴覚，触覚とそれぞれの感覚モダリティごとの失認について解説し，さらに相貌失認や病態失認といった特定のカテゴリーに対する失認についての解説も行う。

1　視覚性失認

1）視覚の情報処理過程

（1）後頭葉までの情報処理

　ヒトの眼の網膜から入った光情報は，視神経−視交叉を経て視索へ至り，視床の外側膝状体に連絡する。続いて外側膝状体から視放線を介して，最終的に後頭葉の内側面で鳥距溝の上下にある一次視覚野へ投射する。網膜の鼻側からの線維は視交叉で交差するが，耳側は交叉しないため，結果的に右視野の情報は左脳へ，左視野の情報は右脳へ到達することとなる。視覚経路と，その損傷部位に対応する視野障害例を以下に示す（図3-Ⅲ-1）。

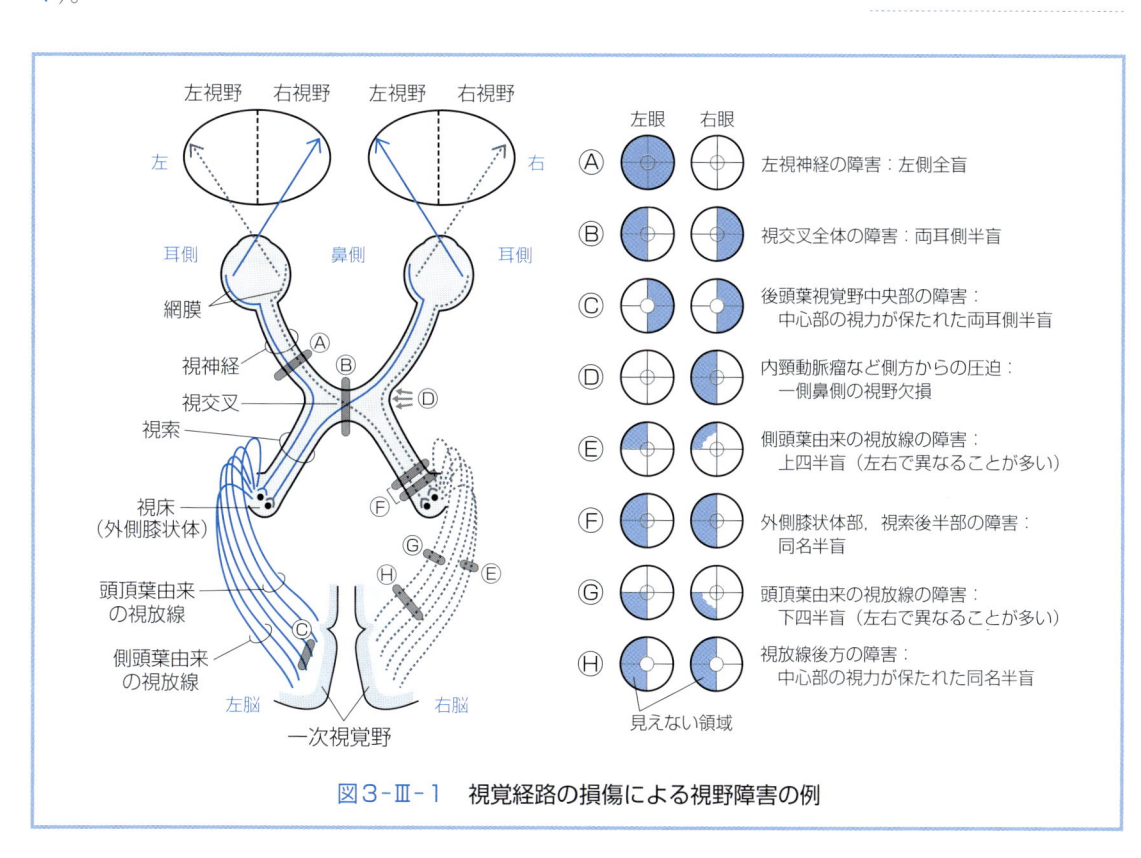

図3-Ⅲ-1　視覚経路の損傷による視野障害の例

視覚性注意障害
背側型同時失認とも呼ばれ，十分な視野が保たれているにもかかわらず，一度に限られた数の対象を認識することができなくなる。特に重症例では，認識できるものはたった１つのものに限定されてしまう。

視覚性運動失調
対象が見えているのに，正確につかむことができないという動作障害である。中心視野を含め，全視野で生じる場合を「optische ataxie（Balint型）」，周辺視野の対象に対してのみ生じる場合を「ataxie optique（Garcin型）」として区別する。

大脳性色覚障害
対象物品や風景の色がわからない，または不明瞭になる症状であり，患者は「すべて灰色に見える」などと訴えることが多い。色名の呼称ができないだけでは，失語による呼称障害や色彩失名辞といった病態との鑑別が必要となるため，同じ色同士のマッチングなど，色-色の操作に関する異常の有無を確認する。

　なお，網膜中心部で視細胞が密集している場所は黄斑（おうはん）と呼ばれ，中心視野に対応しているため視力に大きく寄与している。後頭部病変では，黄斑が担う中心視野は保たれる同名性半盲が生じやすい（黄斑回避）。この現象の原因はまだはっきりしておらず，後頭葉における中心視野の領域が中大脳動脈と後大脳動脈の二重支配を受けているためとも考えられている。

（2）後頭葉からの情報処理

　ここでは，平山[4]にならって，一次視覚皮質へと送られた後の視覚情報処理の流れを，「上下」「左右」「前後」の３つの軸で分けて整理していきたい。

　① **上下の流れ**　視覚情報は後頭葉の一次視覚野から前方に向けて上下２つの経路，すなわち，頭頂葉へ向かう背側経路（dorsal pathway）と側頭葉に向かう腹側経路（ventral pathway）に分かれて処理が行われる。上方向を「背側」，下方向を「腹側」と呼ぶのは，生理学者が四足歩行の動物を研究対象としていたことに由来する（図3-Ⅲ-2）。

　頭頂葉に向かう背側経路は，別名「どこ（Where）」経路と呼ばれ，対象の空間内での位置や運動の情報についての処理を行っている。一方，側頭葉に向かう腹側経路は「なに（What）」経路と呼ばれ，対象の形や色の情報を処理し，それが何であるかの認識に関与している。「どこ」経路が障害されると，対象がどこにあるのかがわからなくなり，「視覚性注意障害」や「視覚性運動失調」等の症候が生じる。腹側の「なに」経路が障害されると，対象が何であるかがわからなくなり，「視覚性失認」や「大脳性色覚障害」，「相貌失認」等の対象認知についての症候が生じる（図3-Ⅲ-3）。

　② **左右の流れ**　単純な運動・感覚を司る一次運動野や体性感覚野については，一側の大脳半球は対側の半身を支配しており，通常左右差はみられない。しかし，言語機能などのいくつかの高次脳機能は，機能の局在

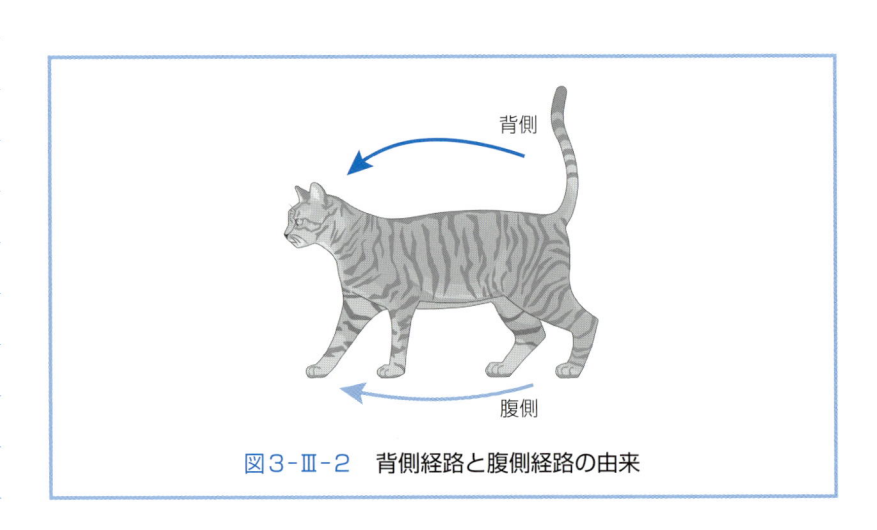

図3-Ⅲ-2　背側経路と腹側経路の由来

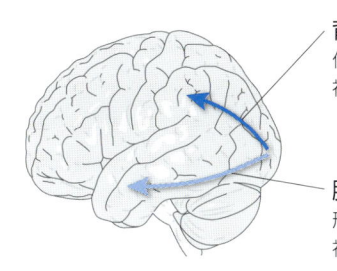

背側経路（Where 経路）
位置，運動についての情報処理
視覚性注意障害，視覚性運動失調など

腹側（What 経路）
形態，相貌，色覚などの情報処理
視覚性失認，相貌失認，大脳性色覚障害など

図3-Ⅲ-3　視覚認知の上下の流れ

街並失認
視覚性失認が風景や建物に選択的に生じた状態であり，よく知っている風景や建物，また屋内部位を見てもどこなのかわからず，屋内外で道に迷ってしまう。

が左右どちらかの半球に偏っているものがある。こうした左右半球での役割分担を「側性化（lateralization）」と呼ぶ。ほとんどの右利き者で言語機能は，左半球に側性化していることは広く知られているが，空間情報の処理や，相貌や風景などの言葉では表現しにくい対象の情報処理については，右半球が主な機能を担っている。視覚情報処理についても同様であり，言葉で表現しやすい物品や文字などの情報処理は左半球の関与が大きく，言葉で説明しにくい人の顔や風景などの情報処理には右半球が大きくかかわっている。これを反映し，左半球障害では，見た文字が読めない「失読」や，見た物品が何かわからなくなる「視覚性失認」が生じ，右半球障害では，よく知っている風景を見てもどこかわからなくなる「街並失認」や，よく知っている人の顔を見ても誰かわからなくなる「相貌失認」が生じやすい（図3-Ⅲ-4）。

　③　前後の流れ　　後頭葉の一次視覚野から入った視覚情報は，「後ろから前へ」順次送られ処理が行われる。後方では視野に依存した単純な視覚処理（色や動き，形など）が行われ，前方では視野に依存しないより複雑な知覚処理が行われる（意味など）。例えば，腹側の流れである「なに」経路の出発点に近い病変では「大脳性色覚障害」が生じ，さらにその前方では「視覚性失認」を呈する（図3-Ⅲ-5）。さらに「視覚性失認」は，後方から前方へ流れる視覚情報処理経路のどの段階が障害されたのかによって，大きく3つの病型に分類される。

2）視知覚障害と視覚性失認[5]

　視覚性失認は，視覚的に提示された対象の認知障害である。視野や視力，知能，注意，言語，対象物品の知識（意味記憶）には大きな問題がないにもかかわらず，物体を見ても何かわからない状態であり，対象を呼称できないだけではなく，その使い方や特徴をジェスチャーなどで迂遠的に説明することもできない。しかし，特徴的な音を聞いたり，触ったり，他の感

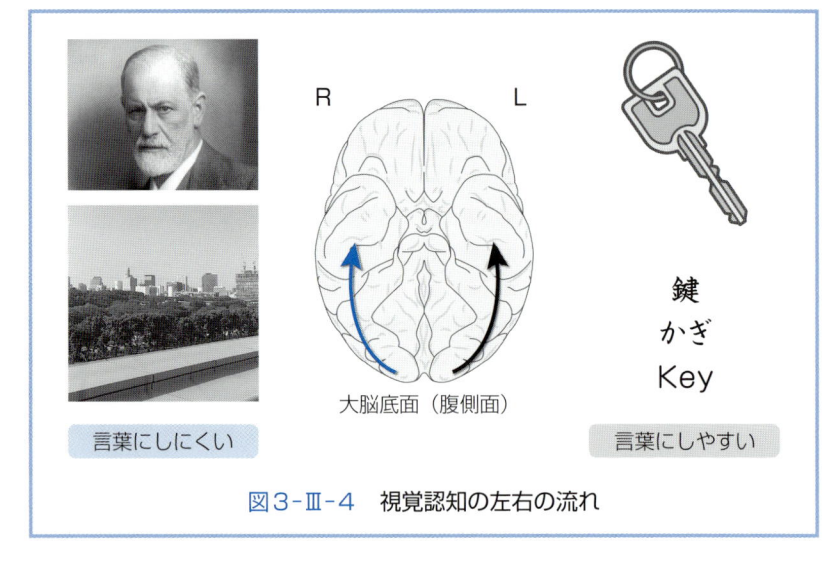

R　L

大脳底面（腹側面）

鍵
かぎ
Key

言葉にしにくい　　　言葉にしやすい

図3-Ⅲ-4　視覚認知の左右の流れ

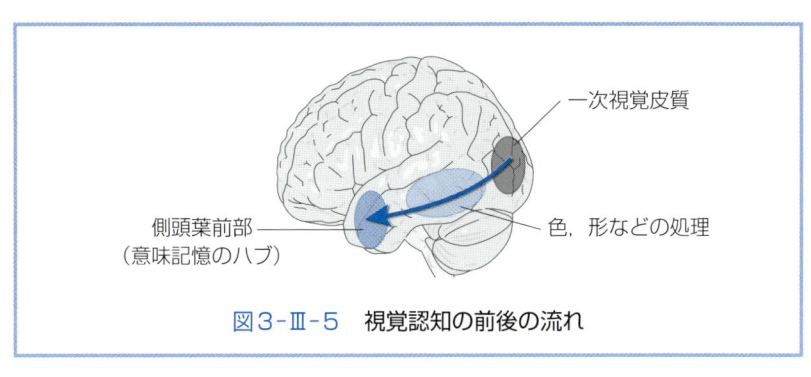

一次視覚皮質

側頭葉前部
（意味記憶のハブ）

色，形などの処理

図3-Ⅲ-5　視覚認知の前後の流れ

覚モダリティからの入力があれば，対象が何であるかを認知できる。

　また，視覚性失認の症例は，対象が止まっているままではわからないが，動き出すと対象を認識できることがある。例えば，木に止まっている鳥を見ても何であるかわからないが，空に向かって羽ばたいている姿を見ればそれが鳥だと認識できる，針を止めた時計はそのままではわからないが，針を動かせば認識できることがある。これは，視覚性失認では腹側の「なに」経路は障害されているが，物品の動きを把握する背側の「どこ」経路の機能は保たれているためである。

　対象に対する視覚的な知覚・認知障害は，情報処理経路の障害されている段階に応じて，①視知覚障害，②知覚型視覚性失認，③統合型視覚性失認，④連合型視覚性失認に分類される。

　①視知覚障害とは，網膜から入った情報が一次視覚野に達するまでの経路に生じる障害をさし，視力や視野の問題もこれに含まれる。また，一次視覚野が高度に障害されると，皮質盲と呼ばれる状態となる。

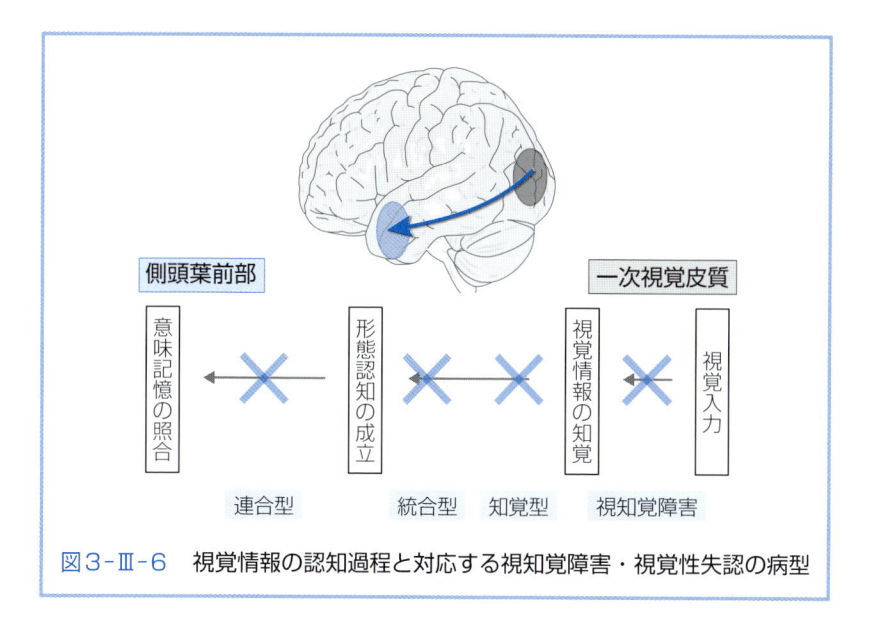

図3-Ⅲ-6　視覚情報の認知過程と対応する視知覚障害・視覚性失認の病型

　皮質盲とは，眼球や網膜，視神経に明らかな異常はなく，一次視覚野の限局的な損傷による視知覚障害である。明暗も弁別できず，すべての視覚機能が完全に消失している状態である。眼前に手指を急に近づけても，突然光を当てたりしても瞬目反応は起こらない。しかし，実際に完全失明にまで至っている症例は稀であり，光っていることは知覚できるなど，不完全な例が多いとされている。原因としては，脳血管障害，代謝性脳症，薬剤性など多岐にわたる。

　②～④の障害は，「視覚性失認」として括られ，3つの病型に分類される（図3-Ⅲ-6）。次項で処理段階別における視覚性失認の分類方法を解説する。

3）視覚性失認の分類（表3-Ⅲ-1）

　後頭葉の一次視覚野から側頭葉に「後ろから前へ」流れる視覚情報の処理過程の中で，どの段階が障害されたかによって視覚性失認はいくつかのタイプに分類される。古典的には，19世紀末頃にLissauerらによって提唱された[2]，知覚型（統覚型）と連合型の2分類が知られていた。知覚型は目で見た特徴をまとめ上げることができず，連合型は物体の形態認知がほぼ完全であるが，意味情報との連係・関連づけができなくなってしまう。両者の鑑別方法として，模写課題や，同じ物品や線画を選ぶマッチング課題（異同弁別）が用いられる。知覚型は物体の形態認知がほぼできないため，これらの課題は困難であるが，連合型は可能である。

　しかし，純粋な連合型を呈する症例は非常に少なく，何とか模写はでき

表3-Ⅲ-1　視覚性失認の分類

課題	知覚→表象化			記憶・知識との照合		
	模写	マッチング	異同弁別	呼称	使用	カテゴリー分類
知覚型（統覚型）	×	×〜△	×〜△	×	×	×
統合型	△	△	○	×	×	×
連合型	○	○	○	×	×	×〜△

物体失認
物品に対する視覚認知障害であり，狭義の視覚性失認とも呼ばれる。広義の視覚性失認は，物体失認に加え，相貌失認，色彩失認を総括した概念として使用されることもあり，用語の定義に注意を要する。

画像失認
写真や線画などの画像のみに対して視覚認知障害を示す症候である。

低酸素血症
血中の酸素が低下し，脳を含めた全身の器官への酸素供給が不十分となる状態。重度の場合，高次脳機能障害をきたす場合もある。

一酸化炭素中毒
一酸化炭素がヘモグロビンと強く結合し酸素運搬を阻害されることで，低酸素血症による症状をきたす。

神経変性疾患
神経細胞の異常な変性などによって，進行性の運動障害，認知機能障害を引き起こす疾患群をさす。代表例として，アルツハイマー型認知症やパーキンソン病などがある。

PCA（後部皮質萎縮症）
PCAとは，初期から視覚性失認や視覚性注意障害などの様々な視空間認知機能障害が前提に立つ進行性の神経変性疾患の総称である。頭頂後頭葉や後部側頭葉を中心に進行性の脳萎縮を認め，これに関連した症候が出現する。背景病理はAD（アルツハイマー病）が多いことが知られている。

るが，全体の見通しが困難で細部と全体の関連づけが難しく，長時間かけて写し取るような症例が多くみられた。このタイプは「知覚型」と「連合型」の中間に位置し，「統合型」と名付けられた。

　また，特定カテゴリーの視覚刺激についてのみに認知障害が生じる場合があり，例えば人の顔を対象とした相貌失認，色彩を対象とした大脳性色覚障害，三次元物体の認知が障害される物体失認，二次元の写真や線画が障害される画像失認などが知られている。

（1）知覚型視覚性失認（統覚型視覚性失認）

　知覚型（統覚型）視覚性失認は3つのタイプの中で最も重症であり，「後ろから前へ」の処理経路の中でも最も後方の一次視覚野に近い領域における初期段階の処理の障害と考えられている。知覚型視覚性失認では，視覚でとらえた物体を部分的にまとめあげることもできず，ごく簡単な図形や線の傾きの方向すらわからない。このため，絵の輪郭を指でなぞることや模写，マッチングも障害される。対象が静止していると形が認識できないが，特徴的な動きが見られればそれが何かわかる。これは前述の通り，動きや位置を認識する背側の「どこ」経路が保たれているためである。また，特徴的な音を聴いたり実物品を触ったりすると同定可能となる。

　背景疾患としては，低酸素血症や一酸化炭素中毒，神経変性疾患（PCAなど）の報告が多い[6]。これらの疾患は両側大脳に広範な損傷をきたすため，責任病巣の解剖学的位置については明確にはわかっていない。脳血管障害のように高度な局所損傷をきたす疾患では皮質盲に至ってしまう可能性が高いが，PCAなどの神経変性疾患や低酸素血症により視覚皮質を含む後方大脳新皮質がびまん性に絶妙なバランスで損傷されることで，知覚型視覚性失認が生じるとの考えもある[6]。

（2）統合型視覚性失認

　統合型視覚性失認は，知覚型と連合型の中間的な位置づけであり，部分的に形態を把握できるが，それを組み合わせて全体として統合できない。何とか模写はできるため，古典的には連合型に分類されていた。しかし，連合型と異なり，模写課題を行うと全体を見通せないため各部分ごとの写し取りに時間がかかり，課題提示時間を短くしたり格子状の網掛け等のノイズを追加したりすると，顕著に模写の成績が低下してしまう。この場合，

PCA：posterior cortical atrophy　　　AD：Alzheimer's disease

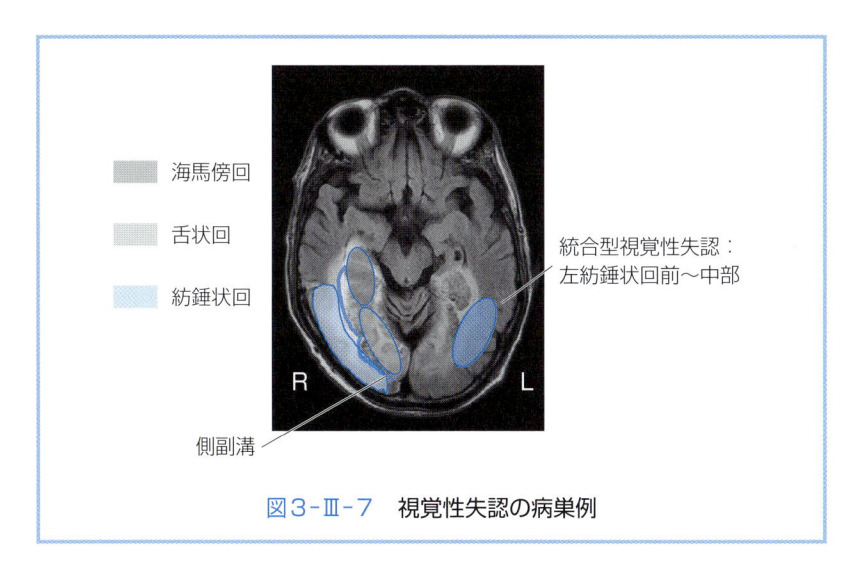

海馬傍回

舌状回

紡錘状回

統合型視覚性失認：
左紡錘状回前〜中部

側副溝

R   L

図3-Ⅲ-7　視覚性失認の病巣例

形態的に類似した物品への誤反応が多い[7]。また，病巣に応じた視野障害や，失読，大脳性色覚障害が併存することもある。

　統合型は，連合型に比べて模写やマッチング課題の成績が良好では“ない”点が鑑別のポイントとなるが，連合型との境界はあいまいであり，連続的な症候と考えられている。責任病巣は，統合型，連合型いずれも左の紡錘状回（図3-Ⅲ-7）が重要であり，病巣部位からも両者の区別は難しい[5]。実際の診療場面で経験する視覚性失認症例の中では，統合型が最も多いと考えられている[6]。

（3）連合型視覚性失認

　連合型視覚性失認では，対象の視覚性形態イメージは形成されるが，それを意味に関する知識・記憶と正しく結びつけることができなくなってしまう。対象の形態の認知に関しては，統合型と異なり，提示時間が短い，あるいは網掛け等のノイズがあっても全体をとらえることが可能であり，模写課題の成績は良好である。対象の物品や線画をある程度きれいに模写できるが，後に自分の描いた絵を見てもそれが何か判断できないことが多い。また，絵のマッチング課題において，それが何かはわからなくても，同じものを選択することはできる。対象を触ったり，音を聞いたり，特徴的な動作を見たりすることで呼称・理解いずれも可能となるため，「意味システム」そのものは破損しておらず，意味へのアクセス経路の障害が機序として想定されている[5]。

　連合型視覚性失認の責任病巣は，知覚型や統合型と同様に，両側（あるいは左側）の側頭・後頭葉で，ほとんどの症例で舌状回，紡錘状回，海馬傍回などが含まれている[8]。統合型の病巣部位と重複しているが，「後ろから前へ」の処理経路の中でも，より前方の領域が含まれる。視覚による

Pelli-Robsonチャート検査
チャートは3個の文字を1グループとし，1行に2グループ，計8行で構成されている。グループが移るたびにコントラスト感度が弱くなるため，コントラスト感度を定量的に測定することが可能となる。

文字認識に重要な脳領域が近接していることもあり，失読の合併も多い。また病巣部位と対応して，右同名性半盲や上水平性半盲などの障害もみられる。原因疾患については，統合型では低酸素血症や神経変性疾患が多いが，連合型では局所損傷の脳血管障害が多い[5]。このため，病巣の局在部位のみならず，背景疾患の違いによる脳組織損傷の程度や広がりの相違も，視覚性失認の病型に影響を与えている可能性がある。

4）視覚性失認の評価

（1）主訴，病歴

　視覚性失認の患者自身から「見えているけど，それが何かわかりません」と訴えることは少なく，診察を通じて視覚性失認を疑い，検者が積極的に見つけ出す姿勢が重要である。視覚情報処理経路の比較的初期段階に障害をきたす知覚型では「物が見えない」という主訴が多く，一方で，処理経路の後半部分の障害である連合型は「物が見えにくい，ぼんやりしている」，「メガネが合わない」といった，やや曖昧な訴えが聞かれやすい。また，既往症・合併症として，近視・遠視などの眼疾患のほか，先天性色覚障害の確認も必要である。

（2）他要因の確認

　評価の前提として，検査結果に異常をきたし得る要素的感覚障害や，その他の高次脳機能障害の有無を確認する必要がある。特に，視力，視野，失語，半側空間無視の評価が重要となる。

　① 視　力　　視力とは，対象の位置や形を判別する能力のことで，一般的にはどれだけ近い2点を分離して識別できるかを測定する。眼科検診等でよく用いられるランドルド環は，Cの字の隙間部分の距離が視力の基準になる。視覚性失認があってもランドルド環の向きは認識できるため，基本的視力の指標として推奨される。近視や遠視が指摘されれば，矯正の上での評価が必要となる。一方で，視力で評価できるのはあくまで中心視野のみであり，その他の領域を評価するためには，視野検査が必要となる。

　また，濃淡や明暗の微妙な違いを判別する基本的視機能であるコントラスト感度についても評価を行うことが望ましい（Pelli-Robsonチャート検査など）。白内障などの眼疾患でコントラスト感度が著明に低下すると，輪郭が微妙な図形や相貌の知覚が難しくなる可能性がある。

　② 視　野　　視野の簡便な評価方法としては，患者と検者が向かい合う対座法がある。患者の片目を患者本人の手掌や眼帯等でおおい，互いの反対側の眼だけを開けて視線を合わせる。2人のちょうど中間地点で，検者の指，ペン，棒の先に小さい球をつけた指標などを，視野周囲の検者からも見えない位置から中心に向けて移動させ，初めて見えたときに合図を

してもらう。ちょうど中間地点で評価するため，検者に見えている点が患者に見えなければ，その位置での視野が欠けていることとなる。合図があった点を結ぶことで，視野の範囲が評価できる。視野の外周よりも内側に視野欠損が存在する場合もあるので，指標の移動中に指標が再び消えないかを問いながら行う。ただし，見つめ合った点の外側15°の位置に，生理的な視野欠損部位であるマリオット盲点が存在することに留意する。対座法である程度の視野評価が可能であるが，経時変化などの詳細な評価を行うためには，ゴールドマン視野計などを用いた定量検査を眼科に依頼することが望ましい。

　③　失語症　　視覚性失認の評価では，特に呼称障害の確認が重要である。実物品，写真，線画でそれぞれ評価を行い，呼称ができない場合，対象をジェスチャーなどで説明できるか，または用途やカテゴリーによって分類できるか（鉛筆，消しゴム，はさみを「文房具」のグループとしてまとめる等）を確認する。こうした評価は，失語症との鑑別に有用である。失語症では，呼称ができなくても対象認知はできているため，用途の説明やカテゴリー分類は可能である（視覚性失認ではできない）。続いて，実物品を触れさせたり，特徴的な音（時計の針の音など）を聞かせたりすることで呼称が可能かどうかを評価する。失語症では呼称成績は大きく変わらないが，視覚性失認で呼称が可能となる。

　これらの検査は，物品を見たときにだけ呼称できない「視覚性失語（視覚性失名辞）」との鑑別にも有用である。視覚性失語は，見たものの呼称はできないが，用途説明やカテゴリー分類などは可能であり，また視覚以外の情報があれば呼称が可能となる。

　また，他の失語症検査も実施し，その他の失語症状の有無を確認することも重要である。

　④　半側空間無視　　半側空間無視に関しては，まず簡便な線分二等分試験や線分末梢試験などで評価を行う。行動性無視検査（BIT）の通常検査を用いることが多いが，後述する標準視知覚検査（VPTA）にも半側空間無視を評価する項目が含まれている。半側空間無視が併存する場合には，提示する課題を無視側に置かないよう注意が必要である。

（3）視覚性失認の診察

　ここまでの検査で要素的感覚障害や他の高次脳機能障害の有無を確認した後，以下に示す評価方法を用いて，視覚情報処理経路のどの段階が障害されているかを検討していく。

　①　図形や線画，物品の模写　　視覚性失認の病型分類には模写課題が重要となる。知覚型視覚性失認では，単純な図形でも全く書けない，あるいは関係ない形を書いてしまうことが多い。連合型の場合は，全体像を把

マリオット盲点
視野の中心から15°耳側にある生理的盲点。網膜の視神経乳頭にあたる部分で，視細胞がなく光を感知することができない。通常，マリオット盲点は対側視野にカバーされているため気づかれないが，視野検査を行うと検出される。

ゴールドマン視野計を用いた検査
視野の周辺から中心へ光を近づけて，視野の範囲・感度を評価する検査。動く光を用いて検査を行い，また光の強さ・大きさを変えて感度を調べるため，動的量的視野検査と定義される。

視覚性失語
p.89，コラム参照。

他の失語症検査
詳細な方法は，『クリア言語聴覚療法2　失語症』等を参照。

行動性無視検査（BIT）
欧米でも広く用いられている半側空間無視検査である。ベッドサイドでも施行できる通常検査と日常生活場面を想定した行動検査の2つで構成されている点が特徴であり，日常生活や訓練場面における半側空間無視の評価にも有用である。

PsychoPy
Python言語をベースとした
オープンソースの心理実験環境
構築用のアプリケーションツー
ルであり，無料で利用すること
ができる。
https://www.psychopy.org/

握して素早く正確に模写できるのに対し，統合型は結果的にほぼ正しい絵になることもあるが，全体を見通せず部分部分を描き加えていくため時間がかかってしまう。こうした違いをとらえるため，模写の過程も記録しておくことが重要である。さらに，網掛け模様を加えた線画の模写や，提示時間を短縮した条件下での模写課題を行うことも連合型と統合型の鑑別に有用である（図3-Ⅲ-8）。連合型の場合は，網掛けや提示時間の短縮条件でも模写は可能であるが，統合型の場合はいずれも困難になってしまう[9]。また，歪(ひず)みが強い場合は構成障害が疑われ，左右どちらかの特徴が抜け落ちる場合には半側空間無視が疑われる。なお，提示時間を短縮した課題は，オープンソースの心理実験ツールである「PsychoPy」などを利用して作成が可能である。

②　図形や線画，物品の呼称と指示　　図形や物品の線画や写真，実物を提示して呼称してもらう。三角や四角など単純な図形の線画の同定も難しい場合，知覚型視覚性失認を疑う[9]。また，写真や線画にのみ選択的に障害をきたす画像失認との鑑別のため，必ず実物品での確認も必要である。併せて，検者が言ったものを複数の選択肢から選ばせる選択指示課題も行う。指示課題は有限の選択肢から選ぶため，一般的に呼称課題に比べると成績はよい。いずれの課題でも，触覚・聴覚刺激がヒントとなってしまうため，物品を触らせたり，ヒントになるような音を出したりしないように注意する。例えば，時計の秒針など，その物品に特有の動きや音がある場合には，それを止めてから提示する。模写と同様に，ノイズや提示時間短縮条件での呼称成績を比較することも，連合型と統合型の鑑別に有用である[9]（図3-Ⅲ-8）。

③　他の感覚からの入力　　視覚性失認では，視覚以外の感覚モダリティを用いることで提示物品の同定が可能となる。これを確認するため，触覚情報や聴覚情報から対象の同定が可能であるかを評価することが重要である。提示する物品は，触ったり音を聞いたりするだけで同定可能なも

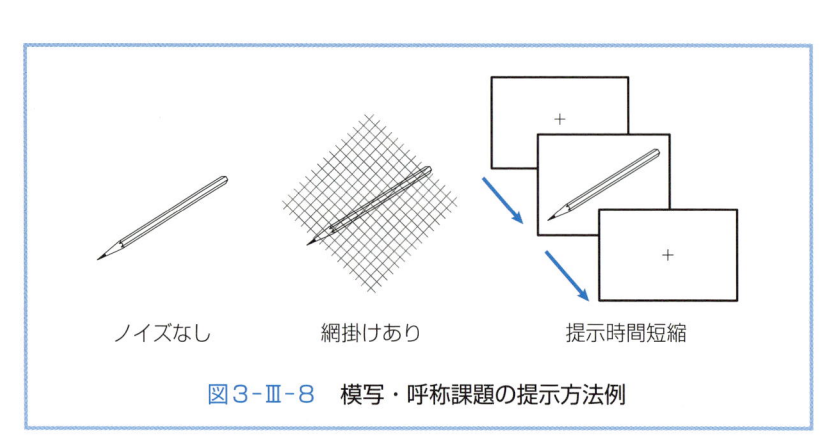

ノイズなし　　　　　　網掛けあり　　　　　　提示時間短縮

図3-Ⅲ-8　模写・呼称課題の提示方法例

のが望ましく，触覚情報ではスプーンや金槌など特徴的な形状で身近な物品が候補となり，また聴覚情報ではハーモニカ等の小さな楽器類や鈴などが候補としてあげられる。

④　背側経路（「どこ」経路）の確認　　視覚性失認は腹側経路（「なに」経路）の障害であり，背側経路（「どこ」経路）の働きである対象の動きや位置を把握する能力は保たれていることが多い。そのため，静止している物品の同定は難しくても，特有の動きを観察することで対象の同定が可能となる場合がある。例えば，時計の秒針が動き出したとき，あるいは人や動物が動き出した際に同定が可能となることがあり，これを観察することも重要である。また，呼称や指示ができなかった物品や図形を手でつかんでみるよう指示し，形や大きさ，向きに合ったつかみ方（指の開き方や

♪　視覚性失語　♪♪

　視覚性失語とは，視覚提示された物品の呼称はできないが，聴覚や触覚など他の感覚モダリティからの入力であれば呼称できるという特異な症候であり，物品の定義や特徴について問われれば答えることができるなど，視覚性失認と類似点が多い。また形態認知に問題はなく，図形や線画のマッチングや模写も可能であり，視覚性失認の中では特に連合型との鑑別が問題になる。視覚性失認との鑑別点は，視覚提示された物品を迂遠な表現やジェスチャーで説明でき，カテゴリーでの分類もできる点である。原因疾患としては脳血管障害が主体で，責任病巣は左後頭側頭葉腹側部が多く，背景疾患，責任病巣とも連合型視覚性失認とほぼ同じである（表3-Ⅲ-2）。しかし，脳梁膨大部損傷により視覚性失語を呈した症例の報告もあり，連合型視覚性失認との鑑別を考える上で興味深い[10]。

　視覚性失認と視覚性失語の病態機序の違いは，意味記憶の側性化の差にあるとの考えがある[11]。例えば，意味記憶情報が左半球へ顕著に側性化している場合を考えてみる。左後頭側頭葉病変による右同名性半盲に加えて脳梁膨大部損傷が生じると，右後頭葉に入力された左視野情報が脳梁損傷によって左側頭葉前部に到達できないため，意味・言語理解ができない視覚性失認をきたす。しかし，右側頭葉にもある程度の意味記憶が存在する場合，右後頭葉に入力された左視野情報は同側の右側頭葉に達することで，ある程度の意味理解が可能となる。しかし，言語機能は左側に側性化しているため単語を想起することはできず，対象物品の説明はできるが単語が想起できない視覚性失語が生じる。脳梁膨大部病変を伴い，連合型視覚性失認から視覚性失語へ移行した報告もあるが，これは，右半球に意味記憶が存在していても，代償経路として使用され始めるまでにある程度の期間を要するためであると考察されている[12]。しかし，非脳梁損傷例[13]も報告されており，その病態については依然として不明点が多い。

表3-Ⅲ-2　連合型視覚性失認と視覚性失語の関係

	連合型視覚性失認	視覚性失語
模　写	○	○
異同弁別	○	○
同じものマッチング	○	○
カテゴリー分類	×	○
使用方法説明	×	○
視覚性呼称	×	×
誤り内容	形態類似物品名	意味性錯語
病　巣	左 or 両側 後頭〜側頭葉	左後頭〜側頭葉 （＋脳梁？）

向き）ができるかについても確認する。対象の把握動作についても背側経路が重要となるため，視覚性失認症例では保たれることが多い。

⑤　**標準視知覚検査（VPTA）**　主に視覚認知機能を評価する検査バッテリーとして，日本ではVPTAが広く用いられている。「視知覚の基本機能」，「物体・画像認知」，「相貌認知」，「色彩認知」，「シンボル認知」，「視空間の認知と操作」，「地誌的失見当」の7項目で構成され，視覚性失認の他，様々な高次視知覚機能障害についての評価を行うことができる。点数に現れない異常に気づくことも少なくないため，患者の同意を得られれば検査の様子を動画で記録しておくとよい。なお，成績不良であれば加点される採点方法であることに留意する。

5）視覚性失認のリハビリテーション

目の前の物が何なのかわからなくなってしまう視覚性失認は，日常生活を送る上で大きな障害になる。視覚性失認に対するリハビリテーションについては，障害されている視覚認知経路に対して働きかける「直接的アプローチ」や，聴覚，触覚など視覚以外の感覚モダリティを利用する「代償的アプローチ」，さらに障害されていない機能を促通することで視覚認知経路の改善を促す「間接的アプローチ」が知られている[14]。これらの方法を，各症例に応じて組み合わせて行うことが多いが，視覚性失認に対するリハビリテーションの研究はまだ少ないのが現状であり，エビデンスレベルの高い訓練方法の確立が期待されている。

（1）直接的アプローチ

直接的アプローチの具体例として，稲垣ら[15]は知覚型視覚性失認，視覚性注意障害，意味記憶障害をきたした低酸素血症例に対して，「彩色画マッチング訓練」と「誤りなし学習訓練」の有用性を報告している。

「彩色画マッチング訓練」とは，患者に複数の色彩画の絵カードを渡し，眼前に並べられた絵カードと同じものを見つけたら，なるべく早く同じ

カードをその上に置かせるという訓練である。色彩画には形態情報以外にも，大きさ，明暗，素材の肌理など複数の視覚的特徴が含まれており，これらの情報を利用して視覚認知を促進させることを意図した訓練である。

「誤りなし学習訓練」は，患者の試行錯誤を伴わず，検者が正答を繰り返し教える手法である。具体的な手順としては，以下の通りである（ここでは例として，視覚提示された「コップ」の呼称ができなかったとする）。① 検者が患者に物品を渡し，物品名を教え，呼称させる（「これはコップです，声に出して『コップ』と言ってください」）。② 患者に物品の用途を列挙させる（「そのコップは何に使いますか？」）。このとき，正しい答えが得られなければ，検者が使用方法を患者に教える。③ 患者に物品の特徴を列挙させる（「そのコップの特徴をできるだけたくさん言ってください」）。④ 患者に物品名を答えさせる（「これは何でしたか？」）。各物品に対して，このような質問を繰り返し行う。この結果，提示された物品に対して用途や特徴を列挙してから対象が何であるかを考えることが習慣化し，視覚認知の成績が向上した可能性がある[15]。

（2）代償的アプローチ

代償的なアプローチとしては，特徴的な音や触覚を利用する方法のほかに，今までの手続き記憶を利用する方法などがあげられる。野崎ら[16]は，生活で扱う物は必ず決まった場所に置く，気づきやすいよう印をつけるなど，周囲環境の調整による手法を紹介している。また種村ら[14]も，食事を配膳する際に主食，主菜，副菜を毎回決まった位置に置くように決めることで，食事内容が把握しやすくなった症例を紹介している。これらの手法では，障害された腹側経路ではなく，位置関係の把握といった背側経路を代償的に利用し，対象を同定できるよう働きかけている。

（3）間接的アプローチ

平山[17]は，視覚性失認の症例に対して，対象をつかむ動作を繰り返し行わせ，その際の手の形から対象の形を判断させるという方法を紹介している。例えば，コップ，歯ブラシ，鍵をつかむ際，それぞれ手の形は異なるため，その手の形から対象物品の形態の相違を判断させる。このようなリハビリテーションを繰り返すことで，対象をつかむ動作を思い描くだけで対象の形を判断できるようになったという。このように，保存されている背側経路（「どこ」経路）を介することで，視覚認知の改善を補う方法もある。

WAIS-Ⅳ（Wechsler adult intelligence scale-fourth edition）
青年・成人向けの全般的な知能検査であり、全検査IQ（FSIQ），言語理解指標（VCI），知覚推理指標（PRI），ワーキングメモリー指標（WMI），処理速度指標（PSI）の５つの合成得点を算出することができる。

WMS-R（Wechsler memory scale-revised）
代表的な記憶能力の検査であり、13項目の下位検査で言語性・視覚性，短期・長期など様々な側面から評価を行う。

標準失語症検査（SLTA）
日本で開発された代表的な失語症検査であり，26項目の下位検査での構成で，「聴く」，「話す」，「読む」，「書く」，「計算」について評価を行う。

VPTA
p.90参照。

6）症例提示

【症例紹介】　80歳代　右利き　男性
・主訴：見えにくい，人の顔がわからない
・既往歴・生活歴：学生時代に罹患した中耳炎の影響で，重度の左難聴あり理系大学院卒（教育歴18年）
・現病歴：Ｘ月Ｙ－１日，昼過ぎから，同居する妻の顔を見ても誰だかわからないことに気づいた。また，テレビや書類を見ても内容がうまく理解できなくなった。Ｘ月Ｙ日，近医を受診し脳MRIを撮像したところ，急性期脳梗塞の所見を指摘され，同日当院緊急入院となった。

【神経学的所見】
　視力低下なし，視野は両水平性半盲（上半分欠損）を認める。その他，脳神経系・運動・感覚・協調運動に明らかな異常なく，病棟内の歩行も問題なく行えていた。

【神経心理学的所見】
・知能・注意・記憶：見当識は保たれ，数唱・タッピングスパンいずれも同順序６桁，逆順序５桁と良好な結果であった。WAIS-Ⅳを一部施行した結果，言語理解指数136（類似16，単語19，知識14）であり，言語性課題の結果は良好であった。WMS-Rでは，言語性記憶82，視覚性記憶52と視覚性優位の近時記憶障害を認めたが，視覚認知障害の影響も考えられた。生活史や社会的出来事などの遠隔記憶は保持されていた。
・言　語：言語課題として標準失語症検査（SLTA）を実施した。元々の難聴の影響もあり，短文理解の課題など複雑な聴理解の項目で成績低下を認めたほか，視覚性呼称課題や，４コマ漫画（絵のみ）の説明，短文の読字といった項目で成績低下を認めた（図3-Ⅲ-9）。難聴の影響を除くと，呼称障害や失読を疑う所見を認めたため，視覚性認知の詳細な確認が必要と考えられた。
・視知覚：
　① 物品・線画
　　VPTAの一部を実施した。実物品については一部で視覚性呼称障害を認めたが，聴覚性・触覚性呼称はいずれも良好であった。線画に関しては，異同弁別，マッチング課題は良好であったが，カテゴリー分類は不可であった。
　　自作した線画の呼称課題では，網掛けなし13/20，網掛けあり6/20，提示時間短縮（250ms）5/20と，ノイズや時間短縮で成績低下を認めた。
　　模写に関しては，部分ごとに少しずつ書き足していき，課題遂行にかなりの時間を要した（図3-Ⅲ-10）。部分ごとの特徴はおおむねとらえ

FSIQ：full scale intelligence quotient　　VCI：verbal comprehension index
PRI：perceptual reasoning index　　WMI：working memory index
PSI：processing speed index　　SLTA：standard language test of aphasia

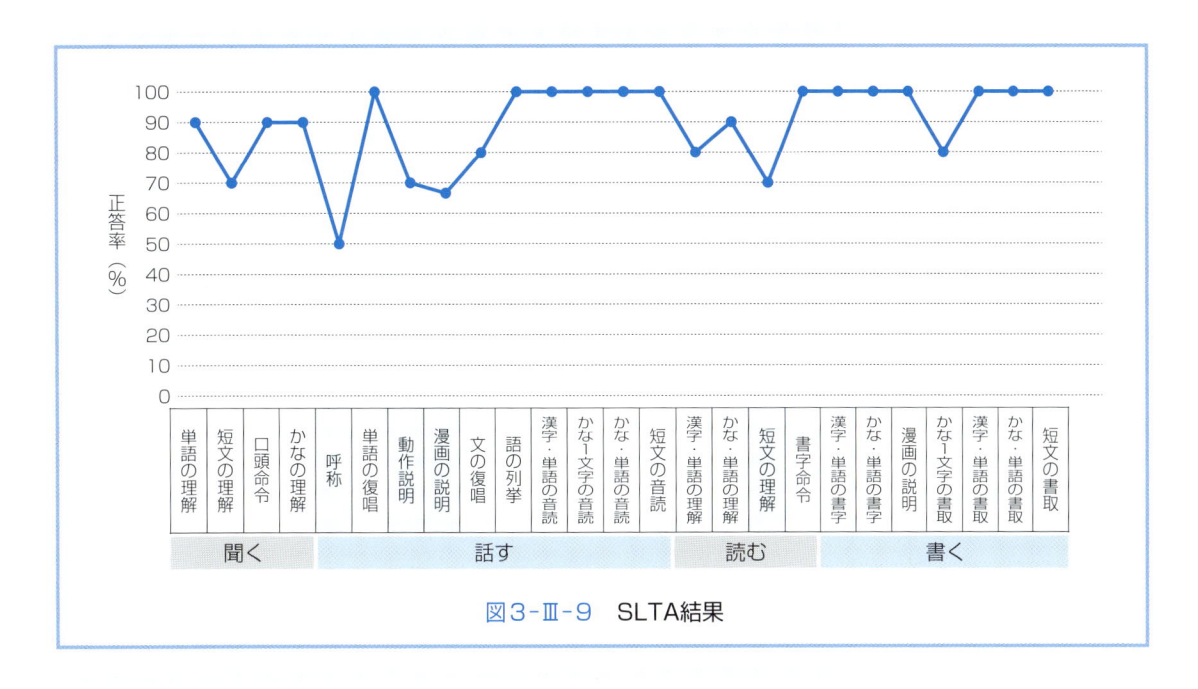

図3-Ⅲ-9　SLTA結果

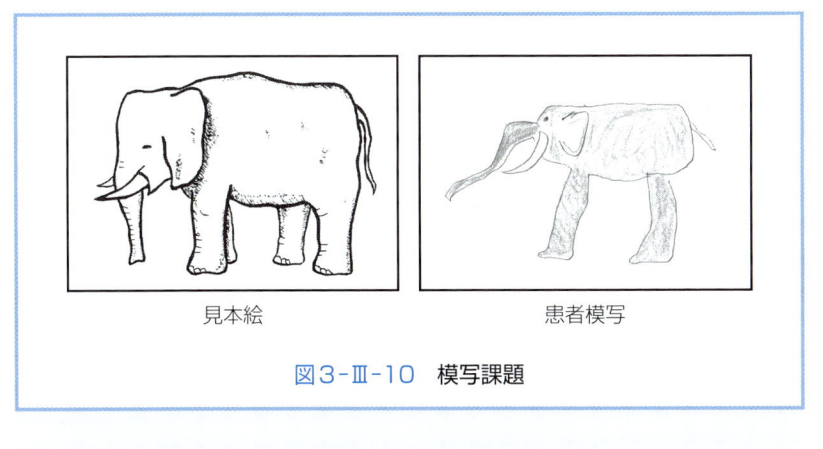

見本絵　　　　　　　患者模写

図3-Ⅲ-10　模写課題

熟知相貌検査第2版
VPTAに含まれる相貌検査について，若年の被検者でも評価可能なように，人物の再選定，検査方法の見直し，妥当性・信頼性の検討等の改訂を行った検査である。採点方法は，VPTAと同様に，誤答によって加算される採点方式であることに留意する。

られていたが，全体的に見ると足の本数や胴体に対する足の長さなどのエラーを認めた。

② 相　貌

　入院生活上，「医療スタッフの顔を覚えられない，皆同じ顔に見える」といった訴えが頻繁にみられた。熟知相貌検査第2版（誤答すると加算される採点方式の課題）を実施したところ，提示された著名人に関してはいずれも知識は保たれていたが，命名（顔24/24，頭部24/24），指示（顔22/24，頭部21/24），再認（顔8/12，頭部10/12）の成績は不良であり，写真を見ても既知感はなかった。

　また，本人やリハビリスタッフの顔写真を用いて，命名課題や複数写真の中から選択する指示課題も合わせて実施したが，回答困難であった。

相貌失認
詳細は本章「Ⅲ-4．相貌失認」
（p.113）を参照。

VPTA内の相貌検査で未知相貌の異同弁別，マッチング，性別，老若の判定も実施したが，これらも同定困難であった。イラストの表情から感情を読み取る検査も，泣き顔を「眠たそう」，怒り顔を「緊張している」と正確に認知することはできなかった。

【画像所見】
・脳MRI：拡散強調画像・FLAIRで右優位の両側側頭葉から後頭葉（紡錘状回，海馬傍回，舌状回を含む）にかけて梗塞巣を認めた（図3-Ⅲ-11）。病巣との対応に関しては，図3-Ⅲ-7（p.85）を参照されたい。

【まとめ】
・視覚性失認について：本症例の視知覚認知は，特に線画＞物品で呼称障害を認め，聴覚・触覚刺激では呼称可能であった。また，ノイズや提示時間短縮で呼称成績低下を認めたことや，模写課題の過程・結果も踏まえて，統合型視覚性失認と診断した。脳MRIでは，両側側頭葉から後頭葉にかけての広い範囲に梗塞巣を認め，統合型視覚性失認の責任病巣とされる左紡錘状回にも損傷は及んでいた。
・相貌失認について：本人，家族を含めた既知相貌の認識困難を認めていたが，著名人に関しては人名から職業・経歴などを説明することができた。未知相貌に関して異同弁別や男女，老若の判断ができず，また表情から感

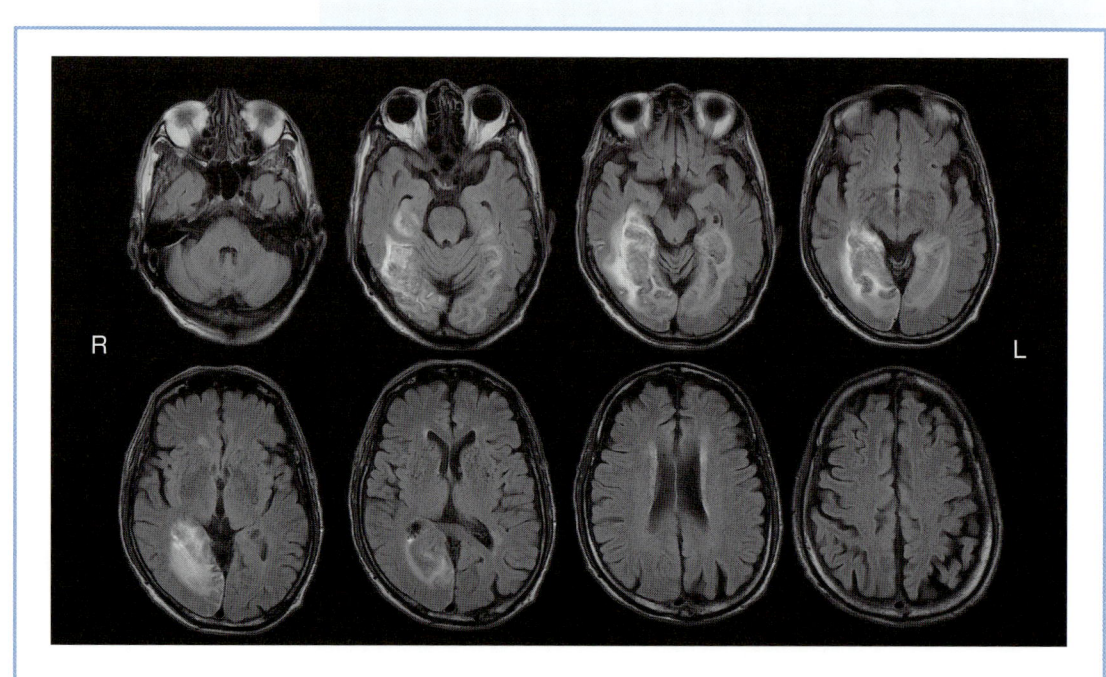

図3-Ⅲ-11　脳MRI（FLAIR）
右優位・両側側頭葉から後頭葉に病巣を認める。

情を読み取ることも困難であったため，統覚型相貌失認と診断した。脳梗塞の病巣は右優位に両側側頭葉から後頭葉に広く認めており，相貌失認の病巣である右紡錘状回・舌状回も含まれていた。

聴覚性失認

1）聴覚の情報処理過程[18]

（1）聴覚路の概要

　網膜から後頭葉の一次視覚野まで直接情報が入力される視覚情報とは異なり，聴覚情報は蝸牛から脳幹，さらに側頭葉の聴覚野へ達するまでの過程で様々な処理を受ける。また，聴覚経路には左右の交叉経路や側副経路も多く，視覚情報経路とは異なり一側の聴覚野は左右いずれの感覚受容器からも情報を受容している。

　聴覚経路は伝音系と感音系に大別され，伝音系には外耳（耳介，外耳道），中耳（鼓膜，耳小骨），蝸牛の一部が含まれ，感音系は蝸牛内のコルチ器から中枢までをさす。この蝸牛から聴皮質までの経路を聴覚路と呼び，末梢経路（蝸牛→聴神経→蝸牛神経核），皮質下経路（上オリーブ核→下丘→内側膝状体），皮質経路（聴放線→一次聴覚野）の３つの経路で構成されている（図3-Ⅲ-12）。

（2）外耳，内耳の情報処理

　空気の振動である音は，外耳から入り鼓膜を振動させる。続いて，鼓膜の振動は耳小骨（ツチ骨，キヌタ骨，アブミ骨）によってテコの原理で増幅され，卵円窓（前庭窓）に伝達される。卵円窓の振動は蝸牛内のリンパ液脈波に変換される。蝸牛は，前庭階と鼓室階，その間にはさまれた蝸牛管の３層で構成される管が２回転半うずを巻いたような形をしており，"うずまき管"とも呼ばれている。前庭階から蝸牛の頂点（蝸牛頂）に達したところで蝸牛孔を通り，鼓室階を経て正円窓（蝸牛窓）に至る（図3-Ⅲ-13）。

　蝸牛管の上壁は前庭膜（ライスナー膜）によって前庭階と仕切られ，下壁は基底膜により鼓室階と仕切られている（図3-Ⅲ-14）。この基底膜には後述するコルチ器と呼ばれる感覚器がある。蝸牛管内にはカリウム（K）イオン濃度の高い内リンパ液が，前庭・鼓室階には外リンパ液が満たされており，音は空気の振動から外リンパ液の振動に変換される。この振動は，前庭階から蝸牛頂にある蝸牛孔を通過して鼓室階に至り，正円窓へと伝わる。鼓室階内の外リンパ液の振動が基底膜を上下に振動させると，基底膜

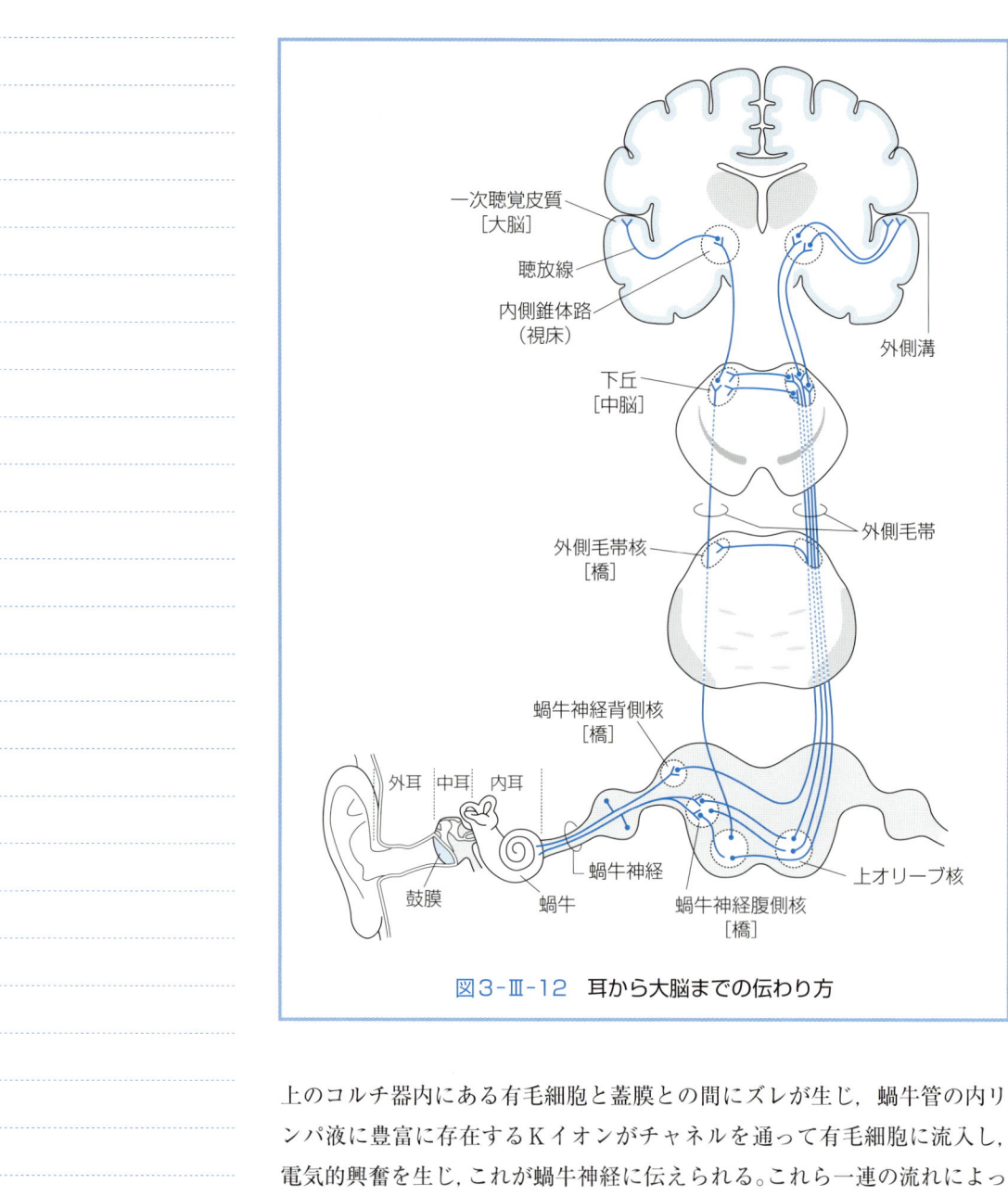

一次聴覚皮質
[大脳]

聴放線

内側錐体路
（視床）

外側溝

下丘
[中脳]

外側毛帯核
[橋]

外側毛帯

蝸牛神経背側核
[橋]

外耳　中耳　内耳

蝸牛神経

蝸牛

上オリーブ核

鼓膜

蝸牛神経腹側核
[橋]

図3-Ⅲ-12　耳から大脳までの伝わり方

上のコルチ器内にある有毛細胞と蓋膜との間にズレが生じ，蝸牛管の内リンパ液に豊富に存在するKイオンがチャネルを通って有毛細胞に流入し，電気的興奮を生じ，これが蝸牛神経に伝えられる。これら一連の流れによって，音のエネルギーは空気の振動からリンパ液の脈波，さらに電気的インパルスに変換される。

　一方で，基底膜は音の高さ（周波数）によって共振する場所が決まっており，卵円窓に近い基部では高音，蝸牛孔に近い先端では低音の刺激により振動が生じる。すなわち，蝸牛は音の高低を，蝸牛内の位置に応じた電気信号に置き換えるという，周波数分析（tomnotopy）を行っているのである（図3-Ⅲ-15）。

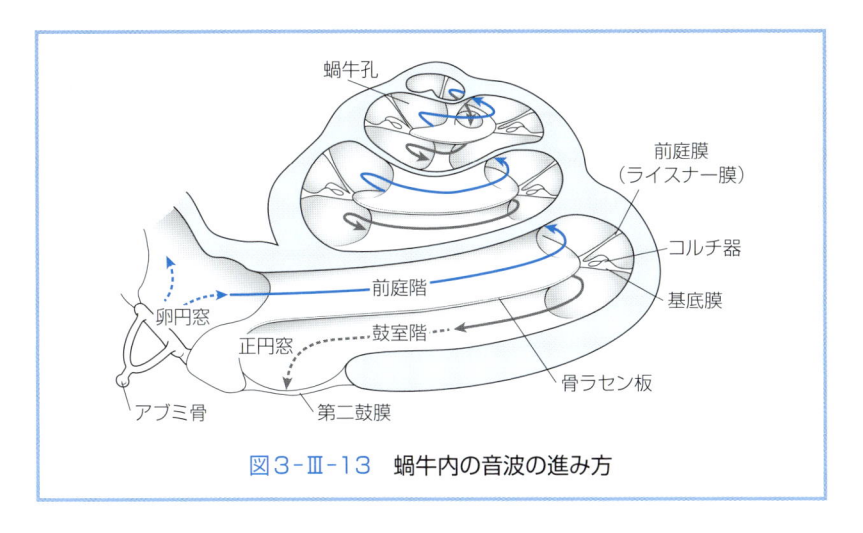

図3-Ⅲ-13　蝸牛内の音波の進み方

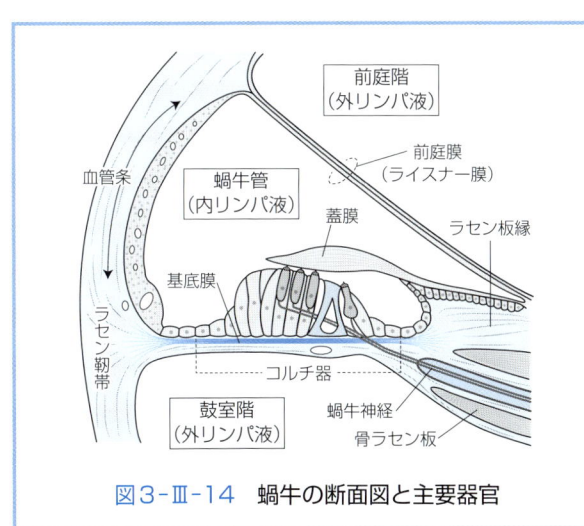

図3-Ⅲ-14　蝸牛の断面図と主要器官

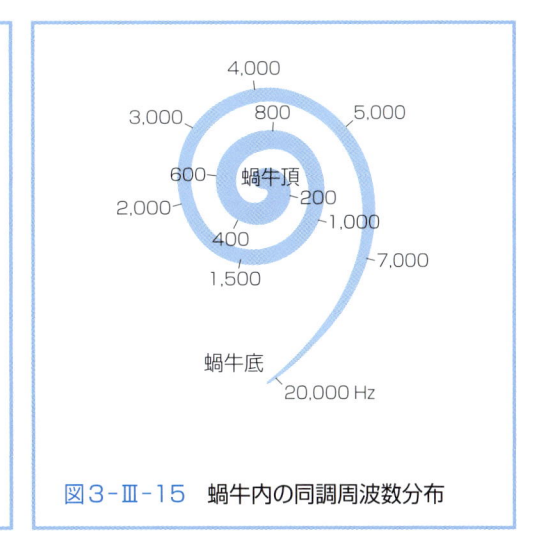

図3-Ⅲ-15　蝸牛内の同調周波数分布

（3）一次聴覚野までの聴覚路

　中枢神経内の聴覚路についてみていくと，まず蝸牛神経に入った聴覚情報は同側延髄の蝸牛神経核に至る。この際，高周波数に対応する蝸牛底は蝸牛神経核内側へ，低周波数に対応する蝸牛頂は蝸牛神経核外側へ投射する。この結果，蝸牛神経核の内側は高音，外側は低音に反応することになる。続いて，蝸牛神経核の二次ニューロンの多くは脳幹下部で交叉し，対側の上オリーブ核を経由して外側毛帯となり，橋の背側を上行し中脳の下丘核に達する（三次ニューロン：一部は同側の下丘へ連絡する）。下丘は，音源のある方向や位置を特定する「音源定位」の認知にも関与する。下丘ニューロンは視床にある内側膝状体に達し（四次ニューロン），内側膝状体からの線維は聴放線と呼ばれ，一次聴覚野に至る（五次ニューロン）。前述の通り蝸牛神経の多くは脳幹下部で交叉し対側に達するが，大脳レベ

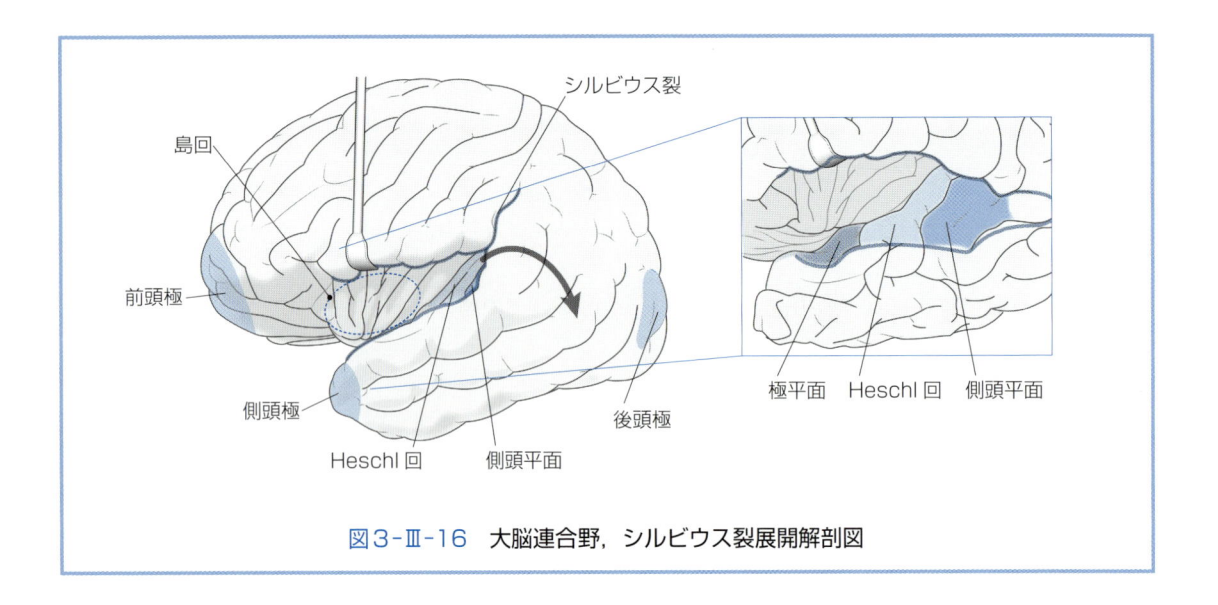

図3-Ⅲ-16　大脳連合野，シルビウス裂展開解剖図

Heschl回（横側頭回）
「ヘシュル回」のほか，「ヘシェル回」，「ヘッシェル回」など論文や教科書によって異なった表記方法で記載される。

ルでも聴覚野の情報は脳梁を介して対側へ連絡しているため，一側の耳から入った情報は，両側の聴覚野に到達することとなる。しかし，一般的には対側聴覚野へ至る経路のほうが優位であるとされている。また，蝸牛と同様に，聴覚路の各神経核や一次聴覚野でも，周波数の違いに対応した解剖学的な分布（周波数局在性）が認められる。

（4）一次聴覚野と二次聴覚野

　一次聴覚野であるHeschl（ヘシュル）回と，二次聴覚野（聴覚連合皮質）にあたる極平面・側頭平面は，上側頭回の上面に位置している。解剖学的には，ヘシュル回の前方に極平面が，後方に側頭平面があり，一次聴覚野は二次聴覚野にはさまれるような位置関係となっている（図3-Ⅲ-16）。二次聴覚野では，音声の認識など，より高次な聴覚情報処理を行っている。

（5）聴覚の二重経路

　二次聴覚野から先の情報処理経路は，背側経路と腹側経路に分かれると考えられている。背側経路は，ヘシュル回から背側の縁上回や頭頂間溝に投射し，方向，距離など音源の位置や運動の情報を処理するため，「どこ」経路とも呼ばれる。この経路が障害されると，耳は悪くないのに音がどこから聞こえてくるかわからなくなる「音源定位障害」が生じる。一方，腹側経路は，ヘシュル回から意味記憶のハブである側頭葉前方を経て，前頭前野に連絡する。この経路では音質の情報や音の意味の認知にかかわるため，「なに」経路とも呼ばれている。この流れに障害が起こると，音を聞いても何であるかがわからなくなる「聴覚性失認」が生じる。背側経路が「どこ」経路で，腹側経路が「なに」経路という分類は，視覚情報の処理経路と同様である。

　また，聴覚情報処理における左右の側性化も視覚と同様に，言語にかかわる機能に関しては左側が優位で，動物の鳴き声や雷鳴など言葉にしにくい環境音の処理に関しては，右側が優位と考えられている[20]（図3-Ⅲ-17）。

2）聴覚認知障害と聴覚性失認

　両側の聴覚野および皮質下の損傷により，聾と呼べるほどの聴力低下をきたす状態を中枢性聾（いわゆる皮質聾）と呼ぶ。一方，聴覚性失認（広義）とは，音自体は聞こえているにもかかわらず，話し言葉や環境音，音楽などの音情報の意味内容が理解できなくなる症候である。聴覚性失認は失認の内容により，話し言葉が選択的に理解できなくなる「純粋語聾」，音楽以外の非言語音（主に環境音）が理解できなくなる「環境音失認」，そして音楽の受容が困難になる「感覚性失音楽」に分類される。いずれの症候も，内耳や蝸牛神経，脳幹に至る聴覚伝導路の機能は保たれ，大脳の片側あるいは両側の聴覚連合の障害により生じることが多いが，視覚性失認などに比べると病巣と症候の対応は一様ではない。なお，"聴覚性失認"という用語の定義は統一されておらず，非言語音（環境音・音楽）の認知障害を聴覚性失認と呼ぶことや，環境音失認を"狭義の"聴覚性失認と呼ぶことも多い（学会発表や論文報告の際は，用語の定義をきちんと述べることが重要である）。

（1）純粋語聾

　純粋語聾は前述の通り，話し言葉に対する選択的な聴覚認知障害であり，会話内容を聞いても何と言っているかわからなくなる。訴えとしては，「外

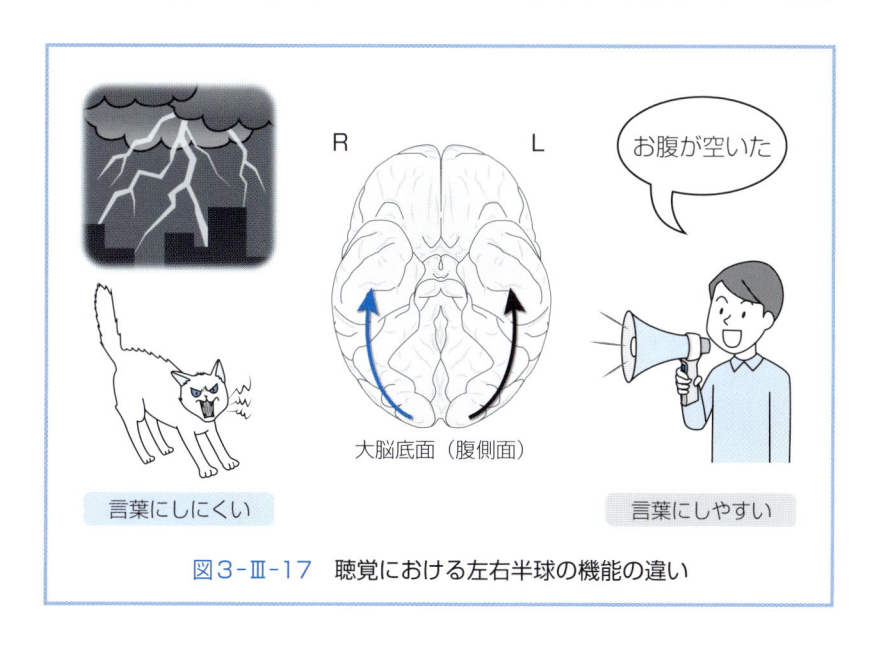

R　　　　　　L

お腹が空いた

大脳底面（腹側面）

言葉にしにくい　　　　　　言葉にしやすい

図3-Ⅲ-17　聴覚における左右半球の機能の違い

Wernicke（ウェルニッケ）失語
流暢だが錯語が目立つ発話，理解障害，復唱障害を特徴とする失語症のタイプ。聴理解については，語レベルで障害を認めることが多い。

Wernicke（ウェルニッケ）野
ウェルニッケ野は，語音認知に重要な優位半球上側頭回後部から縁上回の一部にかけての領域が重要視されているが，正確な局在については結論が出ていない。

国語のように聞こえる」，「音は聞こえるが声が聞こえない」などが多い。左右どちらの耳から聞いても同様であり，ゆっくり話されると理解が改善する場合もある。聴覚に限られた障害であり，文字などの視覚情報で示されれば理解でき，また話者の口の動きを見て音を推定する読唇術も可能である。その他，ジェスチャーなどを用いて自発的な代償を行うこともある。このため，電話やラジオなど，聴覚情報のみを用いる場面で困ることが多い。

純粋語聾の簡便な診察としては，検者の口元を隠して単語や文章を聞き取り，それを復唱してもらう方法がある。純音聴力検査（オージオグラム）では異常を認めないが，語音（「ア」，「キ」など）を一文字ずつ聞かせて正しく判断できるかを評価する語音聴力検査では，音を大きくしても成績が不良であり，その成績は右耳刺激でより不良なことが多い。自発話では声量が大きくなり，プロソディが崩れていることもあるが，基本的に発話や読み書きは正常，あるいは障害があっても比較的軽度である。こうした点は失語症と鑑別する上でのポイントとなる。しかし，純粋語聾はWernicke（ウェルニッケ）失語の改善過程でみられることがあり，失語と失認の両者の要素が併存し判断に迷う症例も少なくない。

純粋語聾の責任病巣としては，両側側頭葉病変，特に上側頭回やその皮質下を含むことが多い。稀に優位半球一側性病変の報告もあるが[21]，これは同側の聴覚入力線維と脳梁を介する対側からの聴覚入力線維のいずれもが皮質下で障害されたためと考えられている。発症機序については諸説あるが，基本的にはWernicke（ウェルニッケ）野への聴覚的入力が絶たれることによる"ウェルニッケ野の孤立"という図式が想定されている（図3-Ⅲ-18）。しかし，なぜ言語音に選択的な認知障害が起こるのかなど，不明点は未だに多い。

両側病変の場合，右内側膝状体から右ヘシュル回に投射する経路の損傷に加え，左内側膝状体から左ヘシュル回に至る経路の損傷（A），あるいは左ヘシュル回からウェルニッケ野に至る経路の損傷（B）により，ウェルニッケ野がヘシュル回から孤立した状態となり，純粋語聾が生じると考えられる。一側病変の場合，脳梁を介して右ヘシュル回からウェルニッケ野に至る経路の左半球内での損傷に加え，左内側膝状体から左ヘシュル回に至る経路の損傷（C），あるいは左ヘシュル回からウェルニッケ野に至る経路の損傷（D）により純粋語聾が生じると考えられる。その他，ヘシュル回自体の損傷も考えられる。

（2）環境音失認

言語音や音楽の認知は保たれているが，環境音の理解が選択的に困難となる症状を環境音失認と呼ぶ。環境音とは，道具（金鎚で打つ，時計の秒

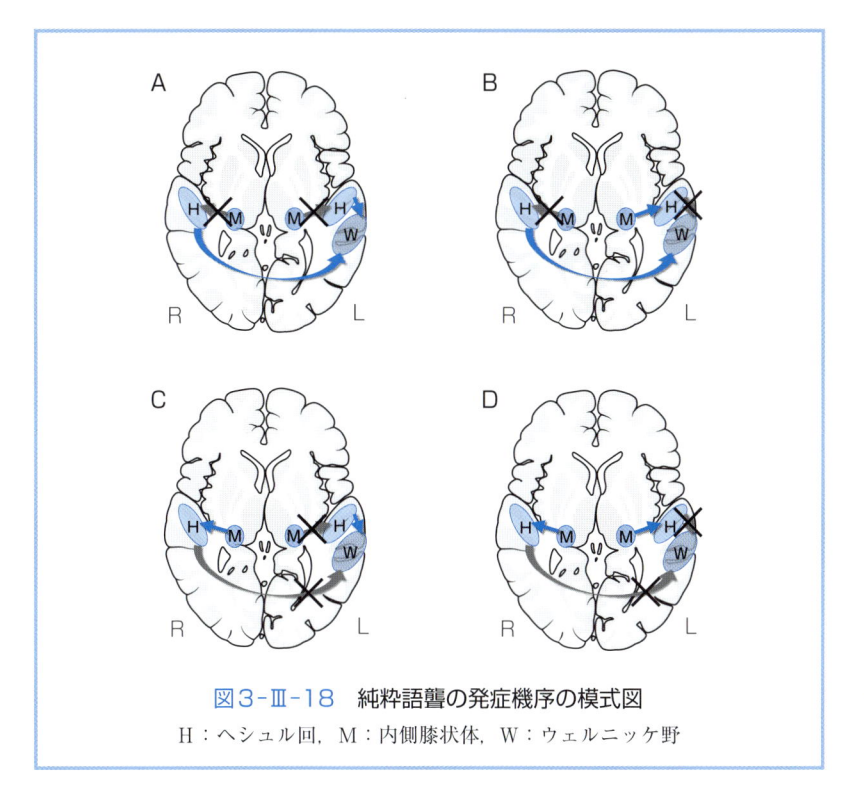

図3-Ⅲ-18　純粋語聾の発症機序の模式図

H：ヘシュル回，M：内側膝状体，W：ウェルニッケ野

機能的MRI（functional MRI；fMRI）
脳MRIを一定時間連続的に撮像し，脳内の局所神経活動によって変動する脳血流を，MRI信号の変化として検出する画像検査である。課題施行時と安静時の脳血流変化を比較することで，課題に関連して活動する脳部位の局在を推定することが可能となる。p.32参照。

針）や乗り物（電車，自動車），信号音（救急車のサイレン，電話のベル）などの人工物が発する音や，鳴き声などの動物が発する音，風や川，雷の音など自然が発する音などをさす。そのものを見たり触ったりすれば同定可能であり，対象の知識（意味記憶）は保たれている。単独での発症は少なく，語聾や後述する感覚性失音楽の合併が多い[22]。

　言語障害や語聾がない場合には十分な評価が行われないことが多く，一方で言語障害が合併すると環境音の評価が不十分となってしまうため，環境音失認は見逃されやすい症候である。そのため，聴覚認知障害を疑う病歴・病巣を有する患者では，言語音のみではなく，環境音を用いた追加検査を行うことが重要である。

　環境音失認の病巣としては，両側あるいは右側の側頭葉と考えられている[23]。しかし，左側限局病変での報告もあるため[24]，責任病巣の局在は純粋語聾と同様に明らかではない。健常者を対象とした機能的MRI研究では，音の持続時間を変えるなど時間的変動が大きい刺激に対しては左ヘシュル横回の賦活がより大きくなり，音色の変動が大きくなると右側の特に上側頭回・後上側頭溝の賦活がより大きくなることが報告されている[25]。言語音の識別には音の時間的特徴の違いが，環境音の判断には音色の違いが重要であると考えれば[20]，言語音認知は左半球優位，環境音認知は右半球優

位という側性化の違いを反映している可能性がある。

（3）感覚性失音楽（受容性失音楽）

　失音楽とは，後天的な障害によって生じた音楽能力の障害もしくは喪失と定義されている。ここでいう音楽能力とは，音楽のピッチやリズム，メロディ，拍子，音色など音楽の構成要素を知覚する能力，歌う能力，楽器を演奏する能力，楽譜の読み書きの能力などをさす。言語における「話す，聞く，読む，書く」能力と類似していることから，失語症の古典分類と同じように，失音楽症も感覚性失音楽と表出性失音楽に大別されることがあり，前者は広義の聴覚性失認に含まれる[26]（図3-Ⅲ-19）。感覚性失音楽は「狭義の感覚性失音楽」，健忘性失音楽，音楽性失読に分けられる。「狭義の感覚性失音楽」は，前述の音楽の構成要素（ピッチやリズム，メロディ，拍子，音色）の認知が障害された状態であり，健忘性失音楽は既知の音楽を認知することの障害であり，音楽性失読は楽譜の読み障害である。

　感覚性失音楽の患者は「音楽を聴いても曲名がわからない」，「音楽として楽しめない」などと訴えることが多く，純粋例は稀で，語聾や環境音失認を合併している例が多い[27]。しかし，そもそも音楽能力には個人差が非常に大きく（音痴から絶対音感まで），学習年齢や音楽経験も様々であり，さらにプロの音楽家でない限りは失音楽が日常生活を重度に障害することは少ないため，実臨床場面で音楽能力を評価することは少ないと思われる。しかし，中大脳動脈領域の脳卒中の35〜69％でみられたとの報告もあり[28]，かなりの症例が見逃されている可能性がある。

　音楽認知の中枢については，特別な音楽教育を受けていない健常者では右半球優位であり，プロの音楽家では左半球優位とする機能的MRI研究が

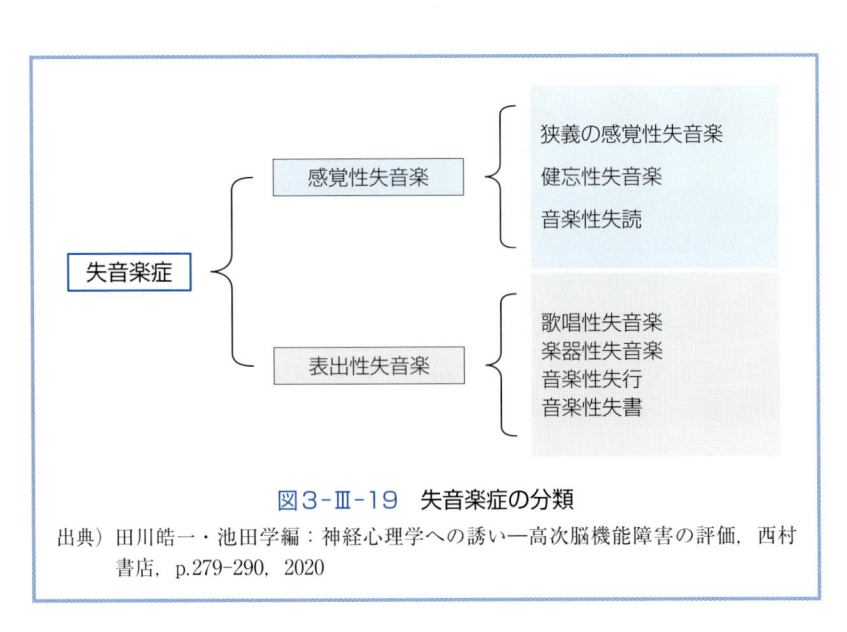

図3-Ⅲ-19　失音楽症の分類

出典）田川皓一・池田学編：神経心理学への誘い—高次脳機能障害の評価，西村書店，p.279-290，2020

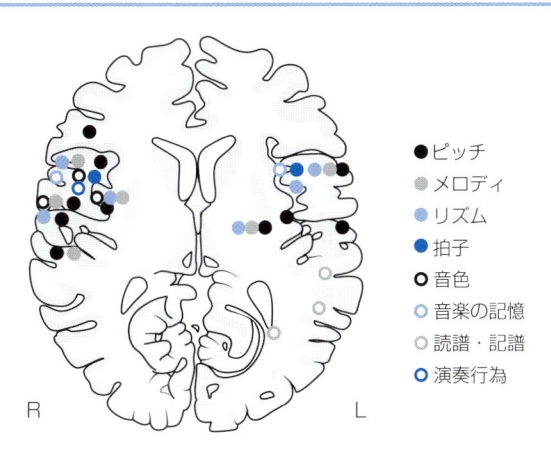

図3-Ⅲ-20　感覚性失音楽の症状と障害部位の対応

出典）Grcia-Casares, N., *et al.*：Model of music cognition and amusia.
　　　Neurologia, **28**：179-186, 2013を一部改変

報告されている[29]。しかし，音楽歴など統制すると失音楽は右半球損傷後に起こりやすいとされている[28]。Grcia-Casaresら[30]は，多数の失音楽症例を対象に，ピッチ，リズム，メロディ，拍子，音色など音楽の構成要素の認知能力と病巣の対応について検討したところ，音色の知覚は右半球病巣，楽譜の読み書きは左半球病巣により障害されることを報告している。その他の音楽機能については，いずれも両側に分布しているが，全体的にみると右上側頭回が音楽の受容に重要な働きをすると考えられている（図3-Ⅲ-20）。

3）聴覚性失認の評価

　「聞こえない」ことを主訴に病院を受診する患者のほとんどは，加齢や耳鼻科疾患に起因する難聴であるため，聴覚性失認は見逃されることが多い。耳鼻科検査で軽度の難聴が指摘されたとしても，純音聴力検査の結果と症状に乖離がある場合（難聴が軽度なのに，語音や環境音が全然聞き取れない等）には，聴覚性失認の可能性を念頭に置く必要がある。

（1）聴力の評価

　基本的な聴力評価法としては純音聴力検査（気導・骨導）が広く用いられている。本検査は125Hz，250Hz，500Hz，1,000Hz，2,000Hz，4,000Hz，8,000Hzの7周波数の両耳気導聴力と，125Hzと8,000Hzを除いた5周波数の両耳骨導聴力を測定する検査であり，結果はオージオグラムに表記される。世界保健機関（WHO）は難聴の重症度を，正常（25dB以下），軽度難聴（26〜40dB），中等度難聴（41〜55dB），準重度難聴（56〜70dB），

重度難聴（71〜90dB），最重度難聴（91dB以上）と分類している。両側中等度以上の難聴では，聞き返しや聞き誤りが増え，補聴器の適応となり，最重度では人工内耳の適応となる。特に高齢者では，高音域の低下がみられることが多い。

また語音弁別検査（57-Sあるいは67-S語表［日本オージオロジー学会作成］）は，検査音として言語音を用いて行われる聴力検査である。数字や仮名一文字の書き取り課題を行い，正確に語音が聞き取れているかを調べる。適正な音量であれば通常90〜100％正答可能であるが，語聾症例では，純音聴力検査が正常であっても，特に仮名一文字の認知ができなくなってしまう。

（2）失語症の評価

失語症合併の有無を評価するため，言語理解障害の評価を行う。日本では，標準失語症検査（SLTA）やWAB失語症検査日本語版が用いられることが多く，聴覚性失認では失語症がなくても，理解や復唱など，聴覚性語音入力を要する検査の成績が選択的に低下する。失語症の合併があれば，呼称障害や文法的な誤り，読み書きの障害などがみられる。

（3）環境音の評価

環境音の課題については標準的な検査バッテリーがないため，インターネット上の使用可能な音源などを利用し自作する必要がある。課題音を聞かせても何の音か口頭で答えられない場合，絵カードを複数提示して，その中から答えとなる音源を選ばせるマッチング課題を行う。失語症の場合，呼称ができなくてもマッチング課題は正答可能である（環境音失認ではマッチング課題も困難となる）。また，環境音と絵カードで呼称成績に差がある場合，失語症による呼称障害の可能性が高い。

（4）音楽の評価

音楽能力は個人差が非常に大きいため，楽器の演奏経験があるかなど，これまでの音楽的素養を聞いておくとよい。音楽の検査項目は，ピッチやリズム，音量，音色，音階，和音，メロディの弁別，メロディの再生などがあげられる。これらは，スマートフォンやタブレット端末のアプリ等を用いて評価することもできる。また，Peretzら[31]が開発したMBEAは，感覚性失音楽患者の音楽能力の障害評価を目的に作成された検査バッテリーであり，メロディの輪郭，ピッチの間隔，音階，リズム，拍子，記憶といった6つの下位項目から構成されている（執筆時点では研究室のサイトから音源も含めダウンロード可能）。健常者160名の結果により基準値やカットオフ値が設定されているが，音楽の評価は言語に比べて個人差が大きいため，より慎重な判断が必要である。

WAB：western aphasia battery
MBEA：montreal battery of evaluation of amusia

4）聴覚性失認のリハビリテーション

　聴覚性失認のリハビリテーションとしては，口頭入力の理解障害を補うため，文字やジェスチャーなどの視覚的ヒントを利用した代償的な方法が有用とされている[32]。視覚的代償としては，筆談や手話のほかに，口の動きや表情，ジェスチャーなどの情報を合わせて会話を読み取る方法がある。また近年では，音声を文字情報に変換するデバイスやアプリケーションが普及しつつあり，相手の話した内容を即座に文字情報に変換してくれるため，コミュニケーションのサポートツールとして応用可能かもしれない（次項参照）。

　その他にも，話し手の唇の動きや表情から内容を類推する読話を併用することで，有意味単語の聞き取りが改善した例が報告されている。この症例では視覚的情報から意味情報へアクセスするルートは保たれており，この経路を用いた代償効果と，検者にもう少しゆっくり話すよう促すなど訓練過程で患者が自身の聴覚理解特性を把握できるようになった点などが，改善の理由としてあげられている[32]。

5）症例提示

【症例紹介】70歳代　女性　右利き
・主訴：声は聞こえるが理解できない
・現病歴：X年頃，会話中に音は聞こえるが内容が一部理解できないと自覚。X＋2年，症状が緩徐に増悪し，会話中に筆談を併用するようになった。近医耳鼻科で実施された聴覚検査では異常を指摘されず，当科を受診した。

【神経心理学的所見】
　標準純音聴力検査（四分法）では右33.8dB，左38.8dBと年齢相応の範囲内であったが（図3-Ⅲ-21a），標準語音聴力検査の言語（仮名）では，40dB右15%，左0%，50dB右40%，左40%と両耳ともに低下していた（図3-Ⅲ-21b）。SLTAでは，呼称，語列挙，音読，読字，書字の項目に異常がみられなかったが，口頭命令や文章の復唱課題などの聴理解の項目で顕著な低下を認めた。環境音や音楽の認知に異常はみられなかった。

【画像所見】
・脳MRI：両側上側頭回を含む側頭葉に萎縮を認める（図3-Ⅲ-22）。
・脳血流シンチグラフィ：やや右優位に，両側上側頭回，前頭葉に血流低下を認める（図3-Ⅲ-23）。

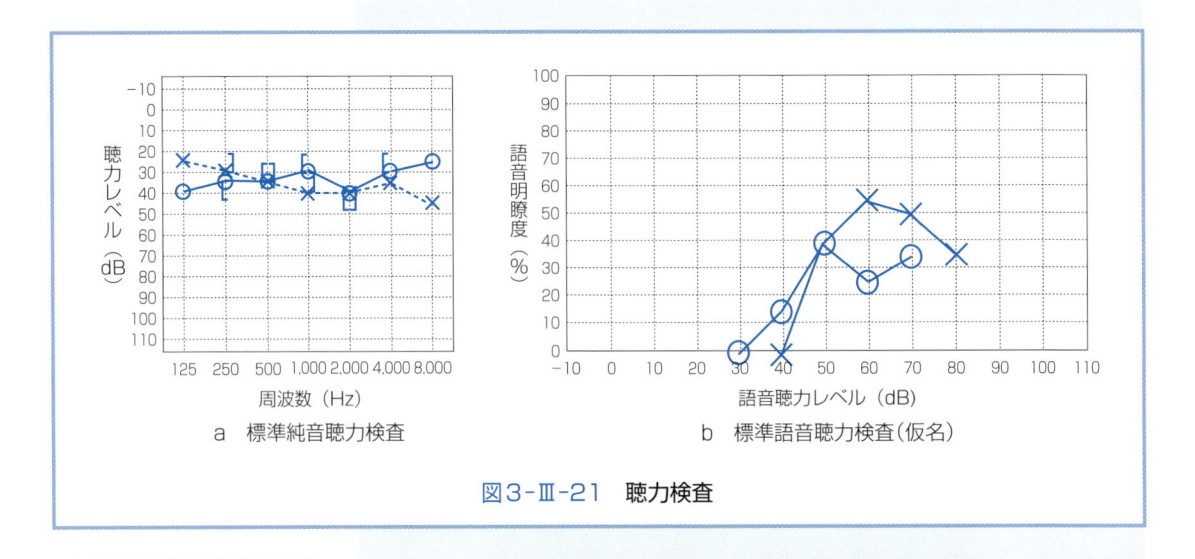

a　標準純音聴力検査　　　　　b　標準語音聴力検査(仮名)

図3-Ⅲ-21　聴力検査

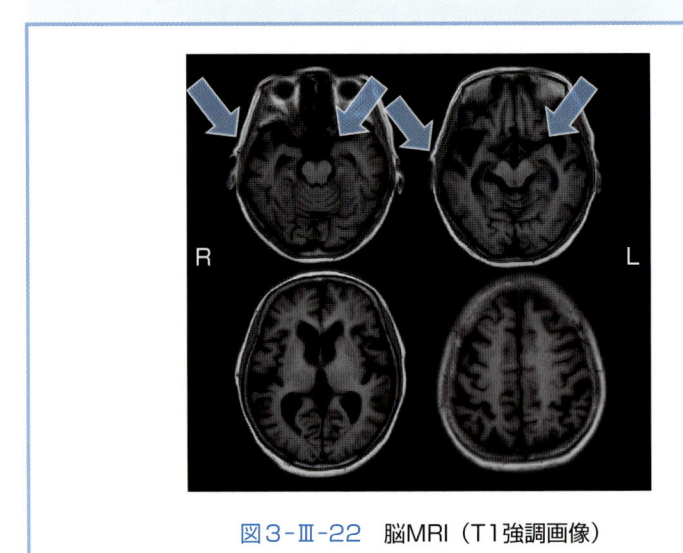

図3-Ⅲ-22　脳MRI（T1強調画像）
やや右優位に両側側頭葉の萎縮を認める。

【まとめ】

　聴理解障害をきたすほどの難聴は除外され，聴理解，復唱課題以外の言語機能は保たれており，環境音・音楽の理解に異常を認めなかったことから，純粋語聾の症例と考えられた。両側上側頭回の萎縮を呈しており，これにより純粋語聾をきたしたものと考えられた。背景疾患として前頭側頭型認知症などの神経変性疾患が疑われたが，確定には至っていない。

　本症例の患者は，家族とのコミュニケーションを行う際に，筆談のほか，音声テキスト変換デバイスを用いていた。このデバイスは，家族の発話内容を文字情報に瞬時に変換してくれるため，患者はそれを読み取って発話

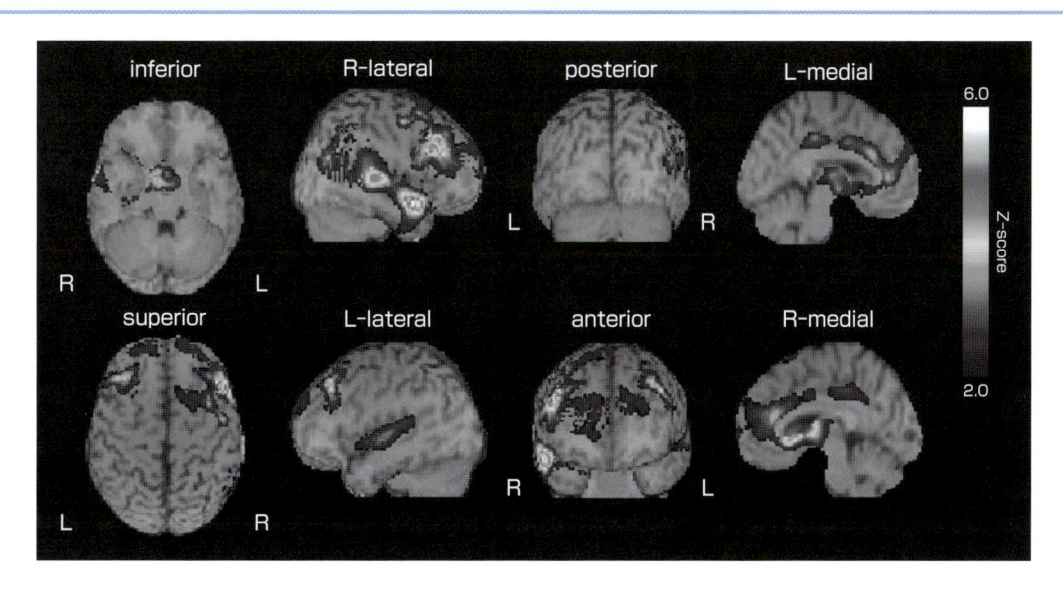

図3-Ⅲ-23　脳血流シンチグラフィ（^{99m}Tc-ECD-SPECT）

右優位両側上側頭回, 右前頭葉の血流低下を認める。

内容を理解することができ, 比較的円滑なコミュニケーションが可能となっていた。

　なお, 本例のような進行性の語聾や, 環境音失認を呈する神経変性疾患が近年複数報告されており, 原発性進行性失語症の新たな病型である可能性などが注目されている[33]。

③ 触覚性失認

1) 体性感覚の情報処理過程

　体性感覚とは, 皮膚など体表や, 関節など深部にある受容器を経て伝えられる感覚であり, それぞれ表在覚, 深部覚という。表在覚には痛覚, 温度感覚, 触覚があり, 深部覚には振動覚や関節位置覚（関節の伸展, 屈曲の感覚）などが含まれ, これらはまとめて要素的体性感覚（基本的体性感覚）とも呼ばれている。その他, 識別的体性感覚として, 二点識別覚, 触覚定位, 重量覚, 素材覚, 形態の知覚が知られている。

　これらの体性感覚情報は感覚受容器から対側の大脳皮質に投射されるが, その経路は, 後索-内側毛帯路と脊髄視床路の2つに大別される。

　① 　後索-内側毛帯路　　一次ニューロンの軸索がそのまま同側の脊髄後索を上行する経路で, 精細な触覚やその他深部感覚を伝える。延髄の後

アクティブタッチ
能動的知覚とも呼ばれ，手で自由に触ることによって生じる知覚である。体表からの感覚情報だけでなく，手の動きによって生じる運動感覚など，受動的な条件では得られない情報も含まれる。

後部頭頂皮質
上頭頂小葉，縁上回，角回，頭頂間溝を含む，中心後溝より後方にある頭頂連合野の総称。

意味記憶
陳述記憶のひとつであり，事実，概念，語彙など一般的な知識を表す記憶。エピソード記憶と異なり，個人的な体験に依存しない。

索核で二次ニューロンに連絡し，対側へ交叉し内側毛帯を上行して視床に至る（図3-Ⅲ-24a）。

②　**脊髄視床路**　　温痛覚と局在性の低い粗大な触覚，かゆみなどを伝える経路である。一次ニューロンは脊髄後角で二次ニューロンに連絡し，その後対側へ交叉し，温痛覚は側索（外側脊髄視床路），触覚は前索（脊髄視床路）を上行して視床に至る（図3-Ⅲ-24b）。

これらは主に四肢・体幹からの体性感覚情報の経路であるが，顔面と頭部の感覚については，三叉神経として脳幹の三叉神経核に入り，二次ニューロンに連絡し，対側に交叉した後に視床へ至る。このように，顔面・頭部領域を含むいずれの経路でも，二次ニューロンで対側へ交叉するため，末梢からの感覚情報は対側の感覚野に入力されることになる。

その後，いずれの経路も視床で三次ニューロンとなって，中心後回にある一次体性感覚野（SⅠ）へ投射される。SⅠには頭頂部から順に下肢，体幹，上肢，顔面からの投射領域が並んでいるが，精密な感覚を生じる手指や顔は，他部位に比べてかなり広い領域を占めている（第2章，図2-Ⅰ-9参照）。SⅠ領域は個々の感覚受容器からの情報を統合し，さらに大脳の他部位へ情報を送る出発点にもなっている。SⅠの中でも後方へ行く程，より高次の処理にかかわるとされており，二次体性感覚野（SⅡ：頭頂弁蓋内側壁，島）や，その他の大脳連合野へ広く連絡する。SⅡの吻側は能動的に触知して得られる感覚であるアクティブタッチに，尾側は後部頭頂皮質（上頭頂小葉，縁上回，角回，頭頂間溝）とともに体性感覚と視覚の統合にかかわる。

SⅡで処理を受けた触覚情報は，後部頭頂皮質へ連絡し視覚情報との統合が行われ，さらに島を介して側頭葉内部と連絡し，前部側頭葉で意味記憶と照合される。以上のように，要素的体性感覚から，対象の属性（素材や形態，肌理などの情報）が視覚や記憶と照合されることで認知に至ると考えられている（図3-Ⅲ-25）。

2）触覚性失認の分類

触覚性失認とは，要素的感覚障害がないにもかかわらず，触って知覚された対象の名前，意味，特性などがわからなくなるという症候である。呼称できないだけではなく，用途を口頭やジェスチャーで示すこともできないが，対象を見たり特徴的な音を聴いたりすれば，何であるかすぐにわかる。ポケットやバッグの中から物を探すときなど視覚情報のない状況で「触っても何かわからない」と気づかれることもあるが，多くの患者は自身の症状に気づいていない。

触覚性失認の中には，物品の素材や形態はおおよそ認知できるタイプも

SⅠ：primary somatosensory cortex　　　SⅡ：secondary somatosensory cortex

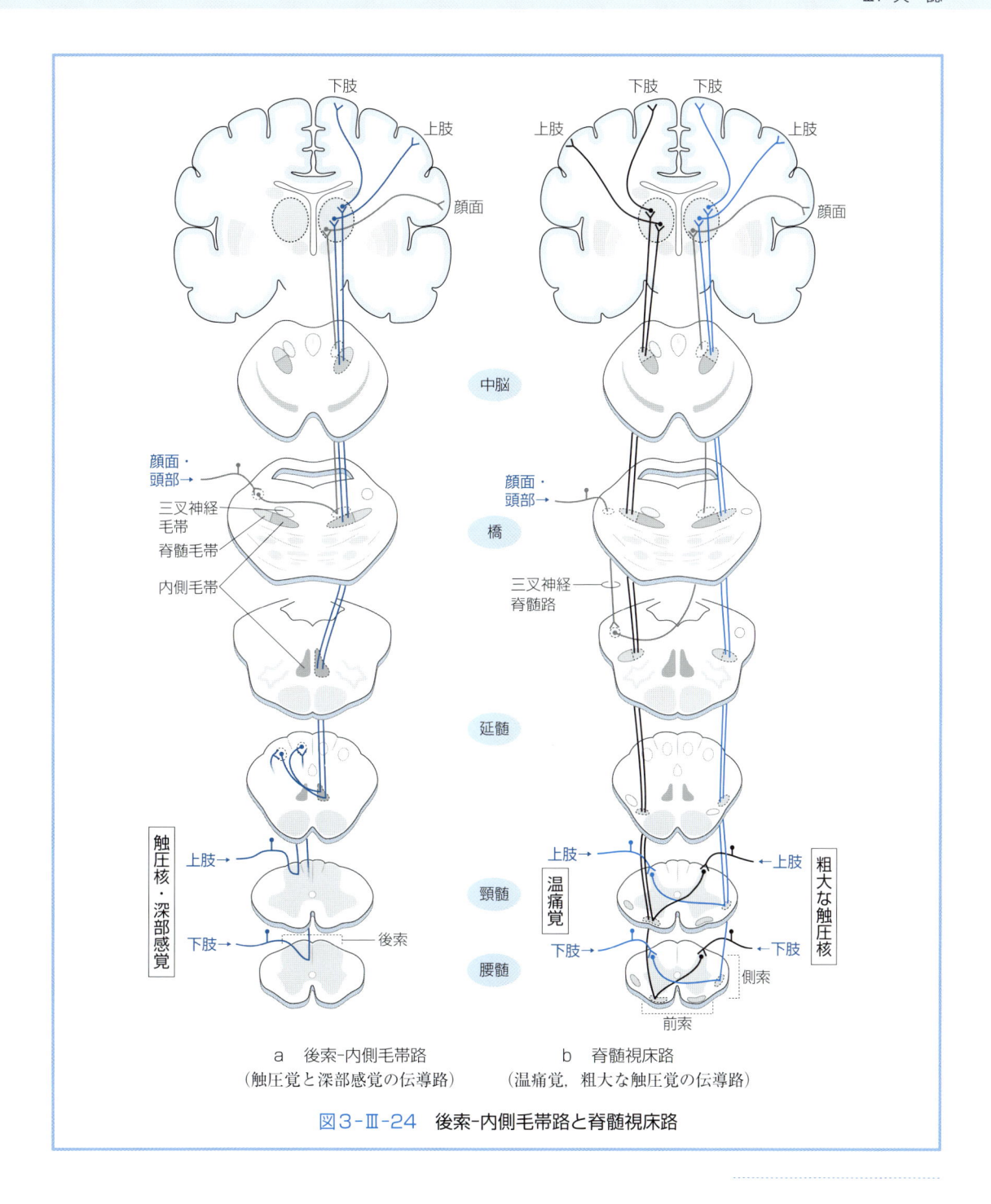

a　後索-内側毛帯路
（触圧覚と深部感覚の伝導路）

b　脊髄視床路
（温痛覚，粗大な触圧覚の伝導路）

図3-Ⅲ-24　後索-内側毛帯路と脊髄視床路

あり，例えばスプーンを持たせると，金属製で細長い柄の先に丸い凹んだ構造であるとわかることがある。しかし，その名称や，食器のひとつであること，使用方法などはわからない[34]。このタイプは，連合型触覚性失認と呼ばれ，形態認知は可能であるため触覚描画はできるが，細部の不足や

多様式失認
p.111，コラム参照。

触覚性失語
p.111，コラム参照。

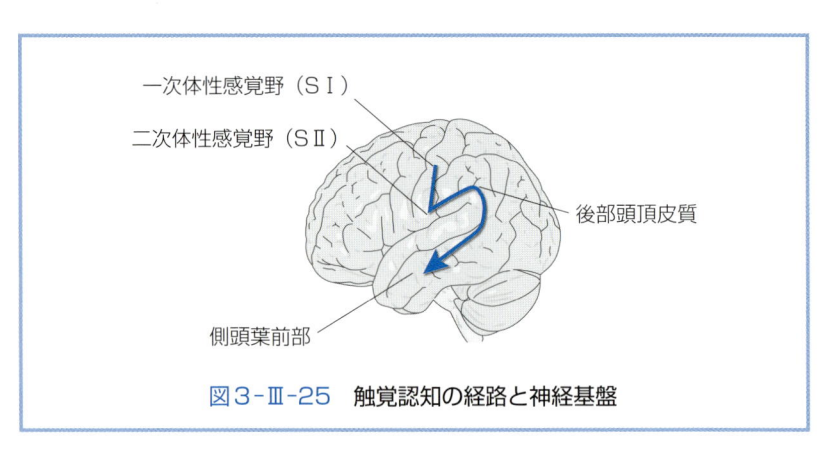

一次体性感覚野（SⅠ）

二次体性感覚野（SⅡ）

後部頭頂皮質

側頭葉前部

図3-Ⅲ-25　触覚認知の経路と神経基盤

配置の不正確さがみられる。一方で，素材や形態が全くわからないタイプもあり，知覚型触覚性失認と呼ばれる。視覚性失認と同様に，触覚情報処理経路のどの段階が障害されたかによって，触覚性失認は知覚型と連合型の2つに分けられると考えられている。

なお，触覚性失認との鑑別が問題となる他の症候としては，多様式失認，触覚性失語があげられる。

（1）知覚型触覚性失認

知覚型は，要素的感覚として得られた感覚的な特徴をまとめることができず，物品の手触りや形を認識できないため，触れた物が何かわからない状態である。このため，触った物品の描画（触覚描画）は困難である。知覚型には，手触りだけが認識できない素材失認[35]と，対象物品の形や大きさだけが認識できない形態失認[36]，あるいはそれらが混在したタイプが報告されている[35]。病巣は，SⅠ，SⅡ，縁上回と考えられており，SⅠから側頭葉への感覚情報処理経路の始部付近での報告が多い。一側病巣であれば，ほとんどが病巣の対側手のみに症状が生じるが，病巣と同側手からの情報も脳梁を介して病変側のSⅠ後部やSⅡに届くため，病巣と同側手のみに軽度の失認を生じた報告もある[37]。

（2）連合型触覚性失認

連合型では，物品の手触りや形の認識に問題がないにもかかわらず，対象の認知ができなくなってしまう。これは，体性感覚連合野からの素材や形，大きさの情報が，側頭葉に貯蔵されている意味記憶に到達することができないために生じると考えられている。例えば，卵を触らせてピンポン玉かどうかを聞くと，「ピンポン玉は完全な球だから違う」と答えることができ，硬貨を渡してボタンかどうかを聞くと，「これは金属なので違う」と答えることはできる。しかし，対象が何であるか聞いても正解に至ることはできない[34]。また，フォークをスプーン，物差しを櫛と間違えるなど，

カテゴリーや形態が類似した物品への誤答例もみられる。また連合型は知覚型と異なり，触った物品の描画が可能である。

　病巣は，SI後部から縁上回，角回，中側頭回後上部，上側頭回後上部に至るいずれかの領域で，知覚型の病巣と比較すると意味記憶に重要な前部側頭葉に近い部位での報告が多い。一方で，体性感覚連合野から前部側頭葉へ連絡する白質線維が角回皮質下に存在することから，角回病変を重視する報告もある[38]。

　♪　触覚性失語（触覚性呼称障害）♪♪

　触覚性失認と鑑別が必要な症候として，触覚性失語があげられる。触覚性失語では，触覚を介して対象を認知することはできるが，呼称することができない。触覚情報と意味記憶の照合自体は可能であるため，触知した物品の素材や形態はわかり，またジェスチャーも含めて対象を迂遠的に説明することも可能であり，触覚性失認とは異なる病態と考えられる。

　脳梁損傷により，左手に触覚提示された対象の呼称ができないという報告が多く，これは右体性感覚野に至った情報が，脳梁を介して左半球に到達できないために生じる脳梁離断症候のひとつと考えられる。一方，脳梁と左角回病変によって両手に触覚性失語が生じた例も報告されている[38]。

　♪　多様式失認　♪♪

　失認は，基本的に1つの感覚モダリティに限って生じる対象認識の障害である。しかし，1つの病巣で複数の感覚モダリティにおける失認が生じる場合があり，これを多様式失認と呼ぶ。ほとんどの多様式失認は視覚性失認と触覚性失認の組み合わせであるが[39]，ごく稀に視覚性失認と聴覚性失認の組み合わせも報告されている[40]。

　触覚性失認は病巣の対側手のみが障害されることが通常であるが，多様式失認の触覚性失認では症状が両手に現れる点が特徴的である[39]。この病態の機序は複数検討されているが，その中のひとつの説として，両手に生じる触覚性失認という病態があり，その責任病巣と視覚性失認の責任病巣が近接しているため，両病態が同時に生じることで多様式失認になると考えられている。特に，左下後頭回前部から左下側頭回後部・紡錘状回外側にかけての領域である左側の外側後頭複合体（LOC）が重視されている[39]。

3）触覚性失認の評価

　まず前提として，意識，知能，注意，言語機能などに問題がないことを確認し，さらに視覚・聴覚による認知が可能かどうかを確認する。各項の評価方法を参照されたい。

　前述の通り触覚性失認は見逃されることが多いため，検者が病巣などから症候を積極的に疑い，診察を通じて明らかにしていく必要がある。通常

外側後頭複合体（LOC）
下後頭回前部から左下側頭回後部・紡錘状回外側にかけての領域のこと。

二点識別覚
識別覚のひとつであり，皮膚に同時に加えられた2つの刺激を識別できるか評価する。二点として識別できる最小距離を記録し，二点識別の距離が延長している，あるいは判定に誤りがあれば異常と判定する。

皮膚書字覚
二点識別覚と同様に識別覚のひとつであり，皮膚に書かれた数字や文字を認識する感覚。被検者に見えないように，手掌など皮膚に数字や図形を書き，これを答えさせて評価を行う。

は病巣の対側に症状が出現することを念頭に置き，左右手を比較しながら各種感覚検査・触覚性認知検査を行っていく。

（1）要素的感覚の評価

　まず，スクリーニングとして要素的感覚のチェックを行う。検査は，必ず左右交互に行い，閉眼や目隠しで視覚情報の経路を遮断するとよい。触覚，温度覚，位置覚，二点識別覚，皮膚書字覚（ひふしょじかく）に左右差がないことを確認する。続いて，大きさ，形態，重量，素材（手触り）などの検査を進めていく。

（2）大きさ

　重さ，形，手触りが同じで，大きさが5mmほど異なる球などを複数用意し（工芸店で売っている発泡スチロールの球など），閉眼下で触覚情報を頼りに大きさの順に並ばせたり，同じ大きさのものを選ばせたりする。後述の重量弁別検査キットと合わせて，大小弁別検査キットも販売されている（弁別能力検査：酒井医療株式会社）。

（3）形　態

　三角，四角，ひし形などの平面的な図形や，球，円錐，立方体など立体的な図形を用意し閉眼下で触らせ，形を答えさせる。その後，視覚提示し形の名前や特徴が言えるかを確認する。

（4）重　量

　大きさ，形，手触りが同じで，重さが5～10gずつ異なる重りを複数用意し，閉眼下で手で持ち上げて重さを評価させる。大きさの検査と同様に，重さ順に並ばせたり，同じ重さのものを選ばせたりする。

（5）素材（手触り，肌理）

　金属，木材，プラスチック，布など，手触りに特徴のある素材を閉眼下で触らせ，素材の名前や特徴を答えさせる。続いてそれぞれを視覚提示し，素材の名前や特徴が言えるかを確認する。その他，粗さの異なる紙やすりを複数用意し，粗い順に並ばせる，同じ粗さの素材を選ばせるといった検査もある。

（6）触覚描画

　触った物品を描画できるかどうかを確認する。前述の通り，知覚型触覚性失認では要素的感覚情報をまとめあげることができないため触覚描画ができないが，連合型では可能である。

　これらの検査で大きな問題がないにもかかわらず触覚認知が困難な場合には，連合型触覚性失認や触覚性失語を疑う。呼称することはできないが，ジェスチャーなども含めて対象物品の特徴を説明できる場合には触覚性失語を疑い，それも困難な場合には連合型触覚性失認を疑う。

4）触覚性失認のリハビリテーション

　多くの触覚性失認は一側手についての障害であるため，視覚性失認や聴覚性失認に比べると，工芸職人など特殊な職業を除けば日常生活に大きな支障が生じることは少ない。さらに前述の通り症例自体が稀でもあるため，触覚性失認に対するリハビリテーションの報告はほとんどなされていない。数少ない報告のひとつとして，D'Imperio[41] は，経頭蓋直流電気刺激（tDCS）と併用して手作業による物品の組み立てや，形態・素材の特徴に注意を向ける訓練などを行い，触覚性呼称課題に改善がみられたとしている。

④ 相貌失認

1）相貌失認とは

　相貌失認は，視覚性失認が選択的に人の顔に対して起こるという特異な症候である。よく知っている人の顔を見ても誰だかわからず，また新たに出会う人の顔も認識が困難になる。しかし，それが人の顔であることはわかっており，声や服装，ホクロの位置，髪型，仕草などその人に特徴的な相貌以外の情報を見れば，誰なのか同定することができる。明らかな脳損傷がなく，基本的な視覚機能が保たれ，記憶，知能に障害がないにもかかわらず，相貌認知機能が発達性に障害された状態は，先天性（発達性）相貌失認として知られている[42]。しかし，本項では脳損傷によって生じる後天性の相貌失認に限って解説を行う。

　相貌失認には，知らない顔（未知相貌）についての異同判断や，男女・老若・表情の判断などの相貌に対する基本的な視知覚機能は保たれる「連合型相貌失認」と，それらが障害される「統覚型相貌失認」の 2 つに大別されることがある。視覚性失認と同様に，一次視覚野から側頭葉へ向かう「後ろから前へ」の視覚情報経路のどの段階が障害されたかによると考えられている。しかし，統覚型相貌失認は，知覚型（統覚型）視覚性失認のように形態をほとんど知覚できなくなってしまうわけではなく，病態としては統合型視覚性失認に相当するのではないかとの意見もある[43]。連合型相貌失認に比べて，時間は要するが異同判断などの課題を一部正答できる例もあり，中には「統覚型」相貌失認を「統合型」相貌失認として記載している場合もある[44]。また，連合型相貌失認については，情動認知に関与する扁桃体への経路が温存されているため，顔を見ても誰かはわからないが，表情から感情の識別が可能であると考えられている[43]。

　病巣は主に右側頭・後頭葉内側部であり，特に紡錘状回，舌状回が重視

経頭蓋直流電気刺激（tDCS）
頭皮に陽極と陰極の電極を置き，その間に直流電流を流すことによって大脳皮質の興奮性を調整し，脳活動を変容させる神経生理学的手法である。脳損傷に起因した機能障害に対するリハビリテーションへの応用が注目されている。

先天性（発達性）相貌失認
p.115．コラム参照。

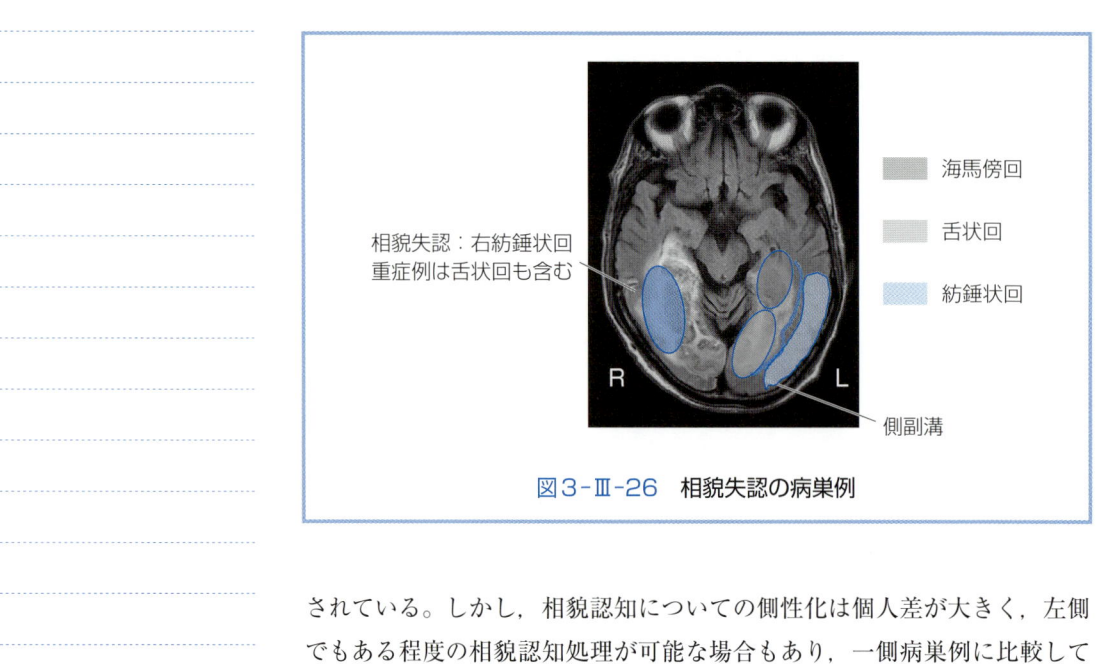

相貌失認：右紡錘状回
重症例は舌状回も含む

海馬傍回

舌状回

紡錘状回

側副溝

図3-Ⅲ-26　相貌失認の病巣例

されている。しかし，相貌認知についての側性化は個人差が大きく，左側でもある程度の相貌認知処理が可能な場合もあり，一側病巣例に比較して両側病巣例でより重症化しやすいとされている[45]（図3-Ⅲ-26）。

2）相貌失認の評価

　相貌失認の基本的な検査として，まず本人や家族の顔写真を見せて誰であるかを答えさせる熟知相貌の同定課題を行う。この際，相貌以外のヒントを除外するため，メガネを外し，髪型を帽子などで隠し，白衣など簡素な服装で課題を統一できるとよい。テレビタレント，スポーツ選手，政治家などの著名人の顔写真（VPTA熟知相貌検査など）を用いることも多いが，認知度に個人差が大きいため注意が必要である。これらの検査で同定できない場合，複数の写真を見せて，「○○さんはどれですか？」と指示をさせる。さらに，指示も困難な場合，声を聞かせる，髪型や普段着を見せることで同定可能となるかを確認する。また提示した人物について，職業や経歴など，大まかな人物像が説明可能かどうかも確認しておく。相貌失認であれば，このような人物像も説明困難である。

　未知顔貌の検査は，VPTAの相貌評価の項目や，担当スタッフの顔写真などを利用する。VPTA内には，異同弁別，男女・老若判断などの評価項目も含まれており，連合型・統覚型の判断にも有用である。

　相貌失認との鑑別が必要な他の症候としては，「固有名詞失名辞（proper name anomia）」[46]，「人物の意味記憶障害」[47] があげられる。固有名詞失名辞では，声や仕草など他の特徴を合わせても人物名の呼称はできないが，その人の特徴などを迂遠的に説明することは可能であり，さらに選択指示課題の成績は良好である。責任病巣は左側頭葉前方部と考えられてい

る[46]。

　人物の意味記憶障害は，声や仕草以外に加え，経歴，職業などの視覚以外の特徴的情報を与えても人名を想起できず，またその人の特徴を説明することや，選択指示課題もできず，その人物をはじめから知らなかったかのように感じてしまう症状である。責任病巣は右側頭葉前方部と考えられている[47]。

♪　先天性（発達性）相貌失認　♪♪
　先天性相貌失認とは，視力や知能，注意，記憶，言語には問題なく，また後天的な脳損傷や脳画像異常がないにもかかわらず，相貌認知機能が発達性に障害された病態である。人口の約2.5%に認められるとの報告もあり，必ずしも稀ではない可能性がある[42]。機序としては，後天性と同様に右紡錘状回を中心とした機能的結合性の障害などが示唆されているが，詳細は明らかになっていない。後天性相貌失認と類似点も多いが，これまでに健常者と同じように相貌を認知した経験がないことが後天性とは大きく異なっている。相貌認知の検査をしようにも，そもそも"熟知相貌"がないため，例えば「ある著名人の顔と似ている」という説明の理解も難しい。先天性相貌失認の認知度は未だに低く，本人や周囲も症状を理解しておらず，"知能の問題"と誤解されている場合も多い。家族や職場などの周囲はもちろん，本人自身が病態を理解することも社会生活を営む上での苦痛軽減につながるため，きちんと症候を評価し，心のケアにつなげていくことも重要である[48]。

5　身体失認

1）Gerstmann（ゲルストマン）症候群

　1924年にGerstmannは，手指や左右の認知障害と書字障害，計算障害を呈した左半球脳梗塞の52歳女性例を報告し[49]，さらにその3年後にも同様の2症例を追加し[50]，手指失認，左右失認，失算，失書の4徴が同時に出現することがあり，その場合は優位半球（左半球）角回と中後頭回との移行部に障害があると報告した[51]。Gerstmann（ゲルストマン）症候群と呼ばれるこの4徴については，すべてが揃わない不全型も多く，また左頭頂葉以外の病変でも出現し得ることや，失語・失行によっても説明可能な症例の報告など，批判的な報告が相次いだ[52]。しかし，失語症を伴わない純粋例の報告や，硬膜下電極を用いた電気刺激，健常者機能的MRIを用いた研究[53]から，やはり左角回・縁上回，その皮質下の障害が4徴に重要とする肯定的な意見が相次ぎ，現在でも臨床現場でよく用いられる概念となっている。神経心理学において非常に有名な症候であるにもかかわらず，

硬膜下電極
硬膜の下に設置される電極であり，てんかんの発作源を特定するための脳波記録や，電気刺激による脳機能の詳細な評価のため使用される。

ゲルストマン症候群については不明点が多く，なぜこの4徴なのか，共通の解剖学的・機能的基盤をもつのかなど，現在でも議論が続いている。

以下，この4徴について解説する。

（1）手指失認（手指認知障害）

手指の名称に対して正しい手指を選ぶことができない障害と，手指の呼称障害が中心であり，自身だけでなく他者の手指についても障害がみられる。一方で，指以外の身体部位は正確に認識できていることが特徴である。検査としては，手指の呼称，手指名を聞いて対応する自身あるいは検者の手指を指示させることが多く，母指や小指に比べ，特に示指・中指・環指（第2・3・4指）での誤りが多くみられる。その他にも，閉眼させた上で患者の2本の手指を触り，その間に何本の指があるか（図3-Ⅲ-27a），あるいは指の2か所に触れて同じ指かどうかを尋ねる（図3-Ⅲ-27b），手指の絵を見せて触れられた患者の指を絵で答える，絵の中の指を検者がさして患者自身のどの指かを答えさせるなど，言語を介さない評価方法もある[54]。なお，Gerstmannは4徴の中でも，特に手指失認を重視している。

（2）左右失認（左右障害）

患者自身，あるいは他者の身体における左右の判断障害のことであり，上下・前後など他の位置関係や，身体から離れた対象の左右認知は保たれる。患者自身や検者の身体の左右を問うことで評価を行う。しかし，言語理解，視空間能力など多くの要素が含まれるため，これらの要素も考慮して評価を行う必要がある。

（3）失算（失計算，計算障害）

数の処理や計算能力が障害された状態を一般的に失算と呼ぶ。加減乗除いずれでも障害を認め，数の概念の理解障害や計算手続きの障害など，様々な機序が想定されている。ゲルストマン症候群では主に左頭頂葉が重要視

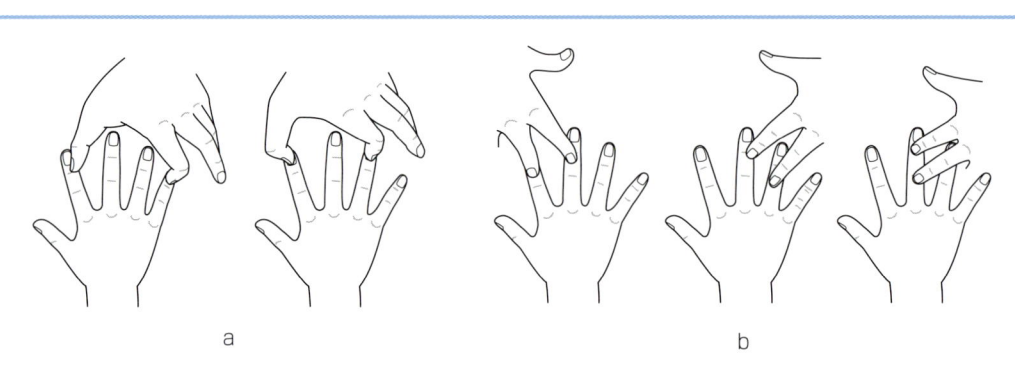

a　　　　　　　　　　　　　　　b

図3-Ⅲ-27　手指失認の診察例

a）患者指を2本触り，その間の指の本数を答えさせる。
b）検者が患者の指を2か所同時に触り，その指が同じかどうか答えさせる。

されているが，数や計算には左半球だけではなく右半球も関与しているとの報告が多く[55]，言語に比べると側性化はそこまで強くないと考えられている（「０」の処理は右半球が深くかかわっているとの興味深い報告もある[56]）。スクリーニング検査としては，数かぞえ，数の復唱，数の読み書き，数の大小を問う検査，１～２桁の四則計算（暗算，筆算）などを行う。

（4）失　書

ゲルストマン症候群では，口頭言語や読みには問題がなく，書字にのみ著しい障害を認めることが多い。評価としては，自発書字，書称（提示された物品や線画の名称を書く），書き取り（検者の発話した内容を書き取る），写字を行う。特に書き取り，写字については単語と文章のそれぞれについて評価を行う。

失語症ではないことを確認するためにも，自発話，呼称，復唱，聴理解，読字といった基本的な言語機能を評価することも重要である（詳細な評価方法等は本シリーズ「クリア言語聴覚療法」の『2　失語症』を参照）。

（5）ゲルストマン症候群の注意点

過去の症例報告をみても，また臨床場面においても，ゲルストマン症候群として紹介される患者は軽度の失語症（感覚性失語や超皮質性感覚性失語，健忘失語など）を伴っていることが多く，純粋なゲルストマン症候群といえる症例は少ないと思われる。一般的に失語症では意味的に近い語の操作について混乱がみられることが多く，指や左右の弁別は最も障害されやすい課題の１つでもある。したがって，失語症が明らかである場合は，わざわざゲルストマン症候群の概念を持ち出さず，失語症の範疇で考えるべきであると思われる。

2）病態失認

病態失認とは，自身の病態に気づかない状態であり，片麻痺の病態失認の他，盲や聾に対するAnton（アントン）型の病態失認，ウェルニッケ失語における病態失認などが含まれる。他者が同様の症状をきたした際には気づくことができるが，自身の症状については認識できず，何か異常を感じても自ら訴えない場合もある。また，複数ある症状の中で特定の症状のみが認知できないこともあり，病態失認の機序は症候によっても異なると考えられている。

自身の病態を正確に認識できていない状態は，安全な生活を送る上でも，リハビリテーションを積極的に行う上でも大きな問題となるため，病態失認の有無を確認することは臨床的に重要である。本項では代表的な症候について概説する。

（1）片麻痺に対する病態失認

（Babinski（バビンスキー）型病態失認，Babinski症候群）

　片麻痺の病態失認は，日常生活に支障をきたすほどの片麻痺があるにもかかわらず，それを認識できない，あるいは認識できてもその程度を把握できない状態である。1914年，Babinskiらが片麻痺に気づかない症例を報告したのが最初とされ[57]，バビンスキー型病態失認またはバビンスキー症候群とも呼ばれる。右側病変による左片麻痺の失認が圧倒的に多く，その頻度は定義，病期などによって7％から70％と大きな開きがある[58]。また，発症後3日での頻度は32％程度だが，6か月で5％になるなど，時間経過で改善がみられやすいとの報告もある[59]。

　「手足は動きますか？」などと質問することで容易に検出することができるが（表3-Ⅲ-3，図3-Ⅲ-28），患者が自発的に麻痺を否認することはないため，検者が積極的に診察をしなければ見逃されてしまうことも多い。麻痺を明確に否認する場合を片麻痺否認（病態否認）と呼び，重度の麻痺があるにもかかわらず悲観していないなど麻痺に無関心な態度をとることを片麻痺無関心（anosodiaphoria），実際の診察で麻痺を指摘される

表3-Ⅲ-3　病態失認の重症度の4段階評定

スコア	患者の反応
0	異常なし。すなわち一般的な質問に対して，患者自ら自発的に自分の運動障害について語る場合
1	患者の筋力に関して質問した場合にのみ，患者が自分の障害について語る場合
2	神経学的診察をしてはじめて自分の障害を認める場合
3	こういった運動障害を認める発言が得られなかった場合

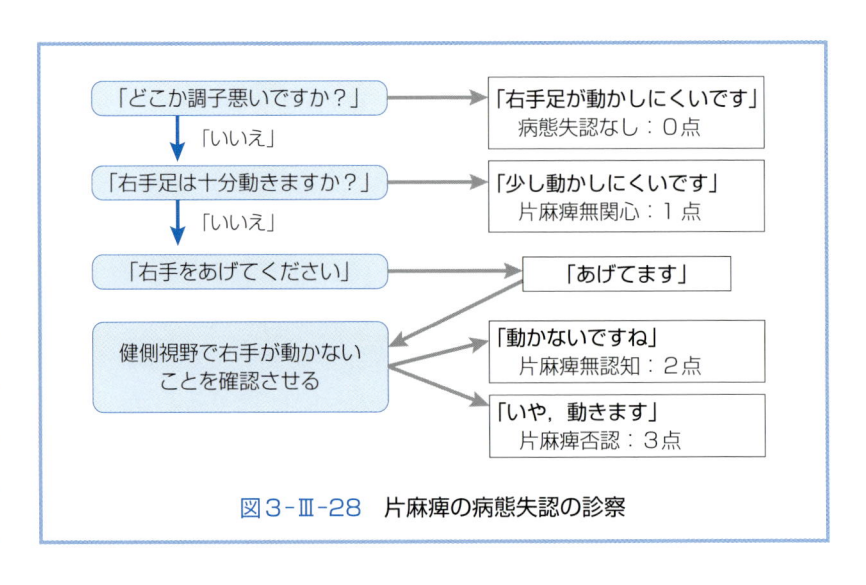

図3-Ⅲ-28　片麻痺の病態失認の診察

まで片麻痺に気づかない場合を片麻痺無認知と呼ぶ。また，自身の身体部位を他人の身体や物とみなし，「それは娘の手です」や「誰かが置いていったものです」など，妄想を伴う状態を身体パラフレニア（somatoparaphrenia）と呼ぶ。

　病態失認には半側空間無視が合併していることが多いが，それぞれが独立に生じ得ることが示されている[60]。半側空間無視を合併している場合は，視線を誘導し左右上下肢をしっかり注視させた上で動くかどうかを質問するなど，評価に際しては工夫が必要である。

　その他にも，身体失認（asomatognosia）の合併も多くみられる。身体失認とは，麻痺した上下肢についての所属感の障害を示す症状であり，麻痺した上下肢を意識せず，質問しても自分のものとは認めない。まるで一側身体が存在しないかのように振る舞うが，その一方で「腕がなくなった」や「他人の手だ」とは訴えない。また，身体パラフレニアを合併することもある。

　病態失認の病巣は，前述の通りほとんどが右大脳半球損傷で多く，病巣が大きい場合に起こりやすいが[61]，そのメカニズムについては諸説ある。「自己の認知機能」が右半球優位であるとする説や，半側空間無視と同様に方向性注意障害で説明できるとする説，運動しようとする意図の形成が不十分であるため行為との差異を検出できないとする説（フィードフォワード説）[62] などが提唱されている。右前頭葉・頭頂葉を含む広範な病巣で生じることが多いが，その他に島や基底核を含む皮質下構造障害の重要性も示されている[63]。

（2）盲・聾に対する病態失認（アントン症候群）

　盲や聾に対する病態失認はアントン症候群と呼ばれる。1899年，Antonらが盲・聾に気づかない症例を記載したのが最初であるが[64]，聾より盲についての報告が多い。アントン症候群例は，盲を言葉で否定するだけではなく，あたかも見えているように行動することもあり，問診で病識を尋ねるとともに，普段の振る舞いを観察することも重要である。見当識障害や全般性注意障害，健忘症状を伴うことも多い。

　アントン症候群の原因としては，両側後頭葉病変による皮質盲，両側側頭葉病変による皮質聾が多いが，眼や耳など末梢性の原因でも起こり得る。末梢性の原因の場合，脳の広範な機能低下による全般性注意障害，昏迷状態，前頭葉機能低下などを伴うことが多い。機序としては，突然生じた皮質盲に対する心理的防御に加えて，合併する全般性注意障害や認知機能低下の影響が大きいと考えられている[65]。

（3）失語に対する病態失認

　失語症の病型によって，自身の言語障害に対する病態認知（病識）の程

昏迷（stupor）
意識障害の程度を示し，体を揺する，大声で呼びかけるなどの強い刺激を与えることで，初めて反応する状態をさす。なお，こうした刺激を繰り返しても反応がない状態を昏睡と呼ぶ。

超皮質性感覚性失語

流暢な発話，顕著な理解障害，良好に保たれた復唱に特徴づけられる失語症のタイプである。復唱が良好であることがウェルニッケ失語との鑑別点であり，病巣は優位半球角回下部付近などが考えられている。

ジャルゴン

意味内容を理解できない発話であり，語性錯語が頻発して意味内容が不明になったものを意味性ジャルゴン，非実在語が頻発するものを新造語ジャルゴン（語新作ジャルゴン／無意味性ジャルゴン），日本語の音として書き取れない不明瞭な音節が表出される発話を未分化ジャルゴン（音素性ジャルゴン）と分類する。

ブローカ失語

非流暢な発話を特徴とし，復唱も障害されているが，理解が比較的保たれた失語症のタイプである。Broca野を含む優位半球の前頭葉から島とその皮質下を含む，比較的大きな病巣によって生じる。

伝導失語

音韻性錯語の目立つ発話で，復唱障害を示す一方，理解はほぼ正常に保たれた失語症のタイプである。病巣は優位半球シルビウス裂後端周囲の縁上回皮質・皮質下などが重視されている。

軽度認知障害（MCI）

正常ではないが認知症ともいえないほど軽度の認知機能障害を呈し，職業・社会・日常生活に困難をきたさない状態をさす。必ずしも認知症に進行するとは限らず，症状が軽快する場合もある点に注意する。

度は異なる。失語に対する病態失認は，ウェルニッケ失語や超皮質性感覚性失語でみられるが，特に重症なジャルゴン失語例で多く，相手に言葉が通じていないことに全く無頓着な場合がある。これは，聴覚連合野や側頭葉後方の比較的広範な病巣でみられ，自己の発話に対するフィードバックが機能しないために生じると考えられている。一方で，患者に自身のジャルゴンを録音したものを聞かせると誤りに気がつく場合がある。これは失語症の病態失認は，発話の最中のみに限られているためと説明されている[66]。一方，ブローカ失語や伝導失語では病識が保たれることが多く，自身の誤りを修正しようとする努力がみられる[65]。

（4）その他の病態失認

認知症患者はその原因疾患によらず，自身の認知機能障害に対する理解が不十分で病識が低下していることが多いが，これも病態失認のひとつと考えることができる。一方，初期の軽度認知障害（MCI）は，自身の健忘をある程度把握できていることが多い。

同名性半盲患者も，自身の半盲に対して気づかないことがある。例えば，半盲患者に対して健側視野に時計の半分だけを視覚提示すると，欠けのない時計として，残り半分を自身で補って認知することがある。これは補完現象と呼ばれ，すでに獲得されている視覚イメージから，視野の欠けた部分を補って認知する現象である[65]。

その他にも，口舌顔面失行や観念運動失行も自覚しにくい症候のひとつである。

〔引用文献〕

1）Finkelnburg, F.C., *et al.*：Niederrheinische Gesellschaft, Sitzung vom 21. Marz 1870 in Bonn. *Berliner Klinische Wochenschrift,* **7**：449-450, 460-462, 1870

2）Lissauer, H., *et al.*：El. Fall vo. Seelenblindheit nebst einem Beitrage zur Theorie derselben. *Arch fur Psychiatrie,* **21**：222-270, 1890

3）Freud, S.：Zur Auffassung der Aphasien, Deuticke, Wien, 1891

4）平山和美編：高次脳機能障害の理解と診察，中外医学社，p.61-124, 2017

5）一般社団法人日本高次脳機能障害学会教育・研修委員会編：対象認知・空間認知，病態理解の障害，新興医学出版社，p.31-63, 2021

6）小林俊輔編：実践高次脳機能障害のみかた，中外医学社，p.116, 2019

7）平山和美：視覚性失認．日本視能訓練士協会誌，**50**：21-30, 2021

8）阿部晶子，他：錯綜図における形態認知が保たれた連合型視覚性失認の一例．高次脳機能研究，**30**：53-61, 2010

9）田川皓一・池田学編：神経心理学への誘い―高次脳機能障害の評価，西村書店，p.279-290, 2020

MCI：mild cognitive impairment

10) Schinider, A., *et al.*：Visual agnosia and optic aphasia：are they anatomically distinct?, *Cortex*, **30**：445-457, 1994

11) De Renzi, E., *et al.*：Associative agnosia and optic aphasia：qualitative or quantitative difference?. *Cortex*, **33**：115-130, 1997

12) 森岡悦子, 他：視覚失語に移行した連合型視覚失認の1例. 高次脳機能研究, **32**：328-336, 2012

13) Rodrigues, M.A., *et al.*：Cognitive deficits associated with optic aphasia：Neuropsychological contribution to a differential diagnosis. *Neuropsychol*, **2**：151-154, 2008

14) 前掲書5）, p.178-187

15) 稲垣侑士, 他：意味記憶障害を伴った知覚型視覚性失認例に対するリハビリテーションの効果. 高次脳機能研究, **31**：8-18, 2011

16) 野崎小枝, 他：視覚性失認例に対するリハビリテーションの経験. 総合リハ, **16**：637-640, 1983

17) 平山和美：失認に対するアプローチ, *MB Medical Rehabilitation*, **192**：47-55, 2016

18) 前掲書5）, p.126-138

19) 中井義明：聴こえの臨床, 新興医学出版社, p.12, 2003

20) 前掲書4）, p.122-140

21) Takahashi, N., *et al.*：Pure word deafness due to left hemisphere damage. *Cortex*, **28**：295-303, 1992

22) Musiek, F.E., *et al.*：Central deafness：a review of past and current perspectives. *Int J Audiol*, **58**：605-617, 2019

23) Fujii, T., *et al.*：Auditory sound agnosia without aphasia following a right temporal lobe lesion. *Cortex*, **26**：263-268, 1990

24) Saygin, A.P., *et al.*：Nonverbal auditory agnosia with lesion to Wernicke's area. *Neuropsychologia*, **48**：107-113, 2010

25) Jamison, H.L., *et al.*：Hemispheric specialization for processing auditory nonspeech stimuli. *Cerebral Cortex*, **16**：1266-1275, 2006

26) 前掲書9）, p.314-320

27) 佐藤正之：失音楽症例からみた音楽の脳内メカニズム. *Brain and Nerve*, **69**：615-627, 2017

28) Sihvonen, A.J., *et al.*：Neural architectures of music – Insights from acquired amusia. *Neurosci Biobehav Rev*, **107**：104-114, 2019

29) Bever, T.G., *et al.*：Cerebral dominance in musicians and nonmusicians. *Science*, **185**：537-539, 1974

30) Grcia-Casares, N., *et al.*：Model of music cognition and amusia. *Neurologia*, **28**：179-186, 2013

31) Peretz, I., *et al.*：Varieties of musical disorders. The Montreal Battery of Evaluation of Amusia. *Ann NY Acad Sci*, **999**：58-75, 2003

32）清水賢二，他：聴覚失認を呈した一症例のコミュニケーション改善に向けた視覚性注意機能訓練と視覚的代償訓練の効果．作業療法，**39**：495-502, 2020

33）太田祥子，他：進行性の語聾とforeign accent syndromeを呈した1例．神経心理学，**32**：361-369, 2016

34）山田浩史：触覚性失認．*Clinical Neuroscience*, **40**：77-80, 2022

35）Bohlhalter, S., *et al.*：Hierarchical versus parallel processing in tactile object recognition. *Brain*, **125**：2537-2548, 2002

36）山田麻和：触覚性失認なき触覚性形態失認．神経心理学，**35**：134-141, 2019

37）Crutch, S.J., *et al.*：Computation of tactile object properties requires the integrity of praxic skills. *Neuropsychologia*, **43**：1792-1800, 2005

38）Endo, K., *et al.*：Tactile agnosia and tactile aphasia：symptomatological and anatomical differences. *Cortex*, **28**：445-69,1992

39）平山和美：多様式失認．*Clinical Neuroscience*, **32**：608-610, 2014

40）De La Sayette, V., *et al.*：Agnosienmultimodale ou agnosie multisensorielle?. *Rev. Neurol*, **150**：346-353, 1994

41）D'Imperio, D., *et al.*：Recovery from tactile agnosia：a single case study. *Neurocase*, **26**：18-28, 2020

42）Corrow, S.L., *et al.*：Prosopagnosia：current perspectives. *Eye Brain*, **8**：165-175, 2016

43）前掲書4），p.88-91

44）前掲書5），p.66

45）Barton, J.J.：Structure and function in acquired prosopagnosia：lessons from a series of 10 patients with brain damage. *J Neuropsychol*, **2**：197-225, 2008

46）Fukatsu, R., *et al.*：Proper name anemia after left temporal lobectomy：a patient study. *Neurology*, **52**：1096, 1999

47）Ellis, A.W., *et al.*：Loss of memory for people following temporal lobe damage. *Brain*, **112**：1469, 1989

48）藤本寛己，他：発達性相貌失認を呈した症例の心の声を聴く．高次脳機能研究，**43**：156-160, 2023

49）Gerstmann, J.：Fingeragnosie-Eine umschriebene Storung der Orientierung am eigenen Korper. *Wiener Klinische Wochenschrift*, **37**：1010-1012, 1924

50）Gerstmann, J.：Fingeragnosie und isolierte Agraphie：ein neues Syndrome Z ges. *Neurol Psychiat*（*Ztschr. f. d. ges. Neurol. u. Psychiat*）, **108**：152-177, 1927

51）Gerstmann, J.：Zur Symptomatologie der Hirnläsionen im Übergangstregion der unteren Parietal-und mitteleren

Okzipitalhirnwindung. *Nervenarzt*, **3**: 691-695, 1930

52) Benton, A.L., *et al.*: THE FICTION OF THE "GERSTMANN SYNDROME", *J. Neurol. Neurosurg. Psychiatry*, **24**: 176-181, 1961

53) Rusconi, E., *et al.*: A disconnection account of Gerstmann syndrome: Functional neuroanatomy evidence. *Ann Neurol*, **66**: 654-662, 2009

54) Kinsbourne, M., *et al.*: A study of finger agnosia. *Brain*, **85**: 47-66, 1962

55) Faye, A., *et al.*: Numerical cognition: A meta-analysis of neuroimaging, transcranial magnetic stimulation and brain-damaged patients studies. *Neuroimage Clin*, **24**: 102053, 2019

56) Haupt, M., *et al.*: The zero effect: voxel-based lesion symptom mapping of number transcoding errors following stroke. *Sci Rep*, **7**: 2942, 2017

57) Langer, K.G., *et al.*: Contribution to the study of the mental disorders in hemiplegia of organic cerebral origin (anosognosia). (Translated from the original Contribution à l'Étude des Troubles Mentaux dans l'Hémiplégie Organique Cérébrale (Anosognosie). 1914). *Cortex*, **61**: 5-8, 2014

58) Orfei, M.D., *et al.*: Anosognosia for hemiplegia after stroke is a multifaceted phenomenon: a systematic review of the literature. *Brain*, **130**: 3075-3090, 2007

59) Vocat, R., *et al.*: Anosognosia for hemiplegia: a clinical-anatomical prospective study. *Brain*, **133**: 3578-3597, 2010

60) Bisiach, E., *et al.*: Unilateral neglect: personal and extra-personal. *Neuropsychologia*, **24**: 759-767, 1986

61) 山鳥重：右脳と言語機能—右半球損傷の立場から．失語症研究，**9**：155-162，1989

62) Heilman, K.M., Valenstein, E. (eds): Clinical Neuropsychology, Oxford University Press, NewYork, 2011

63) Fotopoulou, A., *et al.*: Implicit awareness in anosognosia for hemiplegia: unconscious interference without conscious re-representation. *Brain*, **133**: 3564-3577, 2010

64) Anton, G., *et al.*: Über die Selbstwahrnehmung der Herderkrankungen des Gehirns durch den Kranken bei Rindenblindheit und Rindentaubheit. *Arch Psychiatr Nervenkr*, **32**: 86-127, 1899

65) 前掲書5），p.164-177

66) 前掲書6），p.157-165

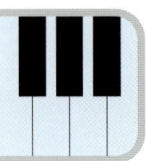

Ⅳ 視空間障害

1 半側空間無視

1）半側空間無視の概念

（1）基本概念

　半側空間無視（USN）とは，損傷された大脳半球の対側にある刺激に対して，発見したり，報告したり，反応したり，その位置を定めたりすることができない病態をさす[1]。臨床的には右大脳半球損傷例に多く認められ，稀な病態ではない。右大脳半球損傷後の急性期における左半側空間無視の出現率は40％程度とする報告がある[2,3]。右半球損傷後の左半側空間無視は症状が持続することが多く，臨床場面や日常生活場面で様々な問題を生じ得る。右大脳半球損傷後に左半側空間無視が出現することが圧倒的に多いが，左大脳半球損傷後に右半側空間無視が認められることがある。ただ，その出現頻度は低く，症状は軽度で自然消退することが多い。

　症状名に「半側」とあるため，無視する範囲は，左右に均等に二分した右か左のどちらか一方（一側）の視空間，という印象を受けるかもしれないが，臨床的には異なる。例えば左半側空間無視の場合の「左半側」は，身体の正面を基準として，目の前に広がる視空間や提示された課題の「左半分（ちょうど真ん中から左方向にかけての空間)」を「常に」無視する，ということではない。重度の左半側空間無視患者の場合，右端の一部分の刺激にのみ反応することがある（図3-Ⅳ-1）。無視する範囲は，課題や状況によって変動する。また，無視する空間内において，その左端から右端までを均質に無視するわけではなく，左半側空間無視の場合は，左端に近づけば近づくほど刺激への反応が難しくなる（図3-Ⅳ-2）。つまり，無視される空間に一定の境界は存在せず，課題や状況によって範囲は変化し，左半側空間無視においては右方での発見や反応は良好であるが，左方での発見や反応が困難になる[4]，というとらえ方が適切である。

　半盲（視野欠損）は，無視側の刺激が視覚的に「見えない」。一方，半側空間無視は，「あたかも一側の空間が意味を失ったかのように」[2]，または無視側の刺激に対して「まるで存在しないかのように」振る舞う。

　左半側空間無視は左同名半盲（同名性半盲）を伴うことがあるが，半側空間無視と半盲は別の症状である。右後頭葉病変による左同名性半盲の症例は，視野の中に見えない（見づらい）部分があるという認識があり，そ

USN：unilateral spatial neglect

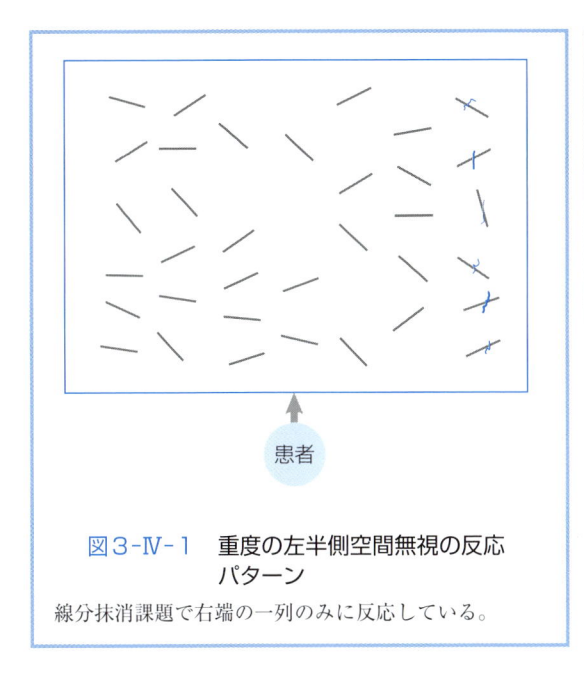

図3-Ⅳ-1　重度の左半側空間無視の反応パターン

線分抹消課題で右端の一列のみに反応している。

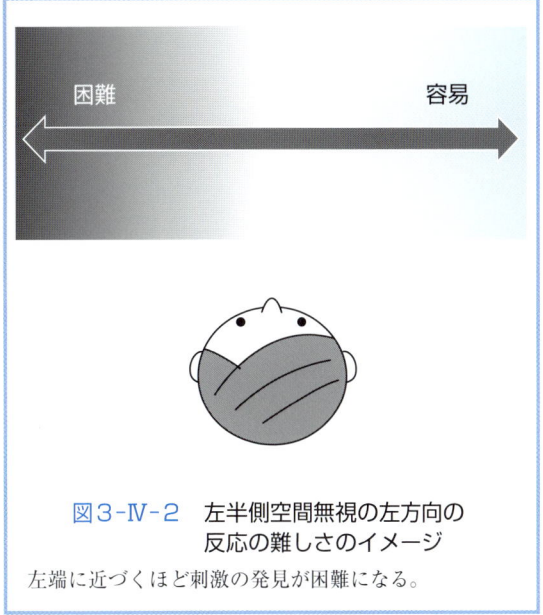

図3-Ⅳ-2　左半側空間無視の左方向の反応の難しさのイメージ

左端に近づくほど刺激の発見が困難になる。

代償行為
「できないこと」を「できること」で補うこと。

れを補うために意識的に左側へ視線を移動させたり，首を振ったりする代償行為によって視空間全体をとらえようとする。この自己認識と代償行為があるため，半盲だけでは無視症状は起こらない。一方，半側空間無視では視野障害の合併の有無にかかわらず，無視の自覚の欠如や乏しさのため，無視側への代償行為がみられない，または限定的である。両者ともに「左方向の視空間の刺激に反応しづらい」という点は共通しているが，その自覚や代償行為の有無が異なる。おおまかなとらえ方として，半盲は視覚（視野）の問題，USNは認知（脳内）の問題とイメージするとよいかもしれない。

（2）症　状

　半側空間無視は，日常生活場面において多様な問題や危険を伴う。これは軽症例であっても同様であるため，注意が必要である。

　左半側空間無視の患者の場合，日常生活場面では，お盆の左側に置かれた食器を見落として食べ残す，皿の上の料理の左側を食べ残す，左側に置かれた身の回り品（例：メガネ，リモコン）を見つけることができない，雑誌や新聞記事の左側を読まない，などの反応がみられやすい。移動の際は，左側にある目印や目的地を見落として通り過ぎる，四つ角やT字路で左に曲がる通路を見落として右折する，などの現象により，目的地に到達できなかったり，道に迷ったりすることがある。左方向に置かれた物品を見つけることは難しいので，緊急時の連絡手段となるナースコールやブザーなどは，患者が確実に認識できる範囲内に置いておく必要がある。

　危険な行為としては，歩行時に左側にある物に気づかずに衝突して転倒する，車椅子自走時に左側にある物に衝突する，左側のブレーキをかけ忘れる，または左側のブレーキを解除し忘れた状態でそのまま発進しようとする（左方向に車椅子が回転）などがあげられる。車椅子のブレーキのかけ忘れは，移乗時の転倒や転落につながる可能性がある。右足は車椅子のフットレストに乗せるものの，左足は乗せないことがあり，そのまま車椅子を発進させると左足首の負傷（例：捻挫，骨折）につながるおそれがある。半側空間無視患者の車椅子介助の際は，介護者による目配りと安全確認が必要である。

　衝突，転倒，転落などによる骨折やけがの加療のためにリハビリテーションの一時中断を余儀なくされることも含めて，半側空間無視はリハビリテーションや機能回復の阻害要因となり得る。

　①　**無視症状とその多様性**　　身体中心の無視の場合，「患者の身体の中心」を基準として，その左側（左方向）の刺激を見落とし，模写試験で手本の左側を描かない（図3-Ⅳ-3），抹消試験で左側を見落とす，お盆に載った食事の左側や左方向に配置された皿や食べ物に気づかずに残す（図3-Ⅳ-4）。

　物体中心の無視は，「刺激の中心」を基準として，その左側を見落とす。この場合，患者の身体の中心を基準とした右側に刺激がある場合でもその刺激の左側を見落とす。模写試験で紙面の右側に配置されている手本の左側を描かない，右側にある食べ物でもその右側を食べて左側を食べ残す（図

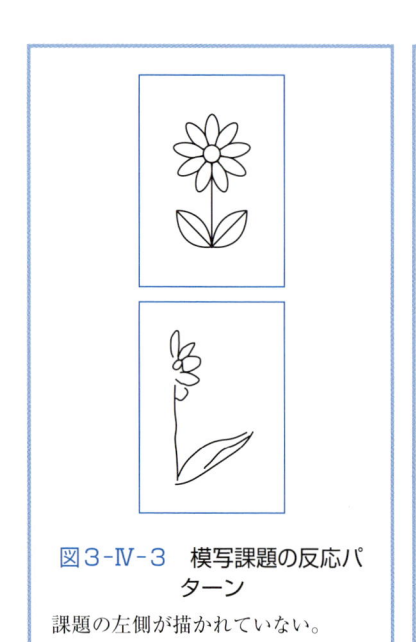

図3-Ⅳ-3　模写課題の反応パターン

課題の左側が描かれていない。

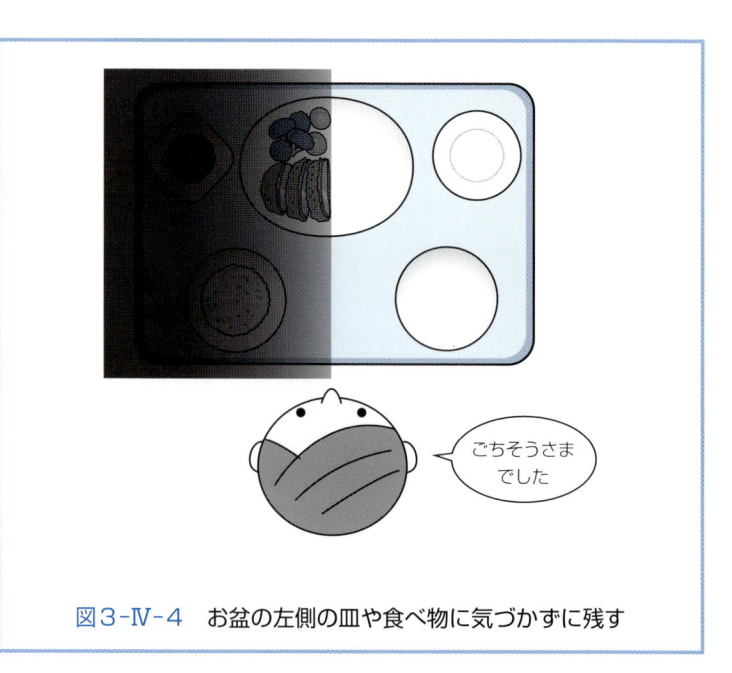

図3-Ⅳ-4　お盆の左側の皿や食べ物に気づかずに残す

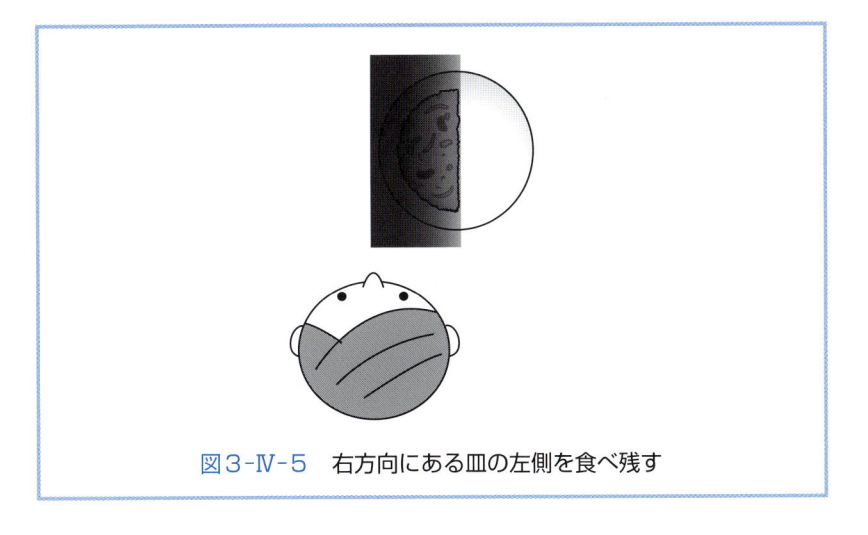

図3-Ⅳ-5　右方向にある皿の左側を食べ残す

偏倚
一方への偏りのこと。

3-Ⅳ-5）。

　主に急性期にみられる大脳半球病変の対側の自己の身体に対する無視を
personal neglect（半側身体無視または半側身体失認）といい，整容や更
衣の際に観察されることが多い。

　手が届く範囲内の空間で出現する無視をperipersonal neglect，そのさ
らに遠位，つまり手が届く範囲を超えた空間で生じる無視をextrapersonal
neglectという。

　半側空間無視は，「視覚性」無視の「左右」方向の偏倚の検討が一般的
であるが，垂直方向の無視症状（vertical neglect）[5]，遠近の空間におけ
る無視症状（near spaceとfar space）[6]，聴覚刺激を用いた課題における
無視症状（auditory neglect）[7]など，無視症状の多様性は以前から指摘
されている。

　②　**言語機能と半側空間無視**　　左半側空間無視では，読字の際に，横
書きの文章では左方の書き出し部分を見つけられない，改行後の文頭を見
つけられない，縦書きの文章の場合は無視側に差しかかったあたりで読む
ことをやめてしまう，などの反応がみられ，その結果として，雑誌や新聞
の記事を読むことができない，または記事の内容を理解することが困難と
なる場合がある。横書きの単語の左端の文字を認識せずに読んだり，重症
例では文字の右半分（旁）のみを認識して左半分（偏）を見落としたりす
ることが稀にある。

　書字の際には，紙面の右側にのみ文字を書いたり，文字としてのまとま
りが失われた文字を書いたりする空間性失書が認められることがある。

　右利き左大脳半球損傷の失語症の患者に，右半側空間無視が出現するこ
とがある。その場合は，右方向の刺激（例：絵や文字のカード，物品）の

病　識
自己の障害についての自覚と理解。病識の低下は前頭葉病変でも生じ得る。

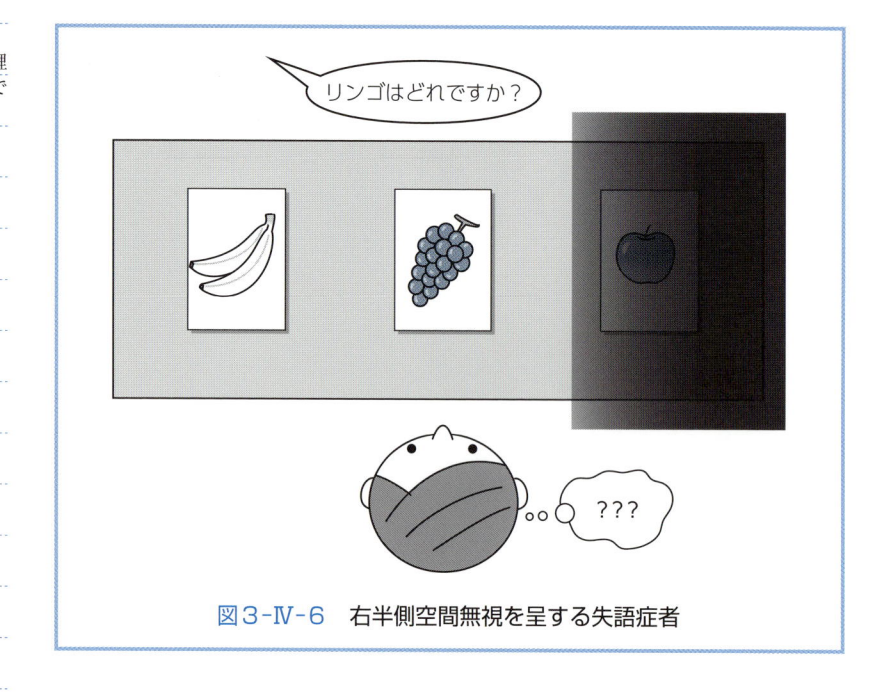

リンゴはどれですか？

？？？

図3-Ⅳ-6　右半側空間無視を呈する失語症者

見落としが生じる。例えば，絵カードや物品のポインティング課題で患者の前に複数の刺激を並べて提示した際，右半側空間無視のため，患者の右方向に置かれた刺激を選択肢の一部として認識できていない可能性がある（図3-Ⅳ-6）。その状況下では，ポインティング課題で患者の言語能力を正確に評価したとはいえない。失語症評価を実施する際には，患者が自身の右方向に配置された刺激を認識できているかどうか，評価開始前に確認しておく。評価開始後も，右方向への視線の移動や探索が認められるか，左方向のカードや物品ばかり指さす傾向がみられないか，右方向に正答のカードがある設問で右端に置かれているカードを見つけられずに「正答のカードがない…」と戸惑う様子がみられないか注意深く観察する。

③　**病　識**　　右大脳半球損傷は，左大脳半球損傷に比べて，病識（びょうしき）の問題が生じやすいとされている[8]。左半側空間無視は右大脳半球損傷後に出現しやすく，病識が欠如している，または病識があっても不十分であったり，不正確であったりする患者は多い。患者自身の病識に問題がある場合は，介入が難しくなる。臨床現場では，転倒や衝突などの行動面の危険性について説明しても，意に介さない患者や，自らの半側空間無視症状の重症度やそれに起因する日常生活上のリスクを過小評価している患者は少なくない。この場合は，患者が自主的にリスクを恐れて慎重に行動することや，他者からの注意喚起を正確に理解して日常生活場面に反映させることは期待しにくい。結果的に，転倒や衝突などの事故につながりやすい。そのため，医療スタッフや家人による監視や見守り，患者の行動範囲内で障

害物となりそうな物品の整理整頓や撤去などの環境調整が必要となる。病識に問題があると，評価やリハビリテーションの必要性を感じない。それが非協力的な態度やリハビリテーションの拒否につながり，介入が難しくなる場合がある。一方，見落としの指摘や危険な行動への注意喚起をした際に，「いつも言われているのでわかっています」，「気をつけるようにしています」と十分な病識を有するかのように返答するものの，実際の行動面には反映されていない患者も多い。このような返答が得られた場合は，その言葉通りに受け取ることなく，日常生活場面の行動観察や情報収集を行い，言動の不一致や乖離が生じていないか慎重に確認する。

病識に問題がある場合，訓練内容の般化（generalization）が難しい。

半側空間無視は，一般的に広く知られている症状ではない。そのため，患者の家族の大多数が，患者が呈する無視症状を理解することができず，病識の欠如や低下を伴う患者の言動に困惑し，ときに疲弊する。半側空間無視の症状，かかわり方，予想されるリスク，環境調整の必要性などを患者の周囲の人々に対してわかりやすく説明することが，障害像の理解に不可欠である。

（3）責任病巣と発現メカニズム

① **責任病巣**　古典的に右頭頂側頭接合部付近，右下頭頂小葉（角回，縁上回）が重要視されてきた[1]。他に，前頭葉，側頭葉，後頭葉，視床，基底核等の病変でも半側空間無視が出現することが報告されている。右大脳半球の脳血管障害であれば，どの病巣部位でも半側空間無視が起こり得ると考えて患者を評価することが重要である[9]。無視症状の程度は，軽度から重度まで様々であるが，頭頂葉に加えて前頭葉も病巣に含まれる場合は，無視は重く，持続性となりやすい[9]。

② **発現メカニズム**　半側空間無視の発現メカニズムについて，いくつかの仮説が提唱されている。

空間性注意の神経ネットワーク仮説はMesulamの考え方[10]を基盤に，脳の多様な部位とそれらを結ぶ神経路が空間性注意の神経ネットワークを構築し，脳損傷によりそのネットワークに機能障害が生じることで半側空間無視が出現すると考える仮説である。空間性注意の神経ネットワークは，背側注意ネットワークと腹側注意ネットワークに分類される。現在，半側空間無視の発現メカニズムの説明として最も支持されている仮説が空間性注意の神経ネットワーク仮説である。

右大脳半球損傷後の左半側空間無視は高率に生じ，重症化する場合があるが，それに比して左大脳半球損傷後の右半側空間無視の出現頻度は低く，症状も軽度で自然消退しやすい。この左右差の説明としては，方向性注意障害説が用いられる。方向性注意障害説では，左大脳半球は右方の空間の

行動観察
必要な情報を得るために，食事，更衣，移動などの日常生活上の行為や動作を観察すること。

般化（generalization）
訓練室で学習や訓練した内容を日常生活場面に適用して実践すること。汎化。

仮　説
ある現象を説明するために仮にたてる説のこと。

みに注意を向けているが, 右大脳半球は左右の空間に注意を向けており(図3-Ⅳ-7 a), 左大脳半球損傷によって右方向の注意が失われた際には右大脳半球がそれを補完する（図3-Ⅳ-7 b）が, 右大脳半球の損傷では左空間で同様の補完は起こらない（図3-Ⅳ-7 c）ため, 左半側空間無視が高頻度で生じ, 重症化すると考えられている[11]。

　その他の発現メカニズムについては, 運動面に着目し, 運動低下や無視側への運動計画の障害と考えた方向性運動低下説[12],[13], 思い出して脳内で再現した情報の左側にも無視が生じることから, 脳内表象（外界イメージ）

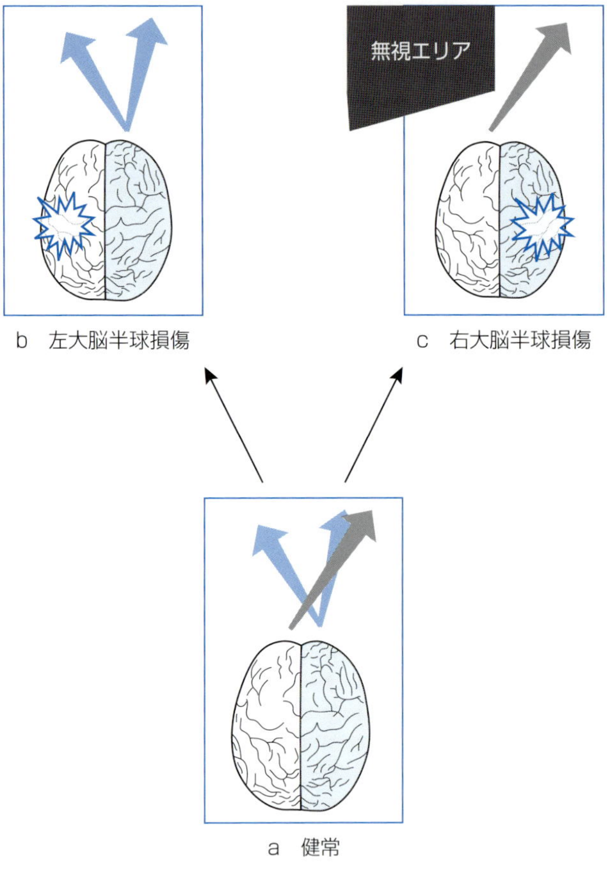

図3-Ⅳ-7　方向性注意障害説
a）右大脳半球損傷は青い矢印（左方向と右側の両方向への注意）, 左大脳半球は黒い矢印（右方向への注意）を担っている。健常時に無視症状は生じない。
b）左大脳半球損傷によって黒い矢印（右方向への注意）が失われるものの, 右大脳半球の青い矢印（左方向中心＋右側への注意）は残る。右側への注意が残るため, 右半側空間無視は生じない, または軽症にとどまる。
c）右大脳半球損傷によって青い矢印（左方向＋右側への注意）の機能が失われる。黒い矢印（右方向への注意）のみが残るが, 左方向への注意が向かないため, 左半側空間無視が生じる。

の左側の障害とする表象障害説[14) がある。

2）半側空間無視の評価

　急性期はベッドサイドでの観察や簡易な検査を中心に行い，座位が保てるようになったら机上検査を実施する。机上検査が実施できる患者の場合，日常生活場面での行動観察や情報収集も併せて行う。机上検査が実施できない症例や検査に非協力的な症例に対しては，行動観察による評価が中心となる。

　右大脳半球損傷後は，全般性注意障害，意欲低下，無関心，非協力的な態度，易疲労性，知的機能低下，コミュニケーション障害，遷延する軽症意識障害など多様な症状が出現し得る。評価の際は，刺激の見落としや不完全な反応が得られたことの要因を「半側空間無視」または「半側空間無視のみ」と安易に断定することなく，上記の症状が主たる要因となっている可能性や，半側空間無視とこれらの症状の合併についても慎重に検討する必要がある。

　評価に先立ち，患者の利き手の情報を得て，優位半球の指標とする。評価では，半側空間無視の有無，重症度，症状，病識，半側空間無視以外の症状を把握する。評価の際，課題は基本的に患者の正面に提示する。視線の動き，課題に対する探索方向，頭部や体幹の右または左方向へのずれ，模写や書字課題時の紙面の使い方，反応開始地点など，患者の反応を左右軸で観察しやすいように，患者と評価者はできるだけ正面に対峙する位置関係をとることが望ましい。（図3-Ⅳ-8）

　評価結果は，患者の生活上の問題点やリスクの検討，リハビリテーショ

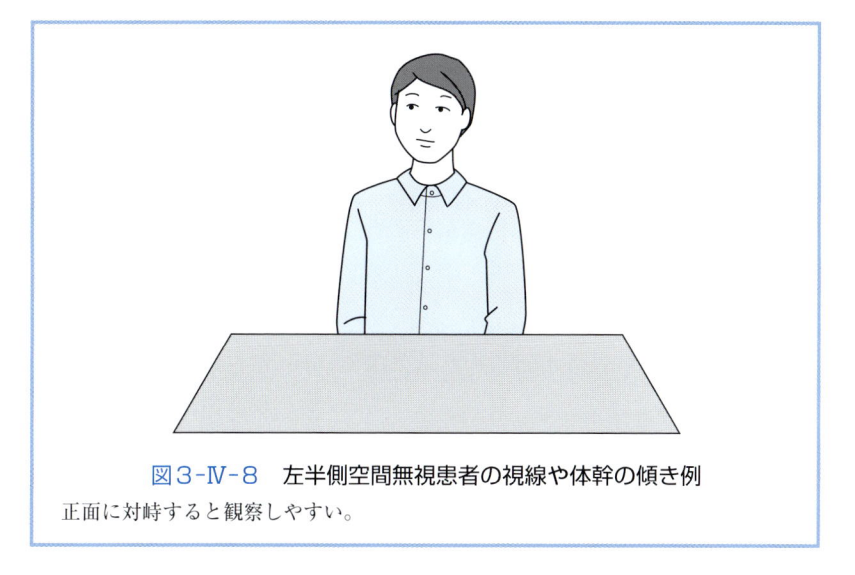

図3-Ⅳ-8　左半側空間無視患者の視線や体幹の傾き例
正面に対峙すると観察しやすい。

全般性注意障害
選択性，持続性などの注意機能が全般的に低下すること。

遷　延
長引くこと。

優位半球
言語野が存在する大脳半球を優位半球，もう一方を劣位半球という。右手利き者の90％以上は左半球優位とされている。

臥床
ベッドや布団で横になって寝ること。

呼名
名前を呼ぶこと。

ン計画の立案に活用する。半側空間無視の患者は病識が低下または不正確であることが多く，転倒や衝突などの事故防止のためには周囲の協力や環境調整が必要となる。評価や行動観察で半側空間無視が認められた場合は速やかに主治医に報告し，医療スタッフ，家族や介護者にも情報提供する。

（1）急性期

　重症～中等度の左半側空間無視患者は，臥床（がしょう）状態では頭部や視線を非無視側（右側）へ向けていることが多く，無視側（左側）から話しかけても反応に乏しい。次に右側から近づいて話しかけてみても，右方向の一点を見続けていて視線が合わなかったり，視線がさらに右方向に移動する様子が観察されたりする。これらの様子がみられた場合，半側空間無視を呈している可能性が高い。この状態では，反応の乏しさ，無関心，非協力的な言動等の理由で有効な反応が得られないことが多いため，評価は観察所見や情報収集が中心となる。半側空間無視が疑われる場合は主治医や入院病棟の医療スタッフに報告して注意を喚起し，ナースコールを置く位置の確認（対策例：無視側にナースコールを置かない），ベッドからの落下対策（対策例：ベッド柵を設置する，ベッドの位置を壁際に変更する）などを行う。

（2）ベッド上または車椅子座位

　ベッド上または車椅子で座位が保てるようになったら，周囲の物品や病室内で見えているものを答えさせる，周囲にいる人の人数を回答させる等の簡単な課題から始め，可能であれば，線分二等分試験，抹消試験，模写課題などを組み合わせて実施する。

　線分二等分試験は，患者が「線分のちょうど真ん中」と思う位置に縦に印をつける課題である。左半側空間無視がある場合，印の位置は中心から右方向に偏倚することで判定できる（図3-Ⅳ-9）。ただし，ごく短い線分に対しては左方向に偏倚する現象（cross-over）がみられることがある。抹消試験は，指示された刺激（例：線分，文字，星印）を探して，そのすべてに印をつける課題である。左半側空間無視の患者は，紙面の左方向の見落としが多い。（図3-Ⅳ-10）。

　この時期は座位を保つこと自体が身体的負荷となり，疲労や苦痛，集中力低下によって課題正答率が低下する可能性があるため，患者の様子を注意深く観察しながら評価を実施する。評価の際，患者の無視側から呼名（こめい）したり，話しかけたりする程度であれば問題ないが，無視側から患者の視界に急に入り込むような行為に対しては，突如，目の前に出現した人物に対して恐怖感を覚える患者が稀にいる。検査や医療スタッフに対する負の感情は，その後の評価や訓練の遂行にも影響を与えかねないため，このようなアプローチは控えたほうがよい。

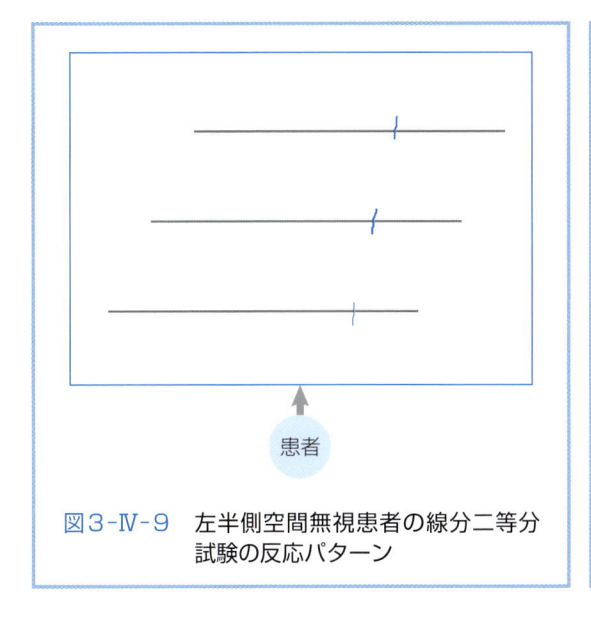

図3-Ⅳ-9　左半側空間無視患者の線分二等分試験の反応パターン

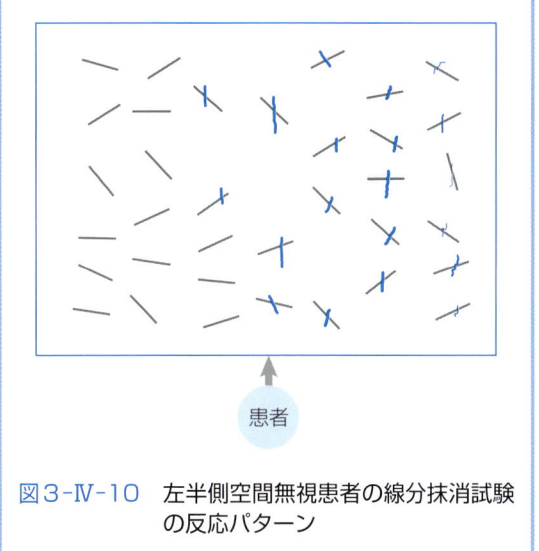

図3-Ⅳ-10　左半側空間無視患者の線分抹消試験の反応パターン

　座位が安定的に保てるようになるとBIT行動性無視検査を実施する。半側空間無視の患者は大脳損傷，特に右大脳半球損傷後の注意力障害のため，課題への集中や注意の持続が難しいことが多い。評価は，静かな個室で，できるだけ短時間で実施することが望ましい。

　全身状態が安定して活動量が増えてくると，日常生活場面において様々な問題点が認められるようになる。行動観察に加え，カルテの記載内容や家人などからも情報を収集する。

（3）BIT行動性無視検査日本版

　BIT行動性無視検査（以下，BIT）は，半側空間無視を評価するための検査としてイギリスのバーバラ・ウィルソン博士らによって開発され，1987年に出版された。わが国では石合らが文化的背景を考慮し，日本人高齢者も違和感なく実施できるように改変したBIT日本版を作成した[2]。

　BITは，紙と鉛筆を用いた簡単な検査の「通常検査」と，日常生活の様々な側面を反映させた「行動検査」で構成される。通常検査には，線分抹消試験，文字抹消試験，星印抹消試験，模写試験，線分二等分試験，描画試験の6項目（表3-Ⅳ-1），行動検査には，写真課題，電話課題，メニュー課題，音読課題，時計課題，硬貨課題，書写課題，地図課題，トランプ課題の9項目（表3-Ⅳ-2）が含まれる[2]。

　通常検査の合計点のカットオフ点は131点，行動検査の合計点のカットオフ点は68点である。検査結果は，通常検査の合計点131点以下はほぼ確実に半側空間無視があり，通常検査，行動検査の下位検査の1つでもカットオフ点以下があれば半側空間無視がある可能性が高いと解釈される[2]。

表3-Ⅳ-1　BIT通常検査における最高点とカットオフ点

下位項目	最高得点	カットオフ点
線分抹消試験	36	34
文字抹消試験	40	34
星印抹消試験	54	51
模写試験	4	3
線分二等分試験	9	7
描画試験	3	2
合　計	146	131

出典）石合純夫：BIT行動性無視検査日本版，新興医学出版社，p.10，1999 より一部改変

表3-Ⅳ-2　BIT行動検査における最高点とカットオフ点

下位項目	最高得点	カットオフ点
写真課題	9	6
電話課題	9	7
メニュー課題	9	8
音読課題	9	8
時計課題	9	7
硬貨課題	9	8
書写課題	9	8
地図課題	9	8
トランプ課題	9	8
合　計	81	68

各下位検査項目に異常が認められるかどうかが重要な指標となる。

出典）石合純夫：BIT行動性無視検査日本版，新興医学出版社，p.10，1999 より一部改変

表3-Ⅳ-3　CBS日本語版

項　目	採点基準と評価
1．左側の整容を忘れる	採点基準（各項目共通基準）
2．左側の着衣困難	0：困難なし
3．左側にある料理を食べ忘れる	1：時々あり
4．左側の歯を磨き忘れる	2：明らかにあり
5．左側への注視が困難	3：左側の探求ができない
6．左上下肢への認識が困難	評価（合計点による評価）
7．左側への聴性注意が困難	0　：正常
8．移動時の左側への衝突	1～10：軽度
9．左側空間見当識が困難	11～20：中等度
10．左側の身のまわりのものを探せない	21～30：重度

出典）大島浩子，他：半側空間無視（Neglect）を有する脳卒中患者の生活障害評価尺度—the Catherine Bergego Scale（CBS）日本語版の作成とその検討，日本看護科学会誌，25（4）：90-95，2005 より作成

通常検査は3種の抹消試験の得点配分が大きいため，合計点とともに，机上検査で得られた半側空間無視の重症度と日常生活場面の重症度に乖離が認められる場合もある。机上検査の結果，日常生活場面における問題点，行動観察所見などを照らし合わせ，総合的に判断する。

（4）CBS日本語版（CBS-J）

　日常生活上の無視症状に着目した生活障害評価尺度の日本語版である。日常生活場面で認められやすい10項目の問題点について，各項目を0～3点の4段階で評価して合計点を算出する。合計点が少ないほど無視症状が軽度であることを表す（表3-Ⅳ-3）。「評価者による観察」と「患者による自己評価」の結果を比較し，両者の得点の差を「半側空間無視に対する

病態失認」とする[15]。

（5）その他の検査

① **視野検査**　一般的に対座法が用いられる。対座法は，機器や用具を必要としない簡易的な視野検査である。検者は患者と向かい合って座り，患者に検者の眼を固視するように指示する。患者が固視していることを確認しながら，固視点の左右およびその上下1/4視野内で指を動かす。その指が見えるかどうかを患者に問うことで患者の視野を確認する。視野計を用いた量的視野測定は，固視不良や無視症状の影響で正確には実施できない[9]。

右または左の視野に単発で提示される指の動きは左右ともに認識できるものの，左右の視野で同時に指を動かしたときに片方（左側）の動きを認識できない場合は視覚消去現象の可能性がある。視覚消去現象は半側空間無視に必発（ひっぱつ）する症状ではない。

② **認知機能検査**　認知症や知的機能低下の有無や程度を調べる。BITは，MMSEや改訂長谷川式簡易知能評価スケール（HDS-R）で15点以上あれば実施可能とされる[16]。

③ **言語機能の検査**　患者が検査の教示内容を理解できないことにより，不十分な反応に終わることや検査が不成立となることもあるため，失語症やコミュニケーション障害の有無や程度を確認しておく。教示内容を理解できる程度の理解力を有しているか，失語症がある場合は状況判断も含めて課題内容を理解できているか，患者の反応を注意深く観察する。標準失語症検査などの言語機能検査と異なり，BITでは特に指定がなければ，教示をもう一度繰り返すことや，本来の意図から逸脱しない範囲で教示をわかりやすく言い換えることが認められている[2]。

3）半側空間無視のリハビリテーション

半側空間無視の治療・介入に関する様々な報告があるが，エビデンスはまだ少ない。

無視行動を改善させる一般的な訓練としては，視覚性の探索課題，抹消課題，塗り絵，パズル，横書きの文章の音読などがある。

視覚走査訓練は，右側の刺激に引きつけられて左方を探索しない，右側の刺激から注意が開放されにくい[1],[17]という左半側空間無視の問題点に着目した訓練法である。セラピストが言語性の手がかりを与えたり，視覚性に目印をつけたり，様々な方略を与えたりして，徐々に自発的に左方空間に反応できるようにする[18]。

プリズム順応[19]は，外界や対象物が右方に偏倚して見えるプリズムメガネを装着した状態で右手の人差し指で標的を素早くポインティングする

必発
必ず出現すること。

エビデンス
証拠，科学的または医学的な根拠，裏づけとなる検証結果のこと。

動作を繰り返すことで，視覚的に右側にずれて見える状態に順応させる訓練法である。メガネをはずした後も順応効果が持続したという報告もあるが，プリズム順応の有効性については，いまだ結論には至っていない。

　半側空間無視が重度であっても，ウェクスラー成人知能検査の言語性課題の成績が良好である場合には，無視症状の改善が得られやすいことが報告されている[20]。病識が低下した症例の場合，般化は期待しにくい。訓練室および日常生活場面で，患者の自覚を促す声かけを繰り返し行う。リハビリテーションの実施と並行して，転倒予防のための環境調整や食事の際の工夫などの配慮が継続的に必要となることも多い。

　半側空間無視のリハビリテーションにおいて，目標とする到達点は日常生活動作の改善である。机上検査を用いて半側空間無視の症状を明らかにし，定期的かつ定量的に記録することの有用性はいうまでもないが，検査得点やその推移はひとつの指標として用い，最重要視すべきは日常生活場面での行動であることを念頭に置く必要がある。

4）症　例

　70歳代後半，右手利き（幼少期を含めて利き手矯正歴なし）。右側頭-頭頂葉の梗塞巣の出現により，交叉性失語，認知機能低下，左半側空間無視，構成障害，右半球症状を呈した症例。発症直後に左半側空間無視が認められ，左方向の物品の見落とし，衝突や転倒を繰り返した。発症から1か月の間に，日常生活場面での無視症状は改善した。立方体模写課題の紙面の使い方（患者が模写した立方体の紙面上の位置）に着目すると，時間経過とともに変化が認められる（図3-Ⅳ-11）。

　なお，本症例は多様な症状を有するため，この変化の要因については様々な可能性が考えられる。

| 発症1週間後 | 約1か月後 | 約3か月後 | 約1年後 |

図3-Ⅳ-11　右半球損傷例による立方体模写とその変化

② 構成障害

幾何図形
丸，ひし形，立方体などの図形
のこと。

1）構成障害の概念

　構成障害とは，幾何図形の模写，積み木の組み立て，図版の組み合わせ
などにおける構成能力の障害で，課題への反応としては，課題遂行の失敗，
不正確な反応，形状の崩れなどが認められる。以前は構成失行と呼ばれて
いたが，近年は構成障害と呼ぶことが一般的である。

　手本の上に重ねて描く（図3-Ⅳ-12），手本に近接させて描く，一部を
手本にくっつけて描く（図3-Ⅳ-13）などの反応をclosing-in現象とい
う[21]。closing-in 現象は，認知機能障害が重度になるほど出現しやすい傾
向があることが指摘されている[22),23]。

　構成障害は，左右どちらの大脳半球損傷でも生じる。右大脳半球損傷で
は，半側空間無視が図形を構成する個々の要素の空間的な配置を混乱させ
たり[24]，図形を細部に分けて描き進めるpiecemeal approach（ピースミー
ル・アプローチ）が出現したりすることがある[25]，と報告されている（図

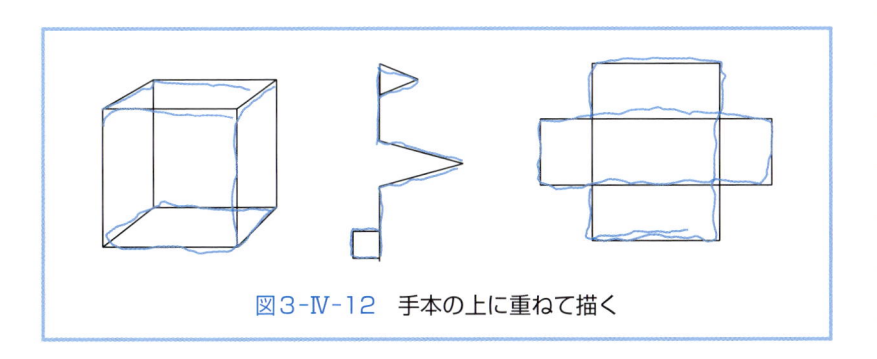

図3-Ⅳ-12　手本の上に重ねて描く

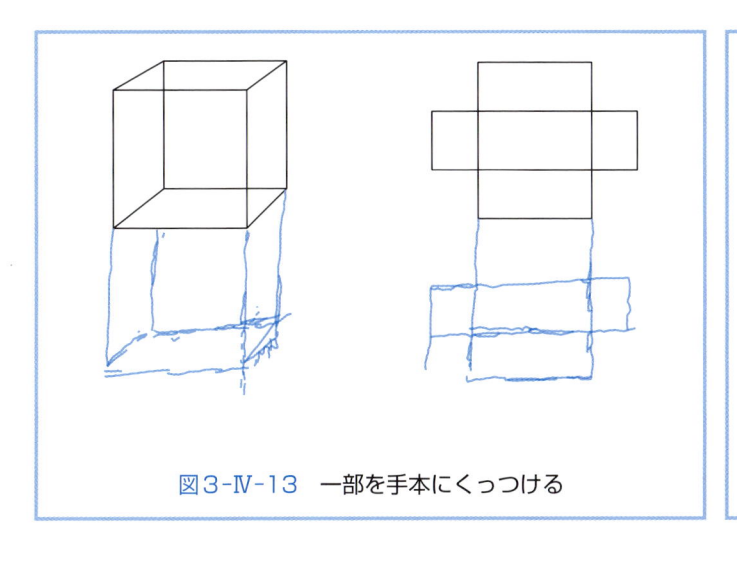

図3-Ⅳ-13　一部を手本にくっつける

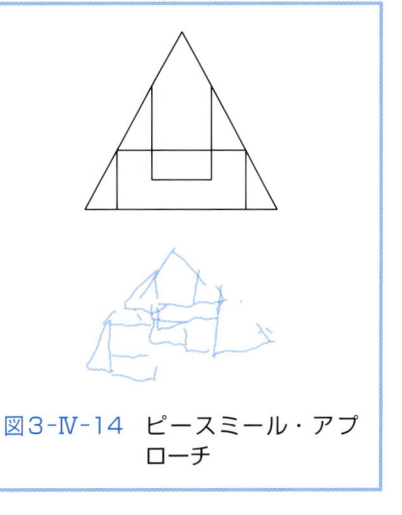

図3-Ⅳ-14　ピースミール・アプ
ローチ

プランニング
企画，計画，段取りまたはそれ
を立てること。

コース立方体組み合わせ検査
立方体を用いて手本通りに積み
木を並べて模様を作る知能検
査。非言語性検査であるため，
聴覚障害や失語症がある場合で
も実施できる。

3-Ⅳ-14）。左大脳半球損傷では，行為の**プランニング**の障害の影響が大きいとされる[24]。構成障害は後方病巣例に多いが，前頭葉病変でみられる場合もあり，大脳または基底核・視床の病巣であれば，どの部位でも生じる可能性がある[26]。

2）構成障害の評価

　図形の模写課題，積み木の構成課題，**コース立方体組み合わせ検査**などが用いられる。図形の模写課題としては，幾何図形や立方体透視図（**図3-Ⅳ-15**）が一般的である。半側空間無視や認知症の可能性が考えられる場合は，BITやその一部，MMSEやHDS-Rなどのスクリーニング検査を併せて実施しておく。

　評価の際は，被検者が課題の内容を理解できているか，上肢機能の問題（例：麻痺，失行）の影響はないか，視覚の障害はないか，など課題遂行に支障をきたし得る要因の有無や程度を確認する。

　誤反応や正確さに欠ける反応が得られた場合は，半側空間無視や知的機能の低下がその背景となっている可能性も検討する。雑で粗っぽい反応や投げやりな態度については，意欲低下，注意力の持続困難，前頭葉症状が影響している可能性が考えられる。模写課題で手本として用いられる課題は，単純な形の幾何学図形であることが多い。手本通りに模写できない被検者が「昔から絵が苦手だから」や「こんな絵（図形）は何年も描いたことがないから」と述べることがあるが，円やひし形などの単純な形の幾何図形の模写に失敗した理由にはならない。

3）構成障害のリハビリテーション

　描画，パズル，積み木などを用いる。簡単なものから始めて，徐々に課題のレベルを上げていく。右大脳半球損傷の場合は左半側空間無視への対応が必要となることがある。左大脳半球損傷でみられるプランニング障害に対しては，適切な手がかりを与えることで改善が期待できるが，障害の

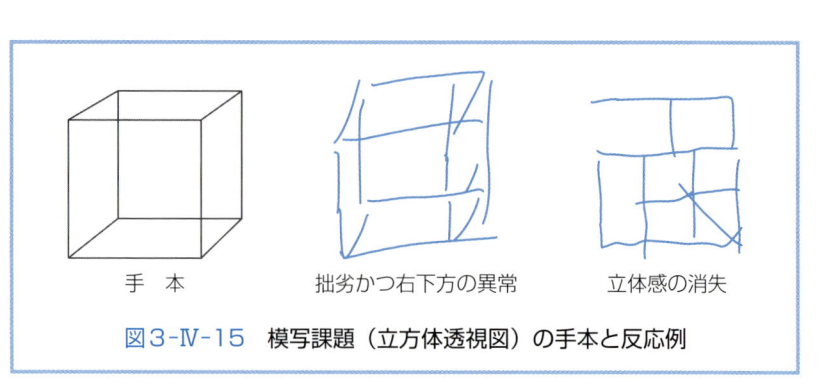

手　本　　　　　拙劣かつ右下方の異常　　　　立体感の消失

図3-Ⅳ-15　模写課題（立方体透視図）の手本と反応例

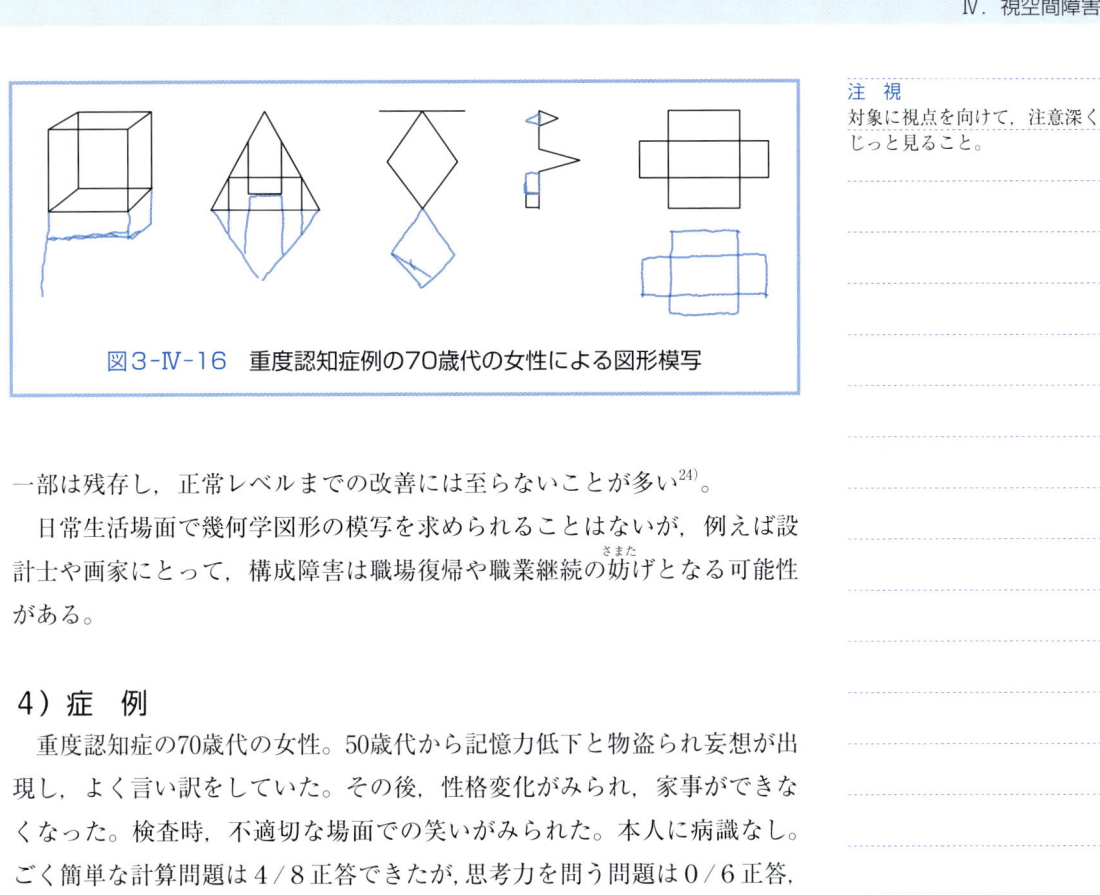

図3-Ⅳ-16　重度認知症例の70歳代の女性による図形模写

一部は残存し，正常レベルまでの改善には至らないことが多い[24]。

　日常生活場面で幾何学図形の模写を求められることはないが，例えば設計士や画家にとって，構成障害は職場復帰や職業継続の妨げとなる可能性がある。

4）症　例

　重度認知症の70歳代の女性。50歳代から記憶力低下と物盗られ妄想が出現し，よく言い訳をしていた。その後，性格変化がみられ，家事ができなくなった。検査時，不適切な場面での笑いがみられた。本人に病識なし。ごく簡単な計算問題は4/8正答できたが，思考力を問う問題は0/6正答，実子3人の生年月日の想起はいずれも不可（0/3正答）であった。本例の図形模写課題の反応を示す（図3-Ⅳ-16）。多様な誤反応を呈したが，重なる2つの長方形の図のみ，正確に模写することができた。

③ バリント（Bálint）症候群

1）バリント症候群の概念

　精神性注視麻痺，空間性注意障害，視覚失調の3徴候からなる[27]。ただし，急性期で3徴候がすべて揃わない不全型や，経過中に不完全型に移行する症例が存在する。

2）症状と責任病巣

　バリント症候群の3徴候の症状は，以下のとおりである。
・精神性注視麻痺：対象物を見るように指示されても視線が動いてしまい，注視することができない。
・空間性注意障害：視野の中心部で1つの対象物を見ていると，その対象物しか見ることができない。その際，視野内にもう1つの対象を呈

地　誌
地理や場所のこと

示されても気づかない。つまり，複数の対象物が視覚的に入力されても，1つの対象しか認識することができない。

・視覚失調（optische ataxie）：上肢の運動機能に問題がないにもかかわらず，見ている対象物を手でうまくつかむことができない。似たような名称で，視覚性運動失調（ataxie optique）がある。視覚性運動失調は中心視野で注視した対象はつかめるが，周辺視野で見た対象はつかめない症状[28]で，視覚失調（optische ataxie）と区別される。

バリント症候群の典型的な病巣は，両側の頭頂-後頭葉領域[29]とされる。

④ 地誌的見当識障害

1）地誌的見当識障害（地誌的失見当）の分類

地誌的見当識障害の症状としては，屋内外を問わず，熟知しているはずの場所で道に迷う，大脳損傷後に新たに知ることになった場所（例：病院）において迷うなどがあげられる。地誌的見当識障害は，街並失認（ランドマーク失認），道順障害（ナビゲーション障害），自己中心的地誌的見当識障害，前向性地誌的見当識障害に分類[30]されるが，街並失認と道順障害が重要視されている[31]。

（1）街並失認（ランドマーク失認）

熟知しているはずの建物や風景に対する失認である。自宅や既知の近所の風景，目印となる建物などを見ても既知感がなく認識できない。移動時に周囲の風景や建物が目的地に向かう道を進む上での道しるべや目印にならないため，道に迷ってしまう。この場合の「ランドマーク」とは，目印となる建物や風景を意味する。

建物の種類（例：病院，学校，駅）や用途は識別できるが，既知の○○病院や△△駅と具体的に同定することができない。熟知した場所に関する道順の説明や地図の描画は可能であることが多く，言語性の手がかり（例：住所に記載された番地，通りの名称，看板に書かれた文字）によって移動できることも多い[32]。

病巣は，右半球の海馬傍回後部，舌状回前部，紡錘状回とされている[31]。

（2）道順障害（ナビゲーション障害）

目印となる建物や風景は識別できるが，その情報を利用してどちらの方向に進むとよいのかわからない，自分が今いる場所と目的地の位置関係がわからない，そのため道に迷ってしまう。既知の場所の地図の描画ができず，地図上の位置もわからない。

病巣は，脳梁膨大後部，後部帯状回皮質，楔前部が重要視されている[31]。

右半球病変であることが多い。

2) 地誌的見当識障害の評価

　入院患者の場合，自室を離れた患者が帰室できずに院内で迷い，その出来事によって地誌的見当識障害が明らかになることがある。評価内容としては，地誌的見当識障害に関する検査，および「道に迷う」要因となり得る症状（例：半側空間無視，認知症）の有無や程度を調べる。評価の際に用いる被検者の自宅や熟知した場所の地図や画像は，インターネット利用可能なパソコンやタブレット端末の地図ソフトやアプリを活用することで容易に入手できる。

（1）建物・風景の認知

　建物や風景の画像に対して，その名称を答える課題を既知と新規の両方で実施する。道順障害の患者は正答可能である。

（2）道順の口述

　既知の場所については，自宅から最寄り駅までの道順，その道中における目印や特徴的な建物，曲がる場所と進む方向などを答えさせる。新規の場所としては，病室から診察室など，病院内の2つの地点の位置関係や道順などを説明させる。街並失認の患者は正答可能である。

（3）地図・見取り図

　自宅から最寄り駅までの道順を示す地図，およびその道中の目印を描かせる。熟知している場所の地図を示して，建物や目印を正しく示すことができるか調べる。新規の場所については，入院病棟のフロアの見取り図や院内の地図を用いて同様の課題を実施する。街並失認の患者は正答可能である。

（4）その他の検査

　左方向にある目的地に気づかないために彷徨い続ける，曲がり角で左折すべき地点で左側にある通路を見落として目的地に到着できないなど，無視症状が疑われる場合は，半側空間無視の検査を実施する。認知症，記憶障害，注意障害の検査結果は，その後のリハビリテーションで使用する方略を考える上でも役立つ。

3) 地誌的見当識障害のリハビリテーション

　街並失認の場合は，道順を言語化する方法が有効である（例：「○番目の角を右折」，「△△の看板の角を左折」）。

　道順障害は地図の利用ができないため，目的地までの道順に沿って目印や進むべき方向をすべて言語化したメモを用いて移動する方法が有効とされる[33]。

ただし、認知症や記憶障害がある場合は、情報の言語化やその活用が困難となり得る。

患者がよく利用するルートの歩き方や目印の活用法などを訓練室内で確認した後、患者に付き添って実際のルートを歩かせ、その際に生じる問題点の確認を行うとよい。携帯端末の地図機能を活用する訓練や、外出先で道に迷ったときの対処法として、自宅住所や家族の連絡先の携行の習慣づけや、迷った際の周囲の人々への援助の求め方のロールプレイを行うことも実用的である。

[引用文献]

1) Heilman, K.M., Watson, R.T., Valenstein, E.: Neglect and related disorders. In: Clinical Neuropsychology, 3rd ed., Heilman, K.M., Valenstein, E. (eds): p.279-336, Oxford University Press, New York, 1993

2) 石合純夫：BIT行動性無視検査日本版，新興医学出版社，1999

3) 前島伸一郎・船橋利理・板倉徹，他：脳卒中と失行失認　リハビリテーションの実際　半側空間無視のリハビリテーション．臨床リハ，2 (5)：354-357，1993

4) 石合純夫：高次脳機能障害，新興医学出版社，p.129-137，1997

5) Rapcsak, S.Z., Cimino, C.R., Heilman, K.M.: Altitudinal neglect. *Neurology*, 38: 277-281, 1988

6) Halligan, P.W., Marshall, J.C.: Left neglect for near but not far space in man. *Nature*, 11: 498-500, 1991

7) De Renzi, E., Gentilini, M., Barbieri, C.: Auditory neglect. *J Neurol Neurosurg Psychiatry*, 52: 613-617, 1989

8) Starkstein, S.E., Fedoroff, J.P., Price, T.R., Leiguarda, R., Robinson, R.G.: Anosognosia in patients with cerebrovascular lesions. A study of causative factors. *Stroke*, 23: 1446-1453, 1992

9) 石合純夫：高次脳機能障害　第3版，新興医学出版社，p.157-179，2023

10) Mesulam, M.M.: A cortical network for directed attention and unilateral neglect. *Ann Neurol*, 10(4): 309-325, 1981

11) Weintraub, S., Mesulam, M.M.: Right cerebral dominance in spatial attention. Further evidence based on ipsilateral neglect, *Arch Neurol*, 44 (6): 621-625, 1987

12) Tegnér, R., Levander, M.: Through a looking glass. A new technique to demonstrate directional hypokinesia in unilateral neglect. *Brain*, 114: 1943-1951, 1991

13) Bisiach, E., Geminiani, G., Berti, A., Rusconi, M.L.: Perceptual and premotor factors of unilateral neglect. *Neurology*, 40(8): 1278-1281, 1990

14) Bisiach, E., Luzzatti, C.: Unilateral neglect of representational space.

Cortex, **14**(1)：129-133, 1978

15）大島浩子，他：半側空間無視（Neglect）を有する脳卒中患者の生活障害評価尺度　the Catherine Bergego Scale（CBS）日本語版の作成とその検討．日本看護科学会誌, **25**（4）：90-95, 2005

16）Ishiai, S., Koyama, Y., Seki, K., Orimo, S., Sodeyama, N., Ozawa, E., Lee, E.Y., Takahashi, M., Watabiki, S., Okiyama, R., Ohtake, T., Hiroki, M.：Unilateral spatial neglect in AD：significance of line bisection performance, *Neurology*, **55**(3)：364-70, 2000

17）石合純夫：失われた空間, 医学書院, 2009

18）石合純夫：半側空間無視の治療．神経治療, **26**（5）：577-584, 2009

19）Rossetti, Y., Rode, G., Pisella, L., Farné, A., Li, L., Boisson, D., Perenin, M.T.：Prism adaptation to a rightward optical deviation rehabilitates left hemispatial neglect. *Nature*, **395**：166-169, 1998

20）石合純夫：半側空間無視のリハビリテーションと長期予後．リハ医学, **37**：158-160, 2000

21）Mayer-Gross, W.：Some observations on apraxia. *Proc R Soc Med*, **28**：1203-1212, 1935

22）Gainotti, G.：A quantitative study of the "closingin" symptom in normal children and braindamaged patients. *Neuropsychologia*, **10**：429-436, 1972

23）村田瑞穂・加藤梓・佐藤卓也・佐藤厚・今村徹：アルツハイマー病における接近型closing-in現象の検討．神経心理学, **35**：109-116, 2019

24）平林一・坂爪一幸・平林順子・遠藤邦彦・宮坂元麿：左右半球損傷による構成障害の質的差異についての検討．失語症研究, **12**（3）：247-254, 1992

25）Gainotti, G., Tiacci, C.：Patterns of drawing disability in right and left hemispheric patients, *Neuropsychologia*, **8**：379-384, 1970

26）前掲書9），p.193-195

27）古川哲雄：Bálint症候群．神経内科, **37**：493-498, 1992

28）平山恵造・当間忍・桧山幸孝：視覚性運動失調（ataxie optique）症候学的検討と考察．臨床神経学, **23**（7）：605-612, 1983

29）前掲書9），p.191-193

30）Aguirre, G.K., D'Esposito, M.：Topographical disorientation：a synthesis and taxonomy. *Brain*, **122**：1613-1628, 1999

31）高橋伸佳：街並失認と道順障害．*Brain Nerve*, **63**：830-838, 2011

32）前掲書9），p.135-141

33）揚戸薫・高橋伸佳・高杉潤・村山尊司：道順障害のリハビリテーション―風景，道順を記述した言語メモの活用―．高次脳機能研究, **30**：62-66, 2010

〔参考文献〕

- 空間認知のニューロサイエンス. *CLINICAL NEUROSCIENCE*, 40 (1), 2022

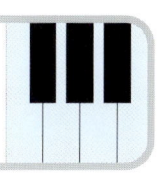

Ⅴ 動作・行為の障害

1 失行症の概念と行為の分類

不随意運動
本人の意思とは無関係に身体に異常な運動が生じること。

1）失行症の概念

　起床後，顔を洗って歯を磨く，トイレで排泄をするために下衣の上げ下ろしを行う，台所で朝食用のパンを焼く。私たちはこのように，数えきれないほどの様々な行為をあまり意識せずに行っている。しかし，脳損傷後に行為に障害をきたす場合がある。そのうちのひとつが，麻痺や不随意運動，失調といった運動機能の障害や，感覚障害に起因するものである。運動機能障害により上下肢の動きに支障が生じたり，物を触った感覚や自身の肢位がわからなくなったりすれば，行為に障害をきたすのは自明である。さらには，著しい意欲の障害があっても行為に向かおうとしないだろうし，失語症による重度の理解障害があれば，求められている課題の意図がわからず，行為の遂行が困難となることが予測される。

　さて，これらの障害が全くないにもかかわらず，行うべき行為が困難になる現象が存在する。それが「失行症」である。Liepmann[1]によれば「運動可能であるにもかかわらず，合目的な運動が行えない状態」であり，日本高次脳機能障害学会[2]によれば「錐体路性，錐体外路性，末梢性の運動障害，要素的感覚障害，失語，失認，意識障害，知能障害，情意障害などのいずれにも還元できない運動障害」とされている。失行との鑑別として重要な項目を表3-Ⅴ-1に示す。

　先に述べた運動障害や感覚障害では，困難な行為・動作はどの場面にお

表3-Ⅴ-1　失行との鑑別に重要な項目

項　目	内　容
運動機能障害	運動麻痺，協調運動障害，運動失調，不随意運動などの一般的運動機能障害
感覚障害	表在感覚・深部感覚障害
視覚および聴覚障害	視力障害，視野障害，聴力障害
失語症	言語理解能力
失　認	視覚失認，身体失認（手指／左右失認，半側身体失認）
半側空間無視	半側空間無視
全般性精神機能	意識障害，知的機能障害，感情障害，全般性注意障害

出典）日本高次脳機能障害学会編：改訂第二版　標準高次動作性検査　失行症を中心として，新興医学出版社，2003

いても一貫しているのに対し，失行症ではあるときはできて，あるときはできないという変動が認められる。例えば，「手を振ってさようなら」する動作が検査場面で困難であっても，面会を終えて帰ろうとする家族に自然に手を振っていたり，「歯ブラシを持ったつもりで歯を磨くまねをしてください」というパントマイムが困難であっても，昼食後に洗面所で自然に歯を磨いていたりするといった具合である。このような現象は「意図性と自動性の乖離」という概念で説明が可能である。すなわち，検査場面よりも日常場面のほうがより自動的，非意識的であり，同じ動作でも自動的，非意識的に行うほうが保たれると考えられている。

2）行為の分類

失行症では，行為の種類によって症状の発現や重症度に違いがみられることが少なくない。主な分類を具体例とともに以下に示す。

（1）自動詞的行為と他動詞的行為

自動詞的行為とは，道具のような行為の対象物がなく，シンボリックな情報を伝達する場合をさす（例：さようならと手を振る，おいでおいでと手で呼ぶ）のに対し，他動詞的行為とは，例えば，歯ブラシ，櫛のように具体的な道具の用途を理解し，合目的的なやり方で使用するような動作をさす。口頭で「歯ブラシで歯を磨くまねをしてください」と言われた場合でも，眼前に道具はなくとも言語を介して「歯ブラシ」という対象に対する動作が喚起される。

（2）自動性が高い行為と意図性が高い行為

友達にさようならと手を振る，コックが包丁で食材を切る，いつも使っている櫛で髪をとかすといった場合，あまり意図せずに自動的に行われることが多い。しかし，検査場面で「さようならと手を振ってみてください」と言われたり，普段ほとんど使ったことのないのこぎりや金槌を使うよう求められたりする場合，意図性が高くなる。

② 失行症の分類

Liepmann[1] は観念運動失行，観念失行，肢節運動失行の3つを古典的失行とし，それぞれに特有の病巣を想定した（1920年）。しかしながら，観念運動失行，観念失行の解釈は諸家により異なっている。Liepmann[1] は信号的動作，すなわち，さようなら，おいでおいでのような上肢の慣習的動作に加え，「歯ブラシを持ったつもりで歯を磨く」のような物品なしパントマイムの障害に加え，単一物品の使用を観念運動失行とし，複数物

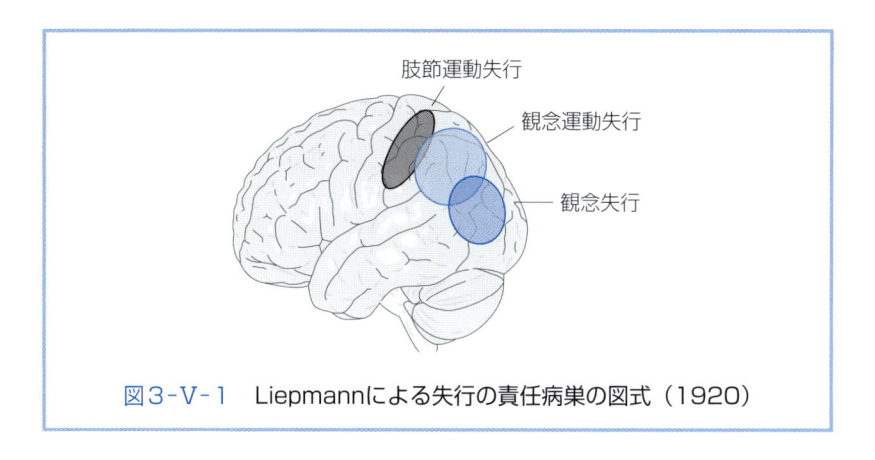

図3-Ⅴ-1　Liepmannによる失行の責任病巣の図式（1920）

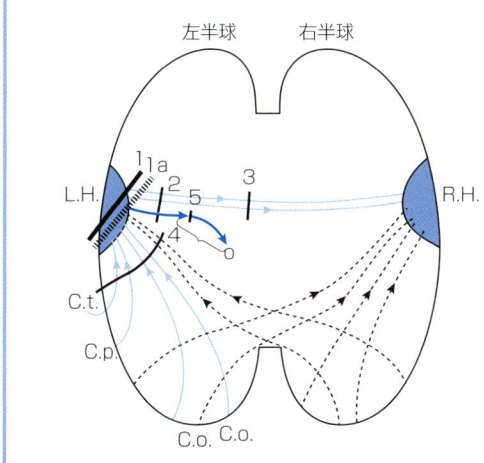

左半球　　右半球

L.H.：右手の中枢，R.H.：左手の中枢，C.o.，C.p.，C.t.：左手の中枢に向かう連合繊維の後頭葉，頭頂葉，側頭葉の各起始部。
左手の中枢への連合路と右半球から右手の中枢への連合路は，二次的なので色で示す。左右半球の脳梁による結合は色の実線で示す。L.H.より太い矢印は投射線維を示す。右手の目的運動はC.o.，C.p.，C.t.からL.H.を経て脊髄への道筋をとる。左手の目的運動はC.o.，C.p.，C.t.からL.H.を経て脳梁を通りR.H.へ行く経路が優勢である。もう一つの経路はR.H.に向かう点線で示す。
〈病巣〉
1：L.H.が完全に障害されると右手の麻痺と左手の失行（dyspraxie）を起こす。
1a：L.H.が不完全に障害され麻痺を起こさない場合，右手の肢節運動失行と左手の失行を起こすことがある。
2：右手の麻痺と左手の失行。
3：左手の失行。
4：右手の観念運動失行と左手の失行。左半球のさらに後方の病巣や，び漫性の変化はしばしば観念失行を起こす。
5：内包の病変は右手の麻痺を起こすが左手の失行は起こさない。

図3-Ⅴ-2　Liepmannによる失行の水平図式（1920）

品，すなわち系列動作の障害を観念失行と定義した。一方，同時期にはMorlaás[3]が，今日ではDe Renziら[4]が，単一／複数に限らず道具使用障害を観念失行と解釈した。

　わが国では，山鳥[5]は用語の混乱を避けるため，道具使用障害を使用失行，信号的動作の障害をパントマイム失行と呼ぶことを提唱している。研究者により分類や立場，用語の用い方が異なることを踏まえた上で，用語の多義性に撹乱されたり，異なる研究者の分類を混在させたりすることのないよう留意されたい。

　本稿では，古典的失行については，道具使用障害を単一／複数に限らずひとまとめとする立場を便宜的に用いることとし，以下に古典的失行および口舌顔面失行，着衣障害の各症候について概説する。また，Liepmann[1]による失行の責任病巣を図3-Ⅴ-1に，そして障害される部位によりどの

分離運動
ここでは，指をそれぞれ別々に動かすことをさす。

無定形動作
何をしているのかわからない反応。

ような失行が発現するかを示す水平図式を図3-V-2に示す。なお，前頭葉性行為障害については本章第Ⅵ節「前頭葉機能障害」を，脳梁離断症状については同第Ⅶ節「脳梁離断症候群」をそれぞれ参照されたい。

1）観念運動失行

　兵隊の敬礼，さようならやおいでおいでのような上肢の慣習的動作に加え，「歯ブラシを持ったつもりで歯を磨いてください」のような道具使用のパントマイムが言語命令，模倣いずれにおいても障害される。道具使用のパントマイムでは，身体の一部を道具のように使用する現象（例：「歯ブラシを持ったつもりで歯を磨いてください」→人差し指を歯ブラシに見立て，それを動かして歯磨きをするように動かす）がみられることがある。これをBPOと呼ぶ。BPOは健常者にも起こり得る反応であるため，ただちに失行と判断できない場合があることに留意が必要である。

　上肢の慣習的動作，道具使用のパントマイムいずれも，実際の生活場面での障害は顕在化しないことが少なくない。

2）観念失行

　使用すべき道具の認知や運動には低下がないのに，道具の使用が障害される。櫛で髪をとかす，歯ブラシで歯を磨くといった単一物品の使用のみならず，茶筒から急須に茶葉を入れ，そこにポットの湯を注ぎ，抽出したお茶を湯呑に入れる，便箋を折り，封筒に入れて糊づけするといった，複数物品の使用（系列動作）にも困難を呈する。

3）肢節運動失行（大脳性拙劣症）

　ボタンをはめる，コインを裏返す，手袋をはめる，ポケットにハンカチを入れるといった単純な動作が，ぎこちなく拙劣となる。自発動作でも模倣でも障害される。手指のグーパーは可能であっても，分離運動に困難をきたすことが鑑別として重要である。麻痺や感覚障害の関与が否定できないため，大脳性拙劣症とも呼ばれる。前述の観念運動失行，観念失行が左半球病変で両側性に生じるのに対し，肢節運動失行では左中心前回／後回病変で右手，右中心前回／後回病変で左手に生じることが特徴である。

4）口舌顔面失行

　口唇，舌，顔面を用いた非言語的動作（例：挺舌，舌打ち，歯をガチガチ鳴らす）を，意図的に行う際に困難を呈する症候である。無定形動作，保続に加え，舌打ちで「チッ」「タッ」，咳払いで「コホ」「エヘン」「ゴホゴホ」のような言語化（verbalization）がみられることがある。左半球病

BPO：body parts as object

変で失語に伴い出現することが多く，非 流 暢 型失語のみならず流暢型失語にも生じ得ることから，音韻機能との親和性の高さが指摘されている[6]。したがって，病巣について一定の見解はない。なお，発語失行は「音素の随意的産生のために構音筋群のpositioningと筋運動のためのsequencingをprogramする能力が損なわれたために生じる構音の障害」[7]であり，口舌顔面失行とは全く異なる症候である。非流暢型失語症であれば口舌顔面失行と発語失行が合併することは珍しくないが，両者は本質的に別の症候であることに留意されたい。

　口舌顔面失行それ自体が生活の妨げになることはないが，発語失行を伴う失語症例の発話産生訓練や，dysarthriaの構音訓練に際し，セラピストの口型の模倣が困難になることがしばしば生じる。その際，セラピストと患者が並んで鏡の前に座り，鏡で視覚的に正しい口型を見せながら行うと改善することがある。

5）着衣障害

　衣服のどちらが表でどちらが裏なのか，どちらが前でどちらが後ろなのか，衣服のどの部分に自身の身体のどの部分を近づけるのか，どこから自分の身体を通すのかがわからなくなり，着衣が困難となる症候である。自己身体と衣服との空間的関係の把握が障害されることに起因するが，左半側空間無視，構成障害との関連が大きく，これらを伴わずに着衣のみが障害される症例は極めて稀である。このため，今日では着衣「失行」ではなく，着衣「障害」と呼ばれることが多い。右頭頂葉病変により生じるとされる。

③ 失行症の評価

1）生活場面の観察

　前述の意図性と自動性の乖離という観点から，課題場面で困難であった道具使用であっても，日常生活場面ではあまり問題が顕在化しない場合もある。しかしながら，日常生活上のような行為や道具使用が困難なのか，どのような行為なら可能なのかを観察することは，評価として有用なばかりでなく，リハビリテーションプログラムの立案に際しても重要な示唆が得られる。例えば，整容場面ならば，歯ブラシに歯磨き粉を適量出すことができるか，歯ブラシを正しく把持することができるか，入れる場所やブラッシングの動作は適切か，食事動作ならば，手づかみで食べていないか，箸やスプーンの持ち方は正しいか，ご飯やおかずのすくい方が拙劣ではな

随意的産生
束縛や制限なしに自発的に産生すること。

sequencing
順序づけ，連続性。

dysarthria
運動障害性構音障害のこと。

客　体
ここでは行動の目的となる道具のことをさす。

いか，ご飯やおかずのないところをすくったりしてはいないか，などを評価する。入浴での洗体や着衣動作についても同様に，生活場面でどのように行っているかを評価する。1回の観察場面で正しくできているように見えても，異なる環境や文脈下で困難を呈するかもしれない。できれば，複数回の観察が望ましい。さらには，一見して奇異に感じられる道具使用のやり方であっても，もともとの使用経験があるのとないのとでは，その解釈は大きく異なる。可能ならば家族への情報収集が望ましい。

　できなくなった行為，誤った道具のみでなく，うまくできている行為，うまく使うことができる条件や道具についての評価，観察も忘れないようにしたい。後述するリハビリテーションプログラムを考える上でも非常に重要だからである。

2）標準高次動作性検査（SPTA）

　SPTAは日本高次脳機能学会が開発した，わが国で唯一標準化された検査である[2]。大項目は13項目からなり，それぞれに1～6の小項目が含まれている。上肢の慣習的動作については，「敬礼」「おいでおいで」「チョキ」の3項目を左右手で評価する。客体のない動作は口頭命令と模倣，客体を用いる動作については，口頭命令と模倣に加え，客体あり／なし，使用命令（「これを使ってください」の指示のみ），動作命令（「○○をしてください」と具体的に指示）と，指示条件ごとに評価する。

　定量的評価として，課題ができた場合は2点，実施過程には問題があるができた場合は1点，正常にできなかった場合は0点とし，結果を数量化することができる。さらに，対象者の誤反応を表3-V-2に示す分類に従って分析することにより，定性的評価が可能である。できれば，動画で記録を残すことが望ましい。また，定性的評価については表3-V-2にあげた項目以外にも，位置の誤り，省略，系列的誤りも重要である。左右手で行う検査は，例えば右手で「さようなら」をさせた後，左手で全く同じ動作をさせると，先に行った右手の動作の影響が反映されてしまう可能性が高い。このため，左右手での検査は，まず障害されていると想定される手から開始し，すべての動作を行った後に反対側の手で行うことが重要である。

　指示様式の差については，観念運動失行では模倣よりも口頭命令が困難であるのに対し，観念失行では模倣でも困難になることが少なくない。また，使用命令に比し，動作命令のほうが容易である。検査としてのボリュームは決して少なくないが，観念運動失行，観念失行以外に，口舌顔面失行，構成障害，着衣障害のほか，次節以降で解説する前頭葉性行為障害（「Ⅵ．前頭葉機能障害」），脳梁離断症状に伴う行為障害（「Ⅶ．脳梁離断症候群」）の評価も可能である。

SPTA：Standard Performance Test for Apraxia

表3-Ⅴ-2　標準高次動作性検査（SPTA）における誤反応の分類

反応の種類	反応の内容
正反応 （N：normal response）	正常な反応
錯行為 （PP：parapraxis）	狭義の錯行為や明らかに他の行為と理解される行為への置き換え
無定型反応 （AM：amorphous）	何をしているかわからない反応，部分反応も含む
保　続 （PS：perseveration）	前の課題の動作が次の動作を行うとき課題内容と関係なく繰り返される
無反応 （NR：no response）	何も反応しない
拙　劣 （CL：clumsy）	拙劣ではあるが課題の行為ができる
修正行為 （CA：coduite d'approche）	目的とする行為に対し試行錯誤がある
開始の遅延 （ID：initiatory delay）	動作が始まるまでに，ためらい，遅延がある
その他 （O：others）	上記に含まれない誤反応：身体部位の部品化（BPO），Verbalization（言語化），半側空間無視（USN）など

出典）日本高次脳機能障害学会編：改訂第二版　標準高次動作性検査　失行症を中心として，新興医学出版社，2003

3）WAB失語症検査・「行為」の項目

　WAB失語症検査は上肢，顔面，道具使用，系列動作（例：煙草に火をつける，ドアを叩いて開ける），両手動作（例：車の運転をする，ピアノを弾く）を含む，20項目からなる検査である[8]。口頭命令のみでできたら3点，模倣でできたら2点，物品使用でできたら1点，いずれも不可の場合は0点と採点する。定性的評価（誤反応パターン）の記載欄はないが，SPTAと同様，できれば動画で記録を残すか，あるいはどのような誤り方であったかを記述的に残しておくことが望ましい。左右手で行う検査の施行順はSPTAで述べた考え方と同様である。WAB失語症検査の中の下位項目であるが，他の検査と切り離して施行可能である。検査項目が少なく簡便であることから，スクリーニングとして使い勝手がよい検査である。

4）結果の解釈

（1）認知神経心理学的モデルに基づく解釈

　図3-Ⅴ-3にRothiら[9]の認知モデルを示す。動作が言語的に入力された場合，道具が視覚的に提示された場合，ジェスチャーを見せた場合と，入力を3つに分け，それぞれについて聴覚／視覚的分析を行った後，入力された情報の意味処理を想定している点が特徴といえる。例えば，「歯ブ

USN：unilateral spatial neglect　　　WAB：Western Aphasia Battery

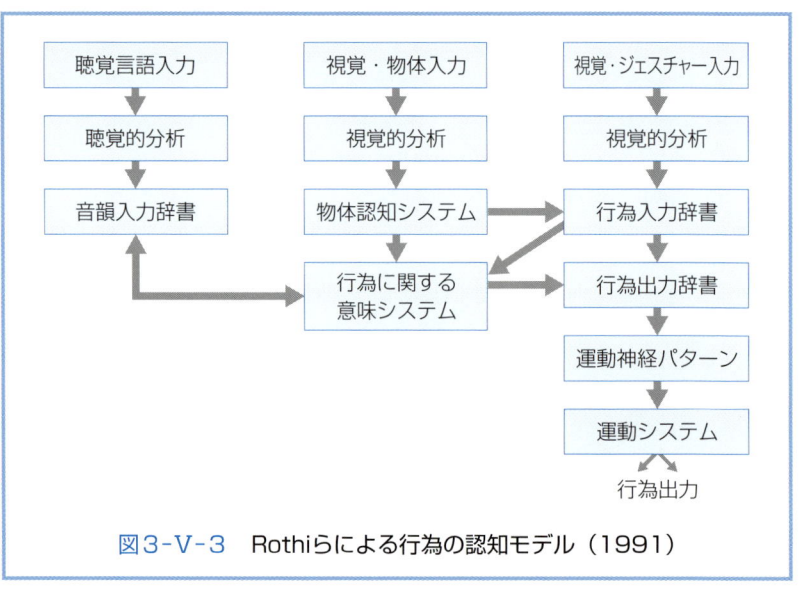

図3-V-3　Rothiらによる行為の認知モデル（1991）

ラシ」が眼前に提示され，「これを使ってください」という使用命令で困難を呈した場合，視覚・物体入力―視覚的分析―物体認知システムまでの経路については視力障害や視覚失認がなければ保たれると予測される。

　しかし，そこから行為入力辞書を喚起することに失敗したのか，それとも行為入力辞書から意味システムを活性化させることに困難を呈しているのか，あるいは行為入力／出力辞書そのものの障害なのか，どの水準の障害なのかを検証することが，障害機序に迫る評価であると考えられる。入力様式（言語指示，使用命令，ジェスチャーを提示）を変えて反応を比較することに加え，個々の箱そのものの機能や箱へのアクセスの機能の障害を抽出するような，さらなる掘り下げ検査の候補も明らかにされる。

（2）道具関連動作システムからの解釈

　Osiurakら[10]は，背―背側システム（運動皮質，運動前皮質，体性感覚皮質，基底核，視床，小脳），腹―背側システム（縁上回），腹側システム（前部，後部側頭皮質）の３つのシステムからなる3ASを提唱した（図3-V-4）。

　背―背側システムは，手を中心としたシステムで，オンラインによる運動制御やアフォーダンスに関連するシステムである。アフォーダンスとは，例えば金槌を見たとき，長い柄の部分が持ち手であると知覚され，そこを持つ動作が惹起されることである。腹―背側システムは，道具の機械的動作や知識に関連する技術的推論に関連するシステムであり，その道具が何であるか，どのような用途であるかという機能的知識がなくとも，このボタンは押すところである，ここは引くところであるという技術的推論に関

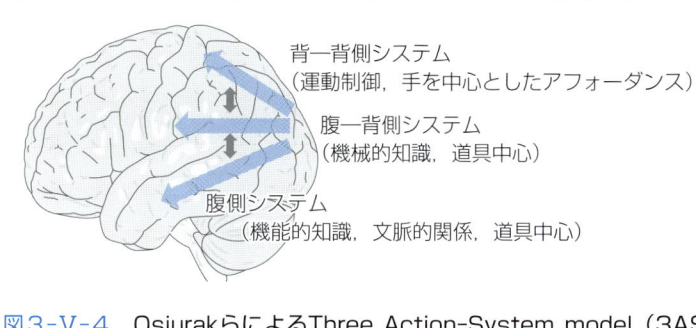

図3-Ⅴ-4　OsiurakらによるThree Action-System model（3AS）
　　　　　（2017）

与するシステムと考えられている。一方，腹側システムは，道具が何であるかということに対する機能的知識に関連するシステムであり，機能的知識に基づいた使用法を喚起するシステムであるといえる。

　道具の種類や誤反応から，これら3つのシステムのどこの障害と推定されるのかを分析することは，有効なリハビリテーションを考える上でも重要といえる。

④ 失行症のリハビリテーション

　失行症のリハビリテーションについて，脳卒中治療ガイドライン[11] では「戦略的訓練や身振りを用いた訓練を行うことは妥当である」とする一方，「総じて質の高い研究報告は少ない」とも記載されている。その背景として，可能な行為や道具，使用頻度，誤り方いずれも症例により多様であり，さらにはどのような条件なら改善されるかも症例により異なるため，例えば「整容動作ができない人にはこの訓練」というような1対1対応のリハビリテーションプログラムでは解決し得ないことがあげられよう。

　以下に，臨床で一般に行われている訓練的介入の考え方をいくつか示す。

1）難しい課題からやさしい課題へ
（1）指示様式を変える

　失行症例が物品のない状態で動作を行う際，多くの場合は口頭命令で行うよりも模倣のほうが容易であり，物品がある状態では，使用命令に比し動作命令のほうが，さらに模倣のほうが容易になる。しかし，症例によっては必ずしもこのようなパターンにならない場合もあり[12]，症例によってエラーを軽減できる指示様式を見つけ，「誤りなし学習」にすることが重

要である。

（2）自分へ向かう動作から外へ向かう動作へ

　自分に向かう動作（例：タオルで顔を拭く，歯を磨く，髪をとかす，髭を剃る）に比べ，自分の身体の外へ向かう動作（例：ふきんでテーブルを拭く，のこぎりで板を切る，テレビのリモコンを操作する）のほうが，失行症例には難易度が高いとされるため[13]，まずは自分に向かう動作から始めることは重要であろう。

　しかし，上述の例をみても，歯ブラシとのこぎりの使用頻度は明らかに異なるし，髪をとかす動作とリモコンを操作する行為とでは，複雑性が全く異なる。導入する課題や動作の選択にはこれらの要因も考慮に入れたい。

（3）一次元から二次元・三次元，平面から立体へ

　左右，縦横どちらかのような一次元の動きから，縦横の二次元，縦横斜めの三次元へ，そして平面（例：タオルでのワイピング）から，食器を拭くような，立体的な操作へと進めていく。

（4）単一物品から複数物品（系列動作）へ

　単一物品（例：櫛で髪をとかす，歯ブラシで歯を磨く，スプーンで食べる）から開始し，徐々に複数物品（例：急須でお茶をいれる，ろうそく立てにろうそくを立ててそこにマッチで点火する）へと進める。

（5）動作を区切って行う

　松井ら[14]は，失行症例のADL（日常生活動作）訓練として，標的関節運動を単関節運動まで分解することを試みた。例えばトイレ動作ならば，ズボン下げの前段階として，①大腿を左手で擦る，②擦る範囲を膝関節まで拡大，③腰部に巻いた弾性包帯を下げる，④実際場面での実施，というように分解し，個々の動作を簡略化させることで，正しい関節運動のみが選択される状況を作り出し，ADLの向上につながったと報告している。

2）誤反応に合わせた介入方法

　種村[12]は，失行症例3例のSPTAと日常生活場面の映像記録から，動作と行為の特性の質を分析し，エラー特性分類を整理した。道具使用のエラーについては，表3-Ⅴ-3に示した5種の特性をあげ，それぞれに合わせた介入方法を以下のように整理している。

　①　**身体フォームのエラー**　　適切な手の形や把持の位置を形どる。

　②　**対象操作のエラー**　　手を添えてエラーレスとなるよう，操作の仕方を誘導する。

　③　**系列動作の順序づけのエラー**　　1つの道具でまず練習し，それができたら系列を少なくして実施し，他の系列は介助とし，徐々に自身で行う系列を増やしていく。

ADL：activities of daily living

表3-Ⅴ-3　道具使用のエラーの種類

エラーの種類	エラーの内容
身体フォームのエラー	道具に対する腕や手の形，道具に対する手の向け方，道具の把持の仕方や把持の位置，把持の様式などの不良
対象操作のエラー	働きかける対象を誤る
身体フォームと対象操作の複合エラー	身体フォームと対象操作のエラーが同時に生じる
系列動作の順序づけのエラー	系列動作の順序を誤る。系列動作で，試行錯誤する，余分な動作が加わる，うっかりした動作が混入する。系列動作で誤りに気づき修正する　など
対象の変化に対する調整のエラー	量の見積もりを適切に行えない。道具の形の変化にとまどう。動作の振幅や力場が少ない　など

出典）種村留美：失行症のリハビリテーション—エラー特性に応じた介入—．神経心理学，28（3）：182-188，2012 より作成

④　対象の変化に対する調整のエラー　　同じ道具を使用する，同じ方法を教示する，系列動作を少なくする。種村[15]はさらに，道具の意味知識を問う1週間のベースラインの後に，道具の名前，使用法などの意味知識を与えたのちに失行症が改善した症例を報告している。このことから，道具の概念や知識が障害されている場合は，名称や使用法を教示し，再度学習させることも重要であると示唆される。

3）誤りなし学習

　記憶障害の領域で有効性が指摘されている「誤りなし学習」は，失行症のリハビリテーションを考える上でも有用である。鈴村ら[16]は，右手でのスプーンやフォークの使用動作が困難な症例に対し，いったん左手でスプーンやフォークを正しく持って，何度か食物をすくう動作を行わせた後，右手に持ち替えさせれば，その後は右手で問題なく食事摂取ができることを発見し，一度左手で正しく道具を持ってから右手に持ち替える方法を徹底して練習させた。この方法でスプーンとフォークを用いた食事の自己摂取が自立したとされている。できなくなった行為だけでなく，うまくできている行為や条件を見逃さなかったことが奏功した訓練といえる。

4）代償的訓練

　Osiurakら[10]の3AS（図3-Ⅴ-4），すなわち背—背側システム（運動皮質，運動前皮質，体性感覚　皮質，基底核，視床，小脳），腹—背側システム（縁上回），腹側システム（前部，後部側頭皮質）の3つのシステムのうち，どのシステムが障害（ないしは保存）されているかが明らかにされれば，残存するシステムで代償できる可能性が考えられる。具体的に

徒手的
ここではセラピストが患者の身体に直接触れて行うことを意味する。

は，道具の機械的動作や知識に関連する技術的推論である腹─背側システムが障害された場合，手を中心としたシステムで，オンラインによる運動制御やアフォーダンスに関連する背─背側システムでの代償を考えることができる。道具への到達運動や把持をさせることで，動作が惹起される可能性が生じるであろうし，徒手的に操作を繰り返すことでもこのシステムを賦活できる可能性があろう。

5）環境調整

　訓練的介入によりすべての機能に改善がみられるとは限らない。個々の症例が生活しやすい環境を整えていくことが重要である。例えば，食事を手づかみで食べてしまう症例には，摂食嚥下機能が許せば主食をおにぎりやパンに変える。スプーンでの食事動作が拙劣な症例には，柄の太いスプーンやすくいやすい皿に変更する。整容動作については，訓練で歯ブラシを置く位置と向きを決めて繰り返し練習し，生活場面でも必ず同じ位置と向きにする，また，もともと本人が使っていた，慣れた道具があればそれを持ってきてもらうように家族に依頼する。以上のような調整が望まれる。

⑤ 症例提示

　いずれも筆者のこれまでの臨床経験に基づく架空の症例である。

1）左中大脳動脈梗塞の高齢男性の例

【症例紹介】70歳代男性　右手利き
- 現病歴：心原性脳塞栓症により左中大脳動脈領域に広汎な梗塞巣を呈し，急性期治療を終えた後，回復期リハビリテーション病院へ転院
- 神経学的所見：顔面を含む右片麻痺
- 神経心理学的所見：全般性注意障害，右半側空間無視，全失語，失行

【経過①】
　回復期リハビリテーション病院転院時には座位保持から極めて困難で，2人介助にてリクライニング車椅子を使用した。食事，整容は左手での道具把持から極めて困難で，手に持たせてもすぐテーブルに置いてしまうことがほとんどであった。このため，食事，整容いずれも全介助であった。嚥下機能に大きな問題がなかったため，栄養科におにぎりを出してもらうよう依頼した。しかし，手に持たせても口に運ぼうとすることはなく，持っ

たままじっとしているだけであったため，結果的にスタッフが皿からスプーンに乗せ，全介助で摂取することになった。

　理学療法（PT）および作業療法（OT）では介助量の軽減を目的に，言語聴覚療法（ST）では発動性改善，コミュニケーション手段の確立を目標に，リハビリテーションが開始された。易疲労が強く，60分のリハビリテーションには耐えられないため，午前／午後に時間を分散して実施することとなった。

【経過②】

　転院後1.5か月程度で通常の車椅子へ１人介助での移乗が可能となった。PTでは起き上がり，立位，介助歩行での訓練を実施，OTでは起居動作に加え，左手で物を把持して移動させる訓練，スプーンを持たせてすくう動作を介助で行った。STではコミュニケーション訓練と並行し，ゲーム的なやり取りの中でボールを手に持って転がしたり，太めの色鉛筆を使用し，介助下で塗り絵を行ったりした。

　2か月時より言語聴覚士・作業療法士がセラピストとして交代で昼食場面に直接介入を開始した。徒手的にスプーンでおかずをすくい，口に運ぶ動作をセラピストが繰り返し行った後，徐々にセラピストが手を放し，自力で行うように誘導した。おかずをスプーンですくい，口に運ぶという一連の動作がそれらしくできることを優先し，ある程度の食べこぼしは容認した。しかしながら，強い右半側空間無視により，左側のおかずばかりを摂取し，右側の器や皿に全く手を付けようとしなかったことに加え，すでにおかずがない食器の上ですくおうとする動作がしきりにみられた。このため，汁物以外の主食・主菜・副菜をすべて大皿一皿盛りにし，かつ滑り止め付きの皿に変更した。さらに，一度に多量を口に含まないよう，Kスプーンに変更した。これらの調整により，徐々に自力摂取がスムーズにはなったが，半量程度摂取するとスプーンを持つ手が止まってしまうことが多かったため，残りは看護師による全介助での摂取とした。

【まとめ】

　当初，半量摂取に15分近くかかっていたが，慣れるに従い時間が徐々に短縮し，全量を25分程度で自力摂取できるようになったため，セラピストの食事場面の介入は終了し，看護師の遠監視下で全量摂取が可能となった。そのほかのADLは全介助のまま自宅退院となった。

Kスプーン
柄が長く，食物をのせる部分が薄くて小さいスプーンで，摂食嚥下障害の患者用に開発されたものである。事例内では，食物を多量にすくわないために使用している。

２）左前頭─頭頂領域の脳梗塞の中年女性の例

【症例紹介】50歳代女性　右手利き

・現病歴：自宅で言動がおかしくなり，病院に救急搬送，MRIにて左前頭─頭頂領域に梗塞巣を認め，保存的加療を行った。発症1か月時にリハビリテーション病院へ転院

・神経学的所見：顔面を含む右片麻痺

・神経心理学的所見：全般性注意障害，非流暢型失語症，失行

【検査結果】

　標準高次動作性検査では物品なしパントマイムでは誤りを生じたが，実物品の使用命令は可能であった。ADLは食事，整容は左手使用で自立していたが，新規の道具で拙劣さがみられた。リハビリテーションでは革細工やネット手芸などの手工芸を通じ，徐々に動作の習熟を図っていった。

【評　価】

　本例は専業主婦であったため，家事動作がどの程度可能かを評価することも重要なポイントとなった。米とぎから電気釜での炊飯，レタスやミニトマトでのサラダを作ることは可能であったが，例えば，カレーのじゃがいものように固い物が包丁に刺さったままうまく離れないとき，補助手である右手でじゃがいもを押さえて包丁を抜くのではなく，じゃがいもが刺さった包丁を口に近づけ，口でじゃがいもを取ろうとする場面が観察された。このため，包丁を使った調理を単独で行うことは困難と判断し，カット野菜の使用や，手でちぎったりレンジで加熱したりすれば可能な調理を提案することとした。具体的には，なすをラップに包み，レンジで加熱した後，水にさらし，手で裂いておひたしにする，といった具合である。レンジで調理の簡単な副菜のみ自身で作ることとし，その他の調理は娘が自宅にいる休日に，見守り下で部分的に実施することとした。

【まとめ】

　洗濯は全自動洗濯機を用いて自力で可能，物干し竿やピンチに吊す動作にも問題がなく，家庭でも単独で可能となった。

〔引用文献〕

1）Liepmann, H.：Apraxie. *Ergb Ges Med*, 1：516-543, 1920

2）日本高次脳機能障害学会：改訂第二版　標準高次動作性検査　失行症を中心として，新興医学出版社，2003

3）Morlaás, J.：Contribution á l'étude de l'apraxie. *Legend*, 1928

4）De Renzi, E., Lucchelli, F.：Ideational apraxia. *Brain*, 111(Pt5)：1173-1185, 1988

5）山鳥重：観念失行—使用失行のメカニズム．神経研究の進歩，38（4）：540-546，1994

6）志塚めぐみ・小嶋知幸・加藤正弘：伝導失語の病巣と利き手—音韻の選択・配列機能の局在について—．失語症研究，22（4）：306-315，2002

7）吉野眞理子："発語失行"はなぜわかりにくい—障害の多様性，症状の変型と変容の視点から—．神経心理学，21（3）：191-199，2005

8）WAB失語症検査（日本語版）作成委員会：WAB失語症検査（日本語版），医学書院，1986

9）Rothi, L.J., Ochipa, C., Heilman, K.M.：A cognitive neuropsychological model of limb praxis. *Cognitive Neuropsychology*, 8(6)：443-458, 1991

10）Osiurak, F., Rossetti, Y., Badets, A.：What is an affordance? 40 years later. *Neurosci. Biobehav Rev*, 77：403-417, 2017

11）日本脳卒中学会脳卒中ガイドライン委員会編：脳卒中治療ガイドライン2021［改訂2023］，協和企画，2023

12）種村留美：失行症のリハビリテーション—エラー特性に応じた介入—．神経心理学，28（3）：182-188，2012

13）Miller, N.：Dyspraxia and Its Management, CROOM HERM, London, Sydney, p.195-216, 1986

14）松井沙織・酒井浩・清水賢二，他：動作の分解と再構成を用いた段階的再学習訓練が効果的であった失行症の一例．認知リハビリテーション，19（1）：31-40，2014

15）種村留美：概念失行を呈した症例に対する道具の意味理解による動作の促進．高次脳機能研究，25（1）：82，2005

16）鈴村彰太・大沢愛子・植田郁恵，他：失行を中心に多彩な認知機能障害を呈した脳梗塞症例に対するリハビリテーション．脳卒中，39：292-298，2017

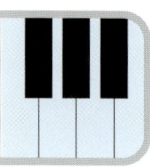

VI　前頭葉機能障害

1　前頭葉の構造と機能

1）解　剖

　前頭葉は系統発生学的に最も遅く完成する脳部位であり，ヒトにおいては脳全体の約3割を占め，その割合は他のどの動物よりも大きいことが知られている。大脳を外側からみると，前頭葉は中心溝の前方・外側溝の前上方に位置し，後端である中心溝と，その前方にある中心前溝にはさまれる領域が中心前回である。さらに前方には，上前頭溝と下前頭溝の2つの脳溝が前後方向に並走し，前頭葉を上前頭回，中前頭回，下前頭回の3つに分けている。下前頭回は外側溝の分枝である外側溝前上行枝と外側溝水平枝により，前方よりそれぞれ眼窩部，三角部，弁蓋部の3つの領域に分けられている（図3-VI-1a）。

　前頭葉を内側からみると，中心溝の内側端から脳梁を取り囲むように前後に帯状溝が走行しており，帯状溝と脳梁の間に位置するのが帯状回である。帯状溝の上方（背側）には，前方より上前頭回内側部と中心傍小葉があり，中心傍小葉と帯状回は頭頂葉に続いている（図3-VI-1b）。

　前頭葉を下面（腹側）からみると，前後に走る嗅溝により，内側の直回と外側の眼窩回に区別されている（図3-VI-1c）。

　中心前回の前方に位置する運動前野と補足運動野のさらに前方にある皮質を前頭前野と呼ぶ。前葉前野は大まかに3つの領域，外側部の背外側前頭前皮質（DLPFC）と，腹側部（下面部）の眼窩前頭皮質（OFC），内側

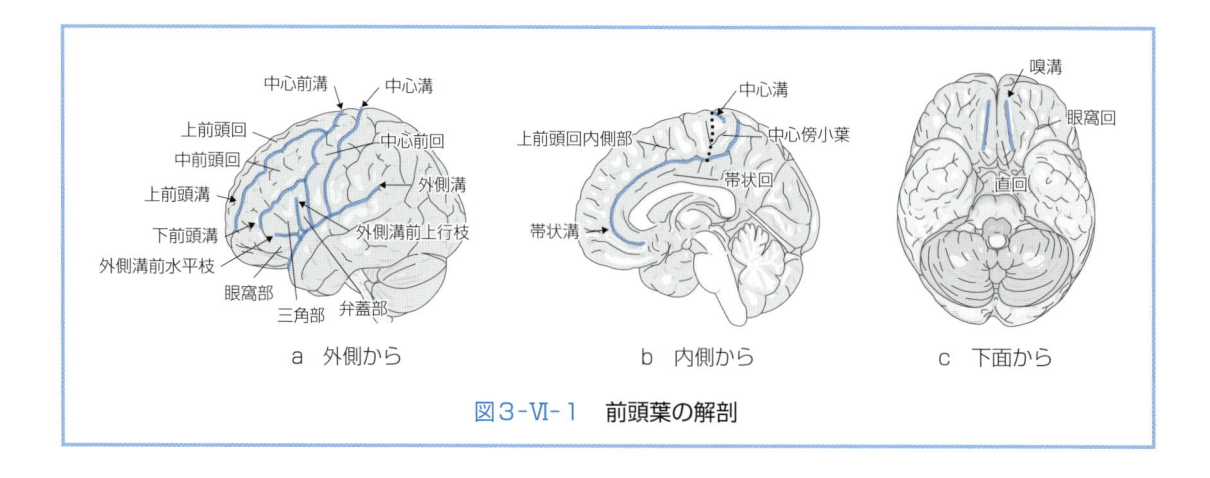

a　外側から	b　内側から	c　下面から

図3-VI-1　前頭葉の解剖

DLPFC：dorsolateral prefrontal cortex　　OFC：orbitofrontal cortex

部の内側前頭前皮質（MPFC）に分類される。しかし，内側前頭前皮質に前部帯状回（ACC）を含める立場や区別する立場など，その他にもいくつかの分類法が知られている[1]。

2）機　能

　前頭葉の最も後ろに位置する中心前回は，随意運動の中枢である一次運動野に相当する。この領域は20世紀前半にカナダの脳神経外科医であるWilder Penfieldによる脳表の電極刺激実験[2]により，中心前回の外側から内側にかけて，顔面―手指（しゅし）―上肢―体幹―下肢の順に並ぶ機能局在の存在が示されている。中心前回の前方に位置する運動前野と，内側面にある補足運動野は，二次運動野または運動連合野と呼ばれ，運動制御や運動の開始，順序だった複数の運動の実行，両手での協調運動などに重要な機能をもつ。さらにその前方には，衝動性眼球運動に関与している前頭眼野が，上前頭回から中前頭回にまたがり位置している。

　左下前頭回の弁蓋部と三角部は，ブローカ野と呼ばれている。伝統的にブローカ野は言語の表出にかかわることが知られているが，近年では統語機能[3]に関与するとも考えられている。また，左中前頭回後部は古くからExner（エクスナー）の書字中枢と呼ばれ，この領域の損傷による前頭葉性純粋失書では，仮名文字の省略や順序の間違い（「いれなさい」を「いれないさ」，「ひがし」を「ひかじ」など）が特徴とされている[4]。その他，前頭葉には自律神経にかかわる領域もあり，上前頭回の一部と帯状回の前部，および脳梁膝部（のうりょうしつ）には前頭葉性排尿中枢が存在するとされている。さらに前頭葉内側下部の後方は前脳基底部と呼ばれ，記憶や情動とのかかわりがあり，辺縁系にも属している。

　以上のように，前頭葉の機能は非常に多彩であるが，特に運動野や運動前野を除いた前頭前野と呼ばれる領域は，他の大脳皮質領域や大脳基底核，視床，視床下部，脳幹網様体，大脳辺縁系などと豊富な線維連絡を有している。Cummingsは前頭前野の機能局在について，大脳基底核や視床を含む3つの主要な神経回路の存在を指摘しており，それぞれの神経回路と機能障害との関連性について整理している（図3-Ⅵ-2）[5]。まず，背外側前頭前皮質（びじょう）から尾状核背外側部（はいがいそく），淡蒼球内節背内側部（たんそうきゅう）（はいないそく），黒質吻側（ふんそく），視床腹側前核や視床背内側核を経て，再び背外側前頭前皮質へと戻る神経回路であるが，この損傷では主に遂行機能の障害がみられる。次に，眼窩前頭皮質から尾状核腹内側部，淡蒼球背内側部，黒質吻内側，視床腹側前核や視床背内側核を経て，再び眼窩前頭皮質へと戻る神経回路であるが，この損傷では脱抑制や性格変化，意欲の低下，注意障害などが生じる。最後に内側前頭前皮質（帯状回前部）から側坐核（そくざかく），淡蒼球腹側吻外側部，黒質吻

電極刺激実験
Penfieldは，てんかん患者の手術部位の決定に際し，大脳皮質のどの部位を電気刺激すると，どの部分が反応したかを記録し，運動野や体性感覚野の機能局在の地図を作った。

Exner（エクスナー）の書字中枢
ヒトの機能局在についてドイツ人医師のExnerが1881年に執筆した大作，167例の剖検による症例報告集の中で，初めて左中前頭回脚部を書字中枢と言及した。

MPFC：medial prefrontal cortex　　　ACC：anterior cingulate cortex

メタ認知

自分自身を客観的に認知する能力。"メタ"は"超"や"最上の"という意味をもつ。アメリカの心理学者Flavell（1976）によって命名された。

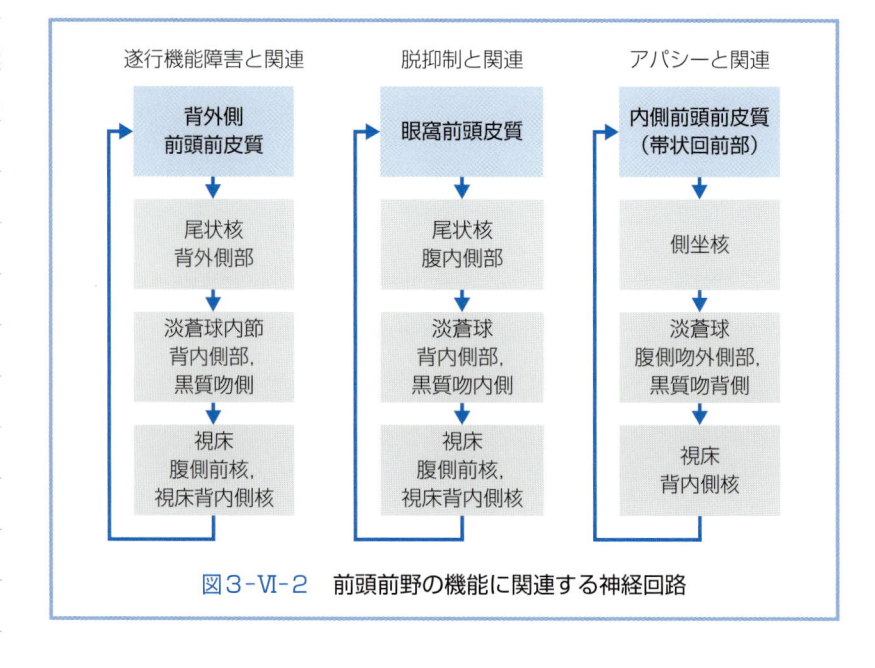

図3-Ⅵ-2　前頭前野の機能に関連する神経回路

背側，視床背内側核を経て，再び帯状回前部へと戻る大脳辺縁系と関連する神経回路については，損傷により意欲や情動，記憶などに障害が生じるという。

② 前頭葉機能障害の分類

　前頭葉の機能については，現在でも不明な点が多く，"前頭葉の謎"，"前頭葉のパラドックス"などとも表現されている[6]。前頭葉の損傷により生じる症候，すなわち前頭葉機能障害に関しても様々な見解があり，症例報告や健常者を対象とした心理学研究など現在でも非常に多くの検討が行われている。

　前頭葉の中でも，前頭前野に損傷を有する患者は，他の脳領域損傷とは異なる特有の症候を呈することが多い[7]。例えば，自発性の低下，脱抑制や衝動性，思考や行動の柔軟性の低下，思考や行動の保続，注意の持続や転換・配分の困難さ，行動の開始や停止の困難さ，メタ認知の低下，および他者の心情理解の障害などがあげられる。こうした症候は，認知・運動・感情などの要素的機能の障害ではなく，それらを制御・調整する機能の障害に起因していると考えられている。したがって，前頭葉機能障害とは，失語症，失行症，記憶障害，視空間認知障害などの各機能領域の損傷に特異的なものではなく，それらの領域を超えた，いわば「超」機能領域的ともいうべき特徴をもっている[8]。以下に，主に前頭前野の損傷と関連する

表3-Ⅵ-1　前頭葉機能障害の分類

	障害・症状等	損傷部位・領域
遂行機能とかかわりが深い障害	遂行機能障害	背外側前頭前皮質・眼窩前頭皮質・内側前頭前皮質
	作業記憶障害	背外側前頭前皮質＋後部脳領域
	セットの転換障害	背外側前頭前皮質
前頭葉性行為障害	運動開始困難	前頭葉内側面（補足運動野，前部帯状回）
	把握現象	対側の前頭葉内側面（補足運動野，前部帯状回）
	道具の強迫的使用	左前頭葉内側面＋脳梁膝部
	利用行動	眼窩前頭皮質・内側前頭前皮質
	模倣行動	眼窩前頭皮質・内側前頭前皮質
	環境依存性症候群	眼窩前頭皮質・内側前頭前皮質
社会的行動障害	意欲・発動性の低下	内側前頭前皮質
	情動コントロール障害	眼窩前頭皮質
	対人関係障害	――
	依存的行動	眼窩前頭皮質・内側前頭前皮質
	固執	背外側前頭前皮質

障害について述べる（表3-Ⅵ-1）。

1）遂行機能障害

　遂行機能（executive function）とは計画力・実行力・内省力・想像力等を制御しながら，目的のある一連の行動を効果的に実現させるための能力であり，実行機能とも訳される。遂行機能の定義[9]-[12]については研究者により若干異なるが，問題解決・実行能力をさす概念といえる（表3-Ⅵ-2）。そもそも高次脳機能には階層性があり，注意，情動などの基盤となる機能の上に言語，行為などの個々の高次脳機能，さらに上位に遂行機能があると説明される[13]。すなわち，遂行機能は前述のように各機能領域を超えた「超」機能領域的であり，言語，行為，対象の認知，記憶などの要素的な高次脳機能を制御し統合する，「より高次の」機能ととらえられている（p.48，図3-Ⅰ-1参照）。

　Lezakは遂行機能を構成する4つの構成要素として，「目標の設定（goal formulation）」，「計画の立案（planning）」，「計画の実行（carrying out activities）」，「効果的な行動（effective performance）」をあげている[11]。

　例えば，「目標の設定」には，目標を明確化し意図を形づくる能力が必要であり，動機づけや，自身や環境についての適切な認識能力も重要となる。「目標の設定」が困難になると，目先の利益にとらわれ将来の見通しが悪くなる。

　「計画の立案」には，自分自身や自分を取り巻く現在の状況を客観的にとらえた上で，優先度や重要度を考えながら必要な手段・技能・材料・人

表3-Ⅵ-2　遂行機能障害の分類

Sohlberg, Mateer (1989)[10]	Lezak (1995)[11]	Holland, Hogg, Farmer (1997)[12]	Callahan (2000)
・Anticipation （予想） ・Goal selection （目標の選択） ・Planning （計画の立案） ・Initiation of activity （活動の開始） ・Self-regulation/monitoring （自己制御/監視） ・Use of feedback （フィードバックの使用）	・Volition/intentional behavior （意欲的/意図的な行動） ・Planning （計画の立案） ・Purposive action （合目的的な行動） ・Effective performance （効果的な実行）	・Speed of processing （処理速度） ・Sequencing （系列化） ・Flexibility （柔軟性） ・Idea generation/task analysis （創造性/課題分析） ・Planning/organization （計画/組織化） ・Initiation （開始） ・Evaluation of strategies （方略の評価） ・Attention to detail （細部への注意） ・Self-awareness （自己認識力） ・Time management （時間管理）	・Initiation （開始） ・Termination （終了） ・Self-regulation （自己制御）

「効果的な行動」に関連する能力
自己監視能力（self-monitoring），自己修正能力（self-correction），自己意識能力（self-awareness），行動制御能力（ability to regulate behavior）があげられる。

物等を取捨選択し決定する能力が必要となる。「計画の立案」の障害では，問題が生じた際に新たな代替案を考えることが困難になってしまう。

　「計画の実行」には，一連の複雑な行動を，正しい順序でまとまった形で開始・維持し，必要に応じて変更・中止する能力が必要となる。「計画の実行」が障害されると，計画を正しく実行することができず，衝動的な行動が目立つようになってしまう。

　「効果的な行動」には，自分自身の行動を常に監視し，適宜修正し，調整する能力が必要となる。「効果的な行動」が障害されると自分自身の行動を監視・修正し，調整することが困難になるため，自分の行動の誤りに気づかない，気づいても修正できなくなってしまう。

　実際には，これらの4つの要素が単独で障害されることはなく，複数の要素が複合的に障害される場合がほとんどである。

　一方で，遂行機能は自ら計画を立案し実行する状況で必要となる機能であるため，看護師やリハビリテーションスタッフなどによる介助が行われる病棟生活場面では，遂行機能障害が目立たないことも少なくない。実際，退院後の自宅生活や就労場面においてはじめて遂行機能障害が明らかになることは多い。また，遂行機能障害では，言語，行為，視空間認知，記憶，意欲などの個別機能が保たれていることが前提となることにも注意が必要である。

遂行機能の神経基盤については，前述の大脳基底核や視床との線維連絡をもつ3つの神経回路が中心的役割を果たしている。背外側前頭前皮質の神経回路は，思考の柔軟性や発散的思考に関与している。発散的思考[14]とは，様々な方面へ考えを巡らせ，新しいアイデアを導き出す能力，すなわち「目的ある行動」や「効果的な行動」の構成要素である。また内側前頭前皮質の神経回路は目標指向的な意思決定，長期的な展望，つまり「目標の設定」に関与する。この神経回路の損傷では将来的展望を見据えた決定ができず，目先の利益・利点を選んでしまう傾向，近視眼的な行動が生じやすくなる[15]。さらに眼窩前頭皮質の回路は，不適切な反応を抑制する能力に関与する。反応抑制が障害されることによっても「効果的な行動」は障害される。前述の通り遂行機能障害は複合的な概念であることから，ある単一の責任病巣があるというよりは，皮質および皮質下構造で構成される遂行機能にかかわるネットワークのいずれかが損傷されることにより生じると考えるとよい。

2）作業記憶障害

作業記憶，すなわちワーキングメモリーとは一時的に情報を保持し，それを処理または操作する記憶のしくみである。特に複数の情報を同時に保持・処理・操作する場合には作業記憶を用いる。文章問題の数式を解く，複数の料理を並行しながら作る，運転しながら会話する，会議で複数人の意見をまとめるなど，特に社会生活において作業記憶を必要とする場面は非常に多い。言語性作業記憶と視覚性作業記憶に分類されることもあり，言語性作業記憶は会話や読書などにおけるストーリーの理解，または暗算などに関与するとされ，視覚性作業記憶は言語以外の様々な情報，例えば，色や形，対象の空間的・時間的情報の一時的記憶・操作に関与する。言語性作業記憶には主に左大脳半球が，視覚性作業記憶には右大脳半球がかかわるとされているが，明確に分かれているわけではない。

作業記憶の障害は社会生活において様々な支障をきたす。例えば，複数のことを同時に行えない，作業が中断されると何をしていたのかわからなくなる，長い会話や情報量が多い会議になると理解できない，本やドラマのストーリーを理解できない，やり忘れが増えるなどの症状がみられる。

作業記憶を担う神経基盤については，Baddeley[16],[17]により提唱されたmulti-component working memory modelが有名である。このモデルによると，作業記憶は，「中央実行系」と，その従属システムである「音韻性ループ」と「視空間性スケッチパッド」，「エピソードバッファ」の3つから構成される。

音韻性ループは，言語性把持力や言語性短期記憶ともいわれ，音響・音

韻性の記憶痕跡をリハーサル（繰り返すこと）し，ごく短時間（2秒程度）把持する働きがある。視空間性スケッチパッドは，視覚性短期記憶ともいわれ，視空間性のイメージを短時間把持・処理する機能を有している。エピソードバッファは，多次元の情報を一時的に把持・統合し，長期記憶との情報のやりとりを行う機能をもち，2000年以降のモデルに追加された新しいコンポーネントである。

　中央実行系はBaddeleyの作業記憶のモデルの中心にあり，3つの従属システムの処理に対し，容量に限りのある注意を配分したり，モダリティー変換や，それらの処理の間，必要な情報を把持したり，処理が終了して情報が不必要になれば消去したりするなど様々な機能が想定されている[18]。Baddeleyの作業記憶モデルおよび推定される神経基盤[18]については，「II 記憶障害」の図3-II-4（p.63）を参照されたい。

　作業記憶を担う脳領域については，背外側前頭前皮質を中心とした神経回路が重要であると推測されており，前述の遂行機能と類似点が多い[19]。両者の相違点として，遂行機能は前頭葉損傷患者の症候の観察から生まれた臨床的な概念であるのに対し，作業記憶は主に健常者を対象とした認知神経科学的検討から発展した概念であるという歴史的背景の違いがあげられる。また，そもそもの作業記憶は"記憶情報の操作"についての概念であったが，Baddeleyらにより機能が徐々に拡張され，結果的に遂行機能と重複するものになっていったという経緯もある。実際の臨床場面においても作業記憶と遂行機能は同じように用いられることが多いが，作業記憶は遂行機能の重要な構成要素のひとつであると考えると理解しやすいと思われる。また，遂行機能と同じように，作業記憶も前頭葉以外の脳損傷で障害されることには注意が必要である[20]。言語やエピソード記憶，視空間認知機能などの要素的機能が保たれているにもかかわらず，前述のような症状を呈する場合，作業記憶の障害を疑うこととなる。

3）セットの転換障害

　効果的で目的にかなった一連の行動をとるためには，外界から入力され認知された情報をもとに注意を配分し，適切な行動パターンであるセット（set：心的構え）を形成し実行しなければならない。また，入力された刺激が変更された際には，古い情報を更新し新規の適切なセットに転換していくことも必要になる。このようにセットを形成・維持し，更新された情報に従って転換していくことも前頭前野の重要な機能のひとつである[21]。

　したがって，前頭前野の損傷ではセットの転換障害が生じることがある。この場合，一度形成されたセットから他のセットに移ることが困難になり，発想や視点の転換が少なくなるため，ひとつの考えや視点にこだわり柔軟

な思考ができなくなってしまう。直前の反応を抑制しつつ新たな処理を行うという点では，セットの転換には選択的注意機能も関与している。また，注意を保持し，必要に応じて注意を分配しながら新しい情報と照らし合わせる機能は，作業記憶とも関連しており，「注意の転導性」や「思考の柔軟性」と表現されることもある。ひとつの考えや行動に固着する様子から「mental rigidity（心的強剛）」や，直前のセットが繰り返されるという点から「高次の水準での保続」ととらえることもできる。セットの転換障害は背外側前頭前皮質の損傷で出現しやすいとされる。

4）前頭葉性行為障害

　前頭葉には設定した目標に向け，行為・行動を開始，抑制，選択しながら，環境に適応して柔軟に行為や行動を調整する能力が備わっている。前頭葉損傷では，こうした一連の行為・行動を調整する能力が障害されることで，自発性の低下や，過度に周囲の環境に影響されやすくなるなどの症状，具体的には運動開始困難や，把握現象，道具の強迫的使用，利用行動，模倣行動（模倣行為），環境依存症候群を呈することがある。これら前頭葉性の行為障害は，行為の抑制の障害，つまり，"してしまう行為障害"[22]であり，頭頂葉障害に起因する失行などの行為の実行障害である"できなくなる行為障害"[23]とは区別される（図3-Ⅵ-3）。

　行為や行動を意図し，運動を開始し，維持し，終了する過程には，前頭葉内側面が大きくかかわっている。特に補足運動野や前部帯状回が損傷されると，このような運動を適切に開始・遂行する機能に障害が生じ，運動開始困難，運動維持困難がみられる。

　運動開始困難とは，運動の途中，もしくはある条件下で一側の上肢・下肢を用いて意図的な動作や行為が開始できず，止まった状態のままになってしまうことをさす[24),25)]。指示をしても，徒手的に介助を行っても運動が

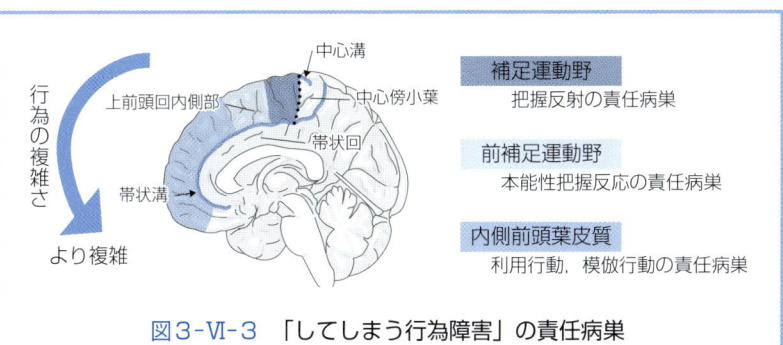

行為の複雑さ → より複雑

中心溝
上前頭回内側部
中心傍小葉
帯状回
帯状溝

補足運動野
把握反射の責任病巣

前補足運動野
本能性把握反応の責任病巣

内側前頭葉皮質
利用行動，模倣行動の責任病巣

図3-Ⅵ-3　「してしまう行為障害」の責任病巣
「してしまう行為障害」の責任病巣は，後ろから前へ行くほど，行為としてより複雑なものの抑制にかかわるようになる[22)]。

できないため，麻痺や筋力低下と間違われることも少なくない。しかし，検査場面ではない自然状況下であったり，具体的な動作を指示せずに，他の目標による指示を与えたりすると運動が可能となることがある（例：「右手を上げてください」の代わりに，「そこの本を取ってください」等）。

運動維持困難は，開始した運動を維持することができない症候[26]であり，閉眼，開口，挺舌などの単純な動作について評価を行うことが多い。機序としては運動感覚のフィードバック障害[27]や持続性注意障害[28]が指摘されている。

把握現象とは，意思とは関係なしに，手に触れたものを握ってしまったり，触れなくても見えただけで手を伸ばして対象を握ってしまったりする現象をさす[29]。把握現象は，手のひらを圧迫しながらこするなどの触覚刺激により生じる把握反射と，単に手に触れた場合や見えただけでも手を伸ばしてしまう本能性把握反応に分けられる。把握反射は，対側の前頭葉内側面損傷で出現し，本能性把握反応は，対側の前頭葉内側面，特に前部帯状回・補足運動野の損傷が原因[30]として指摘されている（図3-Ⅵ-3参照）。2つの症候は，前頭葉内側面の損傷により出現するため合併することも多く，原始反射の抑制が解除されたことで出現する解放現象であると考えられている。

眼前に置かれた道具や物品を，意図に反して強迫的に右手が使用してしまう現象を道具の強迫的使用[31]という。右手の使用行為を左手が止めようとする様子がしばしばみられ，右手は必ず強い把握反射や本能性把握反応を伴っており，左前頭葉内側面と脳梁膝部の損傷で出現するとされる。その機序については，次のように説明されている。左半球には，道具を使用する際に重要となる行為のプログラム情報が存在しており，通常は両側前頭葉から抑制を受けていると想定される。しかし，左前頭葉内側面の損傷により左前頭葉からの抑制が，さらに脳梁膝部の損傷によって右前頭葉からの抑制が欠如すると，本人が意図しないにもかかわらず行為が開始されてしまう。そのため，道具の強迫的使用は，習熟行為の解放現象と考えられている[32]。

その他の前頭葉損傷による解放現象としては，利用行動，模倣行動（模倣行為），環境依存症候群と呼ばれる症候が知られている[33),34]。利用行動とは，患者の前に物品や道具を置き，何も指示を与えていないのに患者がその物品・道具を使ってしまう現象をさし，多くの場合で把握現象を伴う。利用行動と道具の強迫的使用との違いは，利用行動は強迫的ではなく，命令による抑制は可能であること，右手のみではなく両手に出現することがあげられるが，両者を明確に区別できない場合も少なくない。模倣行動（模倣行為）は，「真似をしなさい」という指示がないのに検者の行為（パン

トマイム動作や物品使用の動作など）を模倣し，中止するように言われても真似し続けてしまう現象である。環境依存症候群とは，例えば，箱を見ると開けてしまったり，スイッチがあると押してしまったりするなど，解放現象の対象がさらに広範囲となり，外的な刺激・情報に反応し行動してしまう現象をさす。利用行動，模倣行動（模倣行為），環境依存症候群の機序としては，前頭葉機能の障害により運動の意図にかかわる頭頂葉を抑制する機能が障害され，周囲の影響を受けやすくなることで（被影響性の亢進），環境刺激に依存的となり，行為や行動が解放されると考えられている。前頭葉内の責任病巣は明確ではなく，皮質下構造の損傷での報告もあるが，眼窩前頭皮質や内側前頭前皮質の損傷を重視する報告[35]が多い。

5）社会的行動障害

　社会生活を営む上で問題となる症状を総称して，社会的行動障害という。つまり，社会的行動障害とは，脳の特定の機能やシステムを意味する用語ではない。村井ら[36]によると，社会的行動障害は大きく2つに分類できるという。ひとつは，ある高次脳機能障害の結果として二次的に生じる社会的行動障害であり，例えば，失語症により他者とのコミュニケーションに障害が生じることで，結果的に対人関係・社会参加が難しくなることなどが該当する。もうひとつは，脳損傷に直接起因した社会的行動障害であり，特に前頭葉損傷との関係性が重視されている。前述の通り，前頭葉損傷後では，脱抑制，衝動性，注意の維持の障害，自発性の低下，複雑な社会状況での適切な反応の障害，複雑な行動の計画・遂行の障害などの様々な行動障害を認めるが，こうした障害の結果として社会的行動に支障をきたすことをさす。国立障害者リハビリテーションセンターが作成している「高次脳機能障害診断基準ガイドライン」[37]では，実態調査に基づき，社会的行動障害として，「意欲・発動性の低下」，「情動コントロール障害」，「対人関係障害」，「依存的行動」，「固執」をあげている。

　意欲・発動性の低下はアパシーとほぼ同義であり，言語・認知・記憶・注意・感情などの高次脳機能が適切に発動・駆動されず，意欲や自発的な活動が低下する状態をさす。周囲への自発的な応答や活動が少なくなり，感情の動きや表出も乏しくなる。症状の程度には軽度から重度まで連続性があり，軽度の場合では，活動を始めるまでに時間を要したり活動を続けられなかったりすることで，全体的に不活発な印象を受ける。重度になるにつれて自発的な活動は乏しくなり，一日中ベッドから離れられないなどの無為な生活を送るようになり，最重度では自発性が完全に欠如して発話や動作が全くみられない無動無言症の状態となる[38]。

　意欲・発動性の低下は，特に内側前頭前皮質や補足運動野の損傷と関係

が深い[39]が，背外側前頭前皮質や眼窩前頭皮質での報告もある。病変が一側性の場合には一過性の経過を示し，病変が両側に及ぶと長期持続することが多い。無動無言症は，両側の前帯状回病変で生じることが多い[40]。

　情動コントロール障害では，感情的反応や行動をコントロールできず，自らの欲求や衝動，感情を抑えることができない脱抑制や，些細なきっかけに過剰に反応してしまう易刺激性の亢進が生じる。過剰な感情的反応や攻撃的行動にエスカレートしてしまうこともあり，入院生活では自己の障害を認めず訓練を頑固に拒否したり，突然興奮し大声を発したり，看護者に対する暴力や性的行為などがみられることもある。前頭葉眼窩面（眼窩前頭皮質）の損傷では，歴史的に有名なPhineas Gageの症例[41]のように，人格変化や脱抑制，易刺激性のほか，反社会的行動が目立つこともある。その他にも，他者の不道徳に対して過度に鋭敏で正義感が強く，他者への極端な厳罰姿勢から衝動的行為に至るハイパーモラル症候群[42]や，浪費，余計な口出し，衛生観念の喪失[43]，病的収集行動[44]など，脱抑制や過活動性に起因した様々な症状が出現することもある。

　対人関係障害とは，様々な認知機能低下により，対人関係を円滑に行うことができなくなることをさす。前述の遂行機能障害，作業記憶の障害，セットの転換障害，前頭葉性行為障害などは対人関係に大きく影響する。例えば，話題転換の困難さや脱抑制的な発言，相手の発言の不適切な復唱，相手の意向を汲み取る能力の低下，様々な話題を生み出すことの困難さなどがあると，対人関係に障害をきたすことは想像に難くない。このような問題は非失語性のコミュニケーション障害としてとらえられ，認知・コミュニケーション障害[45]と呼ばれることもある。

　依存的行動とは，脳損傷後に人格機能が低下・退行し，自分自身で判断ができず，すぐに人に頼る，周囲に依存する生活をすることである。多くの場合で意欲・発動性の低下，またはアパシーが併存する。自発性の低下を背景に，前述の環境依存症候群や脱抑制的行動が加わることで，自発的に意志決定することなく周囲の環境に影響され受身的になってしまう。さらに，他人に依存した判断や決定が繰り返されることで習慣化し，「依存的行動」になると推測される。

　固執とは，認知や行動の柔軟性が失われ，その変化を受け入れ対応することが困難となり過去の出来事での判断や行動などに固着してしまうことである。手順通り・習慣通りに行動するルーチン作業や業務内容が単調なライン作業であればこなせるが，新たな課題やイレギュラーが生じた際には対応できなくなってしまう。遂行機能障害，セットの転換障害の結果として，前の行動が保続または固着してしまうことによると考えられる。

CAT-R
詳細は，p.51を参照。

③ 前頭葉機能の評価

本項では前頭葉機能障害の評価・検査について概説する。

評価は，まとまった検査である総合的な評価バッテリーと，要素的な検査によって行われる。

1）FAB

FAB[46]は，類似性の理解（概念化能力），語の流暢性（思考の柔軟性），運動系列（運動のプログラミング），葛藤指示（干渉刺激に対する敏感さ，two-one tapping課題），Go/No-Go課題（抑制コントロール），把握行動（環境に対する被影響性）の6つの下位検査からなる検査である。合計は18点，カットオフは12/11点である。短時間で施行できる簡便な検査で，各下位検査はそれぞれ前頭葉機能を反映する項目ではあるが，知能や認知機能全般をも反映しやすいことに留意が必要である。

2）CAT-R（改訂版標準注意検査法）

CAT-R[47]は，Span，Cancellation and Detection Test（抹消・検出検査），Memory Updating Test（記憶更新検査），PASAT，CPT2（持続性注意検査2）の5項目の下位検査で構成されている。

3）遂行機能障害症候群の行動評価（BADS）

BADS[48]は，遂行機能障害症候群によって生じる日常生活上の問題を予測するための，まとまった検査バッテリーである。

（1）検査1：規則変換カード検査

絵札を除いた21枚の赤と黒のトランプを検者がめくる。規則1ではカードが赤なら「はい」，黒なら「いいえ」と答えるが，規則2では新しくめくったカードが1つ前のカードと同じ色なら「はい」，違う色なら「いいえ」と答えることが求められる。

（2）検査2：行為計画検査

台やビーカー，試験管を持ち上げたり，ビーカーの蓋に手で触れたりすることなく，試験管の底にある小さなコルクを外に出すことが求められる。

（3）検査3：鍵探し検査

落とした財布を探すために，計画的かつ効率よく探索できるかを問う課題である。

（4）検査4：時間判断課題

4つの事柄について，所要時間の見積もりを問う課題である。

FAB：Frontal Assessment Battery　　CAT-R：Clinical Assessment for Attention-Revised
Span：Digit Span, Tapping Span　　PASAT：Paced Auditory Serial Addition Test
CPT2：Continuous Performance Test 2　　BADS：Behavioral Assessment of Desexective Syndrome

TMT-J
詳細は，p.52を参照。

（5）検査5：動物園地図課題

定められた規則に従い，動物園の地図上にある場所を計画的に訪れることが求められる。

（6）検査6：修正6要素課題

3種類の課題・各2組，計6組の課題について，規則に従い解くことが求められる。個々の課題の正確性が問題ではなく，行動の計画性および組織化が必要とされる。

（7）遂行機能検査の質問表

20項目の質問について5段階評価尺度で問う質問表である。1つは本人，1つは介護者に記入してもらう。

4）TMT日本版（TMT-J）

TMT-J[49]は，PartAとPartBの2課題からなる。前者は1から25までの数字を順番につないで一筆書きで結んでいく課題，後者は数字と50音を交互に結んでいく課題である。PartBでは，数字と50音がどこまで進んだのかを覚えている必要があるという点でワーキングメモリーが，さらには両者に同時に注意を払うという点で分配性注意が，数字→50音→数字という注意の切り替えが必要であるという点で転換性注意が必要とされる。

5）Stroop Test

Stroop Testは，色名とインクの色が一致していない図版を見て，色名ではなくインクの色を呼称する課題である（例：「青」という字が赤で印刷されている→"赤"と呼称）。色名を抑制し，インクの色に注意を払うことが求められる。選択性注意の課題である。

6）WCST

WCST[50]は，検者の返答のみを手掛かりに，色・形・数の3つの分類カテゴリーのいずれかに従ってカードを分類していく課題である。検者は予告なしに分類カテゴリーを変換する。セットの転換能力を評価する課題である。

7）ハノイの塔

ハノイの塔は，3本の棒のうちの1本にある，大きさの異なる5枚の円盤を別の1本の棒に移し替える課題である。動かせる円盤は1回に1枚，小さい円盤の上に大きい円盤を置くことはできないというルールのもと，最も少ない手数で目標の棒に円盤を移すことが求められる。少ない手数で達成するための順番を考え，実行に移すという点で遂行機能が求められる

課題であるが，繰り返し行うと徐々に所要時間が短くなるという点では手続き記憶の課題ともいえる。

8）Tinkertoy Test

Tinkertoy Testは，大きさ，形，色の異なる50ピースの部品をできるだけたくさん使って好きなものを作る課題である。拡散的思考が求められる課題である。

9）標準意欲評価法（CAS）

CAS[47]は，意欲や自発性の障害について多面的に評価を行う検査法である。面接による意欲評価スケール（面接評価），質問紙による意欲評価スケール（質問紙法），日常生活行動の意欲評価スケール（日常生活行動評価），自由時間の日常行動観察，臨床的総合評価の5つから構成されている。

（1）面接による意欲評価スケール（面接評価）

一定時間の面接場面から，表情，視線（アイコンタクト），しぐさ，身だしなみ，会話の声量，声の抑揚，応答の量的側面，応答の内容的側面，話題に対する関心，反応が得られるまでの潜時，反応の仕方，気力，自らの状況についての理解，周囲のできごとに対する関心，将来に対する希望・欲求，注意の持続性，注意の転導性の各17項目について，0〜4の5段階で評価をすることが求められる。点数が高くなるほど意欲・自発性の低下が高いということになる。

（2）質問紙による意欲評価スケール（質問紙法）

33項目からなる文（例：「新しい経験をすることに興味がある」，「何かしたいと思う」）を読み，過去数週間から数日間の自分の考えや気持ち，行動に照らし合わせて最もよく当てはまると思われるものに○をつける質問紙である。「よくある」が0点，「少しある」が1点，「あまりない」が2点，「ない」を3点として評価するが，8つの逆転項目では「よくある」が3点となるよう，逆に採点する。評価点は0〜99点となり，点数が高いほど意欲／自発性低下が重度であることが示唆される。

（3）日常生活行動の意欲評価スケール（日常生活行動評価）

日常生活場面の観察から，16の行動項目別（食事をする，排泄の一連の動作を行う，洗面・歯磨きをする，衣服の着脱をする，入浴を行う，訓練を行う，服薬をする，テレビを見る，新聞または雑誌を読む，他者と挨拶をする，他者と話をする，電話をする，手紙を書く，行事に参加する，趣味を行う，問題解決可能）に評価するスケールである。評価は0〜4の5段階で，0：ほぼいつも自発的に行動できる，1：いつも自発的とは限ら

手続き記憶
身体で覚える技能や手続きの記憶。自転車に乗る，泳ぐといった具体例があげられる。

拡散的思考
ある情報から様々な方向に思考を広げ，発送やアイデアを展開させていくこと。

潜　時
刺激が与えられてから反応が起こるまでの時間。

ず、ときに何らかの促しや手助けが必要で、促されれば行動できる、2：ほぼいつも何らかの促しや手助けが必要で、促されれば行動できる、3：促しや手助けがあってもいつも行動できるわけではなく、行動しないこともある、4：多くの場合、促しや手助けがあっても行動しない、となっている。合計点は0〜64点で、点数が高いほど意欲低下が顕著であることが示唆される。

（4）自由時間の日常行動観察

病院での所定のスケジュールのない時間を選び、その時間に何をしているかを少し離れたところから5日〜2週間程度観察し、行為や談話の質を評価する。行為の質の評価は、0：意欲的な行動、自発的な問題解決行為、1：自発的な行為、2：依存的な生活、3：何もしない、すなわち無動、の4段階である。2の「依存的な生活」は、2（A）：強い個人的な働きかけでようやく行為する、2（B）：集団生活で個人的な誘いではなく皆と一緒に行動する、ないしは軽い言語的な誘いだけで皆の動きに誘われて行動する場合の2つに分けられる。談話の質は、0：Remark　自己や他者の具体的な問題に対して、はっきりとした自分の意見がある、1：Talk　自ら話をする、世間話で一般的な感想を述べる程度、個人的なはっきりとした意見はない、2：Chime　相づちを打つ程度、自ら進んで話すことはない、話しかけに対して言葉少なに応答、談話参加は楽しむ、3：Yes・No　寡黙、問いかけにハイ、イイエなど、一言の返事だけで、話しかけに関心は低い、4：Mute　発語なし、の5段階で評価する。

（5）臨床的総合評価

臨床家が、観察上の印象に基づき評価を行う。0：通常の意欲がある、1：軽度の意欲低下、2：中等度の意欲低下、3：著しい意欲低下、4：ほとんど意欲がない、の5段階からなる。

 ## 4　前頭葉機能障害のリハビリテーション

1）遂行機能障害に対するリハビリテーション

Lezak[51]によれば、遂行機能とは「自主的で目的のある行動を行う能力」であり、①意志のある目標の設定、②計画の立案、③目的をもった計画の実行、④効果的な行為、の4つの要素からなるとしている。

Ciceroneら[52]の**システマティックレビュー**によれば、遂行機能障害に対するリハビリテーションとして、障害に対するメタ認知訓練が最も推奨されるプログラムであるとされている。環境調整を主体とせざるを得ない重度例でなければ、障害に対する気づきや自己モニタリングを促すような

訓練を，種々のプログラムや生活場面で行っていくことが有用である。具体的な手法を以下にいくつかあげる。

（1）自己教示法

自身の行動を言語化することで行動を調整する手法である[53]。パズルを解く，何かを調べる等の具体的な課題のみならず，日常生活全般の行動に際して，どのように解くべきか，まず手順や自身の動きを言語化して行い，次の段階として，小声で言語化しながら行い，さらに声に出さずに内的に言語化しながら行う。

（2）問題解決訓練

与えられた情報を精読し，理解のための質問をつくる。そして問題を細分化して実施し，自身の結果を確認して評価し，誤りを自ら見つけ訂正してもらう[54]。

2）前頭葉性行為障害に対するリハビリテーション

前頭葉性行為障害に対するリハビリテーションの報告は必ずしも多いとはいえない。

拮抗失行については，ズボンを「左手押さえて右手で上げる」のように行動を言語的に調整することにより，運動企図の明確化，言語命令の聴覚的フィードバック，動作の視覚的・運動覚的フィードバックの統合により改善がみられたとする種村らの報告がある[55]。種村らは，「左手押さえて」と自ら言語命令を発することによってブローカ野が活性化され，それを聴覚的にフィードバックし，音声言語を理解することでウェルニッケ野が活性化され，左角回で運動企図として統合し，左前運動野で行為のプログラムが形成された上で，運動行為の視覚的・運動覚的フィードバックが行われることにより左右の視覚野，左右の体性感覚野から健常な脳梁後部を通じて左角回で運動企図と照合および統合されたことが改善の要因であろうと考察している。

一方，杉山ら[56]は行為を実現する前に患手の目的的な運動をイメージすることで，意図に反する行為に明らかな軽減がみられたと報告している。杉山らはそのメカニズムについて，行為実現の前に運動をイメージすることによって，補足運動野や上頭頂葉小葉が賦活され，左半球内で運動中枢の暴走に対する制御が働き，両手の協調動作を実現することに影響した可能性があると考察している。

道具の強迫的使用の症例に対するリハビリテーションの報告はさらに少ない。藤澤ら[57]は，道具の強迫的使用による右手の使いにくさを自覚し，右手の代わりに左手を使用したり，左手で右手の使用を抑制したりするなどの代償手段を取り入れた生活を送っていた症例に対し，①両手動作を行

運動企図
ある運動の目的を定め，計画すること。

い，力みすぎないように右手を運動させる，②机上動作で右の活動を促したら，空間動作へと活動範囲を広げる，③可能な活動範囲内において，握り離しを必要とさせる作業を追加する，④関節の協調性や力の調整を必要とした作業を行う，の4段階で作業を行った。いずれも，道具の強迫的使用が生じやすい課題を避け，雑巾がけ，サンディング，ホッケーなどの新規の課題とした。結果，日ごとに左手での抑制行動が減少し，自然に右手が使えるようになったと報告している。また，石川ら[58]は，歯磨き場面において，「歯磨きを終えたい」という意図に合った視覚刺激，すなわち「歯ブラシ立て」，「コップ入れ」と表記したボックスを眼前に提示した。その結果，「歯ブラシを片付けたい」という意図が明確に形成され，両手で終了に向けた一連の行為が可能となったと報告している。

3）社会的行動障害のリハビリテーション
（1）アパシーのリハビリテーション

アパシーは外傷性脳損傷者のADLを低下させることに加え[59),60)]，就労の阻害因子であることが明らかにされている[61]。薬物療法としてはドパミン系薬剤，ノルアドレナリン系薬剤，アセチルコリン製剤の報告例もあるが，いずれも効果は極めて限定的である。

では，非薬物療法としてのリハビリテーションでできることは何であろうか。

三村[62]は，患者の機能や気づきのレベルが高い場合は認知的アプローチないしは内的アプローチを導入，気づきのレベルの低い場合は行動的アプローチを中心的に行うことの重要性を指摘しているが，重度のアパシーの場合，総じて気づきのレベルは低いと言わざるを得ない。ともすると，このようなケースを担当する若い医療者は「何とか自発性をもたせたい」，「何とかして"やる気スイッチ"を見つけて押したい」と考えがちであるが，何とかして自発性を引き出そうと考えるのではなく，外的枠組みや行動的アプローチにうまく乗せることを考える必要がある。

アパシーの症例に行動目標を外的に定めたスケジュールを基にした枠組みをつくり，一貫したリハビリテーションを実施した報告として，北條ら[63]の症例があげられる。外的枠組みを設定したリハビリテーションに加え，家族や関係部署と環境調整を行った結果，一度は枠組みを基にした生活の自立が可能となったが，枠組みがない一人暮らしを開始したところ，生活はすぐに破たんしたという教訓的な症例といえる。

気づきのレベルが高い症例については前田ら[64]の報告があげられる。復職を希望しながらも臥床傾向にある若年男性に，症例自身が具体的な問題点を把握し行うことを考えるよう，復職に関する質問と提案を与えると

いう介入を試みた。訓練開始1か月半後には会社側と自発的に復職に関する調整を行うようになり，発症後5か月で復職に成功したという。知能や記憶・遂行機能が保たれ，自らの状態に対する気づきや洞察ができている症例では，認知的アプローチや内的アプローチが有効であることを示唆する症例といえよう。

（2）情動コントロールの障害

　自分の思い通りにならない場面で突然カッとなり激しく興奮するということは，社会生活上大きな支障となるばかりか，介護者や家族にとっても大変な心理的負担となる。三村[62]はanger burst（怒りの爆発）に対する行動的アプローチには，①anger burst（怒りの爆発）に直面してのアプローチ，②それを防ぐためのアプローチに大別できるとしている。①については，自身の状況について声に出して自問自答し，万が一そのような状況が生じそうならば，家族やセラピストとの約束（例：作業所で切れないようにする）を思い出してもらうようにする，約束を思い出せるような小道具（メモ，お守り，写真など）を用いる，anger burst（怒りの爆発）が生じそうな状況から自ら離れる（立ち去り），逆に相手に離れてもらう，深呼吸や身体を動かすなどのリラクセーションを行う，をあげている。②については，日記などの記録をつけて自己チェックを行ったり，自分へのごほうびを設定したりするといったアプローチを提唱している。また，善悪よりも損得で行動を判断する指導（例：怒ると仕事がしにくくなって損をする）が有効であることも指摘されている[65]。

　また，個別介入と並行してグループ訓練を行うことも非常に重要である。本人／家族双方にとってのピアサポートの場となることはもちろんだが，適切な情報の受け渡しや聞き取り，メモを取る練習等につながり，仲間が用いている方略や代償手段を取り入れていくこともできよう。

⑤ 症例提示

筆者のこれまでの臨床経験に基づく架空の症例である。

【症例紹介】　40歳代女性　右手利き
・既往歴：自宅にて意識障害で発症，家族が救急要請し某院へ搬送，右前頭葉皮質下出血と診断され保存的加療を受けた。
・神経学的所見：明らかな運動・感覚障害を認めず
・診断等：ADLも自立していたため，早期に自宅退院となった。
・病後の生活状況①：病前の仕事（会社の事務員）に復職してみたものの，

非常に段取りが悪い，書類の整理や処理に時間がかかる，仕事の段取りや効率が悪いため同僚から迷惑そうにされる，電話を取り次いでも要領よく相手に伝えられないといった問題が生じてきたため外来でのリハビリテーションを希望し，受診した。

・**病後の生活状況②**：仕事内容は，①売り上げ等のPC入力，②電話対応，③来客者を応接室へ通し，お茶を淹れる，④資料のファイリングの4つであったが，「今やっている仕事の手を止めて，別の仕事にシフトすることができない。今やっていることは終わらせてから次に進めなければならないと思ってしまう」，「優先順位がわからなくなってしまい，早くやらなければならないことが後回しになってしまう」というのが本人の内省であった。職場の上長に相談の上，当面の間電話対応や接客業務から外れ，PC入力，資料ファイリングのみに徹するよう配慮がなされた。その上で，まずは売り上げ等のPC入力を最優先し，残った時間で資料のファイリングをするという順序づけを行うようアドバイスを行った。2か月程度で業務の効率化が進み，滞ったり周囲に迷惑をかけたりすることはなくなったが，電話応対や来客対応からは外れる状態が続いた。

⑥ 最後に

　前頭葉，とりわけ前頭前野の神経連絡は他の脳部位に比べて多彩であり，前頭葉内のみならず，後部脳領域や大脳基底核などを含むあらゆる脳領域と複雑で豊富な神経連絡を有している。そのため，前頭前野の損傷では他の脳領域を含めたネットワークとしての機能障害が生じることも多く，病変部位と症候の対応が一致しないことも少なくない。さらに前頭前野は人格や社会性といった，病前の気質や生活史，生活環境などの多因子が関与するため，症候の個人差も非常に大きい。したがって，前頭葉損傷患者を評価する際には，病前性格や教育歴，職歴などの聴取を行い，さらに高次脳機能の階層性を意識しながら他の要素的な機能の影響を除外することが重要となる。

　また，看護師やリハビリテーションスタッフなどよる介助・管理が行われる病棟生活場面では遂行機能障害などの症候は見逃されやすく，さらに要素的な認知機能の検査や，いわゆる"前頭葉機能検査バッテリー"を行うだけでは，患者の障害を十分に把握できないことも多い。したがって，前頭葉損傷患者の評価を行う際には，包括的な検査を行うとともに，患者の生活環境・社会場面に即した状況での行動評価を追加し，さらに自宅退院・社会復帰後も含めた継続的な評価を行うことが重要である。

〔引用文献〕

1 ）Happaney, K., Zelazo, P.D., Stuss, D.T.：Development of orbitofrontal function：Current themes and future directions. *Brain and Cognition*, 55 (1)：1-10, 2004

2 ）Penfield, W., Jasper, H.：Epilepsy and the functional anatomy of the human. *Brain*, 1954

3 ）Grodzinsky, Y., Santi, A.：The battle for Broca's region. *Trends in Cognitive Sciences*, 12(12)：474-480, 2008

4 ）Keller, C., Meister, I.G.：Agraphia caused by an infarction in Exner's area. *Journal of Clinical Neuroscience*, 21(1)：172-173, 2014

5 ）Cummings, J.L.：Frontal-subcortical circuits and human behavior. *Archives of Neurology*, 50(8)：873-880, 1993

6 ）Mesulam, M.M.：Frontal cortex and behavior. *Annals of Neurology*, 19：320-325, 1986

7 ）Luria, A.R.：The frontal lobes and the regulation of behavior. Psychophysiology of the frontal lobes, Elsevier, p.3-26, 1973

8 ）濱中淑彦：人格，行動，情動障害―「前頭葉」症候群を中心に―. *Clinical Neuroscience*, 8：752-758, 1990

9 ）Callahan, C.D.：The assessment and rehabilitation of executive function disorders. Rehabilitation of neuropsychological disorders, Psychology Press, p.75-106, 2011

10）Sohlberg, M.M., Mateer, C.A.：Introduction to cognitive rehabilitation：Theory and practice, Guilford Press, 1989

11）Lezak, M.D.：Neuropsychological Assessment, Oxford University Press, 1995

12）Holland, D., Hogg, J., Farmer, J.：Fostering effective team cooperation and communication：Developing community standards within interdisciplinary cognitive rehabilitation settings, *NeuroRehabilitation*, 8 (1)：21-29, 1997

13）鈴木匡子：やさしい高次脳機能の診かた. 神経心理学，32 (3)：224-228, 2016

14）Guilford, J.P.：Creative abilities in the arts. *Psychological Review*, 64 (2)：110, 1957

15）Bechara, A., Damasio, H., Damasio, A.R.：Emotion, decision making and the orbitofrontal cortex. *Cerebral Cortex*, 10(3)：295-307, 2000

16）Baddeley, A.：Working memory. *Science*, 255(5044)：556-559, 1992

17）Baddeley, A.：The episodic buffer：a new component of working memory?. *Trends in Cognitive Sciences*, 4(11)：417-423, 2000

18）Chai, W.J., Abd Hamid, A.I., Abdullah, J.M.：Working memory from the psychological and neurosciences perspectives：a review. *Frontiers in*

Psychology, **9**：401, 2018

19）McCabe, D.P., Roediger, III.H.L., McDaniel, M.A., Balota, D.A., Hambrick, D.Z.：The relationship between working memory capacity and executive functioning：evidence for a common executive attention construct. *Neuropsychology*, **24**(2)：222, 2010

20）Nee, D.E., Brown, J.W., Askren, M.K., Berman, M.G., Demiralp, E., Krawitz, A., *et al.*：A meta-analysis of executive components of working memory. *Cerebral Cortex*, **23**(2)：264-282, 2013

21）Miyake, A., Friedman, N.P., Emerson, M.J., Witzki, A.H., Howerter, A., Wager, T.D.：The unity and diversity of executive functions and their contributions to complex "frontal lobe" tasks：A latent variable analysis. *Cognitive Psychology*, **41**(1)：49-100, 2000

22）平山和美・木内真美子・横井香代子：行為の解剖と生理—してしまう行為障害の背景．高次脳機能障害の理解と診察（平山和美編著），中外医学社，p.197-200，2017

23）平山和美・木内真美子・井上香：行為の解剖と生理—できなくなる行為障害の背景．高次脳機能障害の理解と診察（平山和美編著），中外医学社，p.163-164，2017

24）福井俊哉：失書を伴わない左手観念運動失行，左手拮抗失行，左手間欠性運動開始困難症を伴った脳梁損傷の1例．臨床神経，**27**：1073-1080，1987

25）大槻美佳・相馬芳明・荒井元美・辻省次：右上肢に特異な運動開始困難を呈した左前大脳動脈領域梗塞の1例．臨床神経学，**36**(1)：1-6，1996

26）Fisher, M.：Left hemiplegia and motor impersistence. *The Journal of Nervous and Mental Disease*, **123**(3)：201-218, 1956

27）平井俊策・酒井保治郎：Motor impersistence．臨床神経学，**33**：1303-1306，1993

28）Kertesz, A., Nicholson, I., Cancelliere, A., Kassa, K., Black, S.E.：Motor impersistence：A right-hemisphere syndrome. *Neurology*, **35**(5)：662, 1985

29）Seyffarth, H., Denny-Brown, D.：The grasp reflex and the instinctive grasp reaction. *Brain*, **71**(2)：109-183, 1948

30）田中康文：特集　手の運動の制御と学習　前頭葉内側面損傷と手の把握行動．神経研究の進歩，**42**(1)：164-178，1998

31）森悦朗：前頭葉損傷による病的現象–道具の強迫的使用と病的把握現象との関連について．臨床神経，**22**：329-335，1982

32）片山薫，他：習熟行為の解放現象：6　症例での検討．臨床神経，**31**：1350，1991

33）Lhermitte, F., Pillon, B., Serdaru, M.：Human autonomy and the frontal lobes. Part I：Imitation and utilization behavior：A neuropsychological study of 75 patients. *Ann Neurol*, **19**(4)：326-334, 1986

34）Lhermitte, F.：Human autonomy and the frontal lobes. Part II：patient behavior in complex and social situations：the "environmental dependency syndrome". *Ann Neurol*, **19**(4)：335-343, 1986

35）Archibald, S.J., Mateer, C.A., Kerns, K.A.：Utilization behavior：clinical manifestations and neurological mechanisms. *Neuropsychology Review*, **11**：117-130, 2001

36）村井俊哉・生方志浦・上田敬太：社会的行動障害のリハビリテーションの原点とトピック．高次脳機能研究（旧失語症研究），**39**（1）：5-9，2019

37）国立障害者リハビリテーションセンター：第1章　高次脳機能障害診断基準ガイドライン．https://www.rehab.go.jp/application/files/3115/1669/0095/3_1_04_1.pdf（2024年11月閲覧）

38）Freemon, F.R.：Akinetic mutism and bilateral anterior cerebral artery occlusion. *J Neurol Neurosurg Psychiatry*, **34**(6)：693-698, 1971

39）Marin, R.S.：Apathy：a neuropsychiatric syndrome. *J Neuropsychiatry Clin Neurosci*, **3**(3)：243-254, 1991

40）Darby, R.R., Joutsa, J., Burke, M.J., Fox, M.D.：Lesion network localization of free will. *Proc Natl Acad Sci USA*, **115**(42)：10792-10797, 2018

41）Damasio, H., Grabowski, T., Frank, R., Galaburda, A.M., Damasio, A.R.：The return of Phineas Gage：clues about the brain from the skull of a famous patient. *Science*, **264**(5162)：1102-1105, 1994

42）三村將：〈シンポジウム18-4〉辺縁系をめぐって　前頭葉眼窩部とモラル．臨床神経学，**50**（11）：1007-1009，2010

43）Funayama, M., Mimura, M., Koshibe, Y., Kato, Y.：Squalor syndrome after focal orbitofrontal damage. *Cognitive and Behavioral Neurology*, **23**(2)：135-139, 2010

44）Funayama, M., Takata, T., Kato, M., Mimura, M.：Pathological collecting behavior. *Cortex*, **104**：124-126, 2018

45）種村純・椿原彰夫：外傷性脳損傷後の認知コミュニケーション障害．リハビリテーション医学，**43**（2）：110-109，2006

46）Dubois, B., Slachevsky, A., Litvan, I., *et al.*：The FAB. A frontal assessment battery at bedside. *Neurology*, **55**：1621-1626, 2000

47）日本高次脳機能障害学会Brain Function Test委員会編著：改訂版　標準注意検査法・標準意欲評価法．新興医学出版社，2022

48）鹿島晴雄監訳：BADS遂行期の障害症候群の行動評価　日本版．新興医学出版社，2003

49）一般社団法人日本高次脳機能障害学会編：Trail Making Test日本版．新興医学出版社，2019

50）鹿島晴雄・加藤元一郎編著：KWCST慶應版ウィスコンシンカード分類検査

（KWCST），三京房，2013

51）Lezak, M.D.：Neuropsychological Assessment, 3rd Ed., 1995；遂行機能と運動行為．レザック　神経心理学的検査集成（鹿島晴雄総監修，三村將・村松太郎監訳），創造出版，p.375-394，2005

52）Cicerone, K.D., Dahlberg, C., BradenC., *et al.*：Evidence-Based Cognitive Rehabilitation：Updated Review of the Literature From 2003 Through 2008. *Arch Phys Med Rehabil*, **92**：519-530, 2011

53）Cicerone, K.D., Wood, J.C.：Planning disorder after closed head injury：A case study. *Arch Phys Med Rehabil*, **68**：111-145, 1987

54）von Cramon, D.Y., Matthes-von Cramon, G.：Frontal lobe dysfunctions in patients-therapeutical approaches. Cognitive Rehabilitation in Perspective.（eds Wood R.LI., Fussey,I.），Taylor and Francis, London, p.164-179, 1990

55）種村留美・種村純・重野幸次，他：離断症候群の症例に対する言語的行動調整の試み．作業療法，**10**：139-145，1991

56）杉山あや・三村將：運動イメージの利用が拮抗失行の改善に有効であった脳梁損傷の１例．神経心理学，**23**（1）：58-65，2007

57）藤澤ふみ・早川裕子・加藤元一郎，他：左前大脳動脈梗塞により右手の強迫的使用と左手の観念運動失行を呈した症例．認知リハビリテーション，新興医学出版社，p.102-108，2001

58）石川芽衣・大森智裕・穴水幸子，他：左手の拮抗失行の消失とともに右手に道具の強迫的使用が出現した１例—症状変化の検討と環境設定アプローチ—．高次脳機能研究，**42**（4）：424-432，2022

59）Arnould, A., Rochat, L., Azouvi, P., *et al.*：A multidimensional approach to apathy after traumatic brain injury. *Neuropsychol Rev*, **23**(3)：210-233, 2013

60）Worthington, A., Wood, R.L.：Apathy following traumatic brain injury：a review. *Neuropsychologia*, **118**：40-47, 2018

61）Funayama, M., Nakagawa, Y., Nakajima, A., *et al.*：Apathy level, disinhibition, and psychiatric conditions are related to the employment status of people with traumatic brain injury. *Am J Occup Ther*, **76**（2）：10.5014/ajot.2022.047456, 2022

62）三村將：社会的行動障害への介入法—精神医学的観点からの整理—．高次脳機能研究，**29**（1）：26-33，2009

63）北條具仁・船山道隆・中川良尚，他：下垂体腺腫により全盲とアパシーを呈した症例への認知リハビリテーション．認知リハビリテーション，**17**：17-25，2012

64）前田優・早川裕子・吉岡文，他：発動性が低下した一症例に対する復職アプローチ．認知リハビリテーション，**14**：65-71，2009

65）野村心・甲斐祥吾・吉川公正，他：脳損傷後のanger burstに対する認知・

　　行動的アプローチ—自らコーピングの案出に至った若年例—．高次脳機能
　　研究．**37**（3）：347-352，2017

〔参考文献〕

・Yehuda Ben-Yishay・大橋正洋監修：前頭葉機能不全　その先の戦略—Rusk
　通院プログラムと神経心理ピラミッド—．医学書院，2010
・鈴木大介・山口加代子：不自由な脳は続く—高次脳機能障害に対する支援再
　考—．金剛出版，2024
・鈴木大介：脳コワさん支援ガイド．医学書院，2020
・鈴木大介・いのうえさきこ・山口加代子，他：この脳で生きる。脳損傷のス
　ズキさん，今日も全滅．合同出版，2023

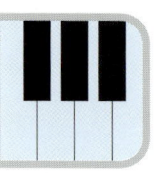

VII 脳梁離断症候群（半球離断症候群）

大脳交連線維

左右の大脳を連絡する白質線維を交連線維と呼び，脳梁のほかに，前交連，海馬交連，後交連などがある。なお，連合線維は皮質と皮質を結ぶ線維であり，交連線維もこれに含まれる。投射線維とは，大脳皮質と下位の中枢神経系を結ぶ線維であり，放線冠などがこれに含まれる。

難治性てんかん

発作に有効と考えられている2～3種類以上の薬剤を十分な容量で投与しても，期待するようなてんかん発作の改善が得られない，治療が難しいてんかん。

分離脳患者

重症の難治性てんかんの治療のため，脳梁，前交連，海馬交連などの神経線維束を手術的に切断した患者である。なお，現在でも難治性てんかん患者の治療として，脳梁離断術は行われているが，手術適応の厳密化や手術方法の改良により，合併症は非常に少なくなっている。

Marchiafava-Bignami病

主にアルコール多飲者に生じる，脳梁の脱髄壊死を特徴とする比較的稀な神経疾患である。痙攣や重篤な意識障害で発症する急性型と，錯乱・構音障害・記憶障害を呈する亜急性型，慢性進行性の認知症・脳梁離断症候で見つかる慢性型がある。アルコール多飲のほか，ビタミンB1欠乏や低栄養，コントロール不良の糖尿病が原因と考えられた症例の報告もある。

脱髄疾患

神経を覆っている髄鞘（ミエリン）が損傷されることで，神経信号がうまく伝達できなくなる神経疾患であり，多発性硬化症のほかにも，視神経脊髄炎，ギラン・バレー症候群などが代表的な疾患である。

ヒトの脳は左右の大脳に分かれ，脳梁や前交連，海馬交連，後交連などの大脳交連線維により連絡されているが，その中でも脳梁は2億本以上の神経線維からなる最大の交連線維である。脳梁が損傷されると，これまで綿密に連携をとっていた左右の大脳半球は孤立して機能することとなり，その結果様々な特異な症候，すなわち脳梁離断症候群（半球離断症候群）を呈することが知られている。

脳梁離断症候群は，主に難治性てんかんに対する脳梁離断術後の，いわゆる分離脳（split brain）患者を対象に古くから研究が行われ，今日の神経心理学の礎となる数多くの知見を生み出してきた[1]。脳梁離断症候群は分離脳患者以外にも，脳卒中や外傷性脳損傷，脳腫瘍，Marchiafava-Bignami病や多発性硬化症などの脱髄疾患でも生じることがあり，こうした疾患では脳梁離断症状が唯一の神経症候であることも稀ではない。一方で，脳梁離断症候は限られた検査場面でしか検出されず，患者自身が症状を自覚していないことが多いため，通常の診察では見逃されてしまうことも少なくない。したがって，正しい診断を行うためには，わずかな訴えや病変部位から脳梁離断症状を疑うこと，さらに適切な診察を行うための正しい知識や技術を身につけることが必要となる。本節では，脳梁離断症候群について，実際の評価法を中心に概説を行う。

1 脳梁の構造と機能

脳梁は前方から，吻部（rostrum），膝部（genu），幹部（truncus），膨大部（splenium）に分類される（図3-VII-1）。吻部と膝部，幹前部は左右の前頭葉を，幹後部は頭頂・側頭葉を，膨大部は上頭頂小葉，側頭葉の一部と後頭葉を連絡していることが，動物を対象とした組織解剖学的研究[2]や，ヒトを対象とした脳画像研究[3]などから示されている[4]。これはおおむね大脳皮質の分布に対応して配列しており（図3-VII-2），こうした脳梁の各部位と大脳の対応は，責任病巣を理解する上での参考となる。なお，前方4/5は前大脳動脈，後方1/4は後大脳動脈の支配域であり，中大脳動脈からの供給はないとされている。

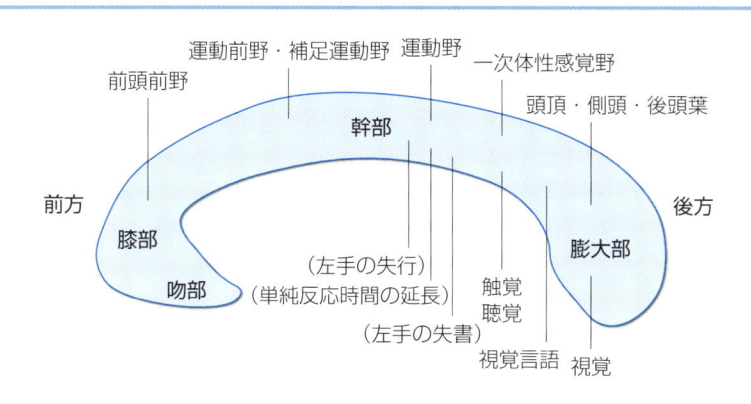

図3-Ⅶ-1　脳梁の各部位と症候の関係

上段は，各部位と連絡をもつ大脳部位。下段は，伝達する情報と同部位の障害で
生じる症候（カッコで記載）。
前端部は吻部，前方に屈曲している部分は膝部，水平な部分を幹部（体部），後方
の膨らんでいる部分を膨大部と呼ぶ。

出典）Heilman, K.M., Valenstein, E.：Clinical Neuropsychology. OUP USA, 2011

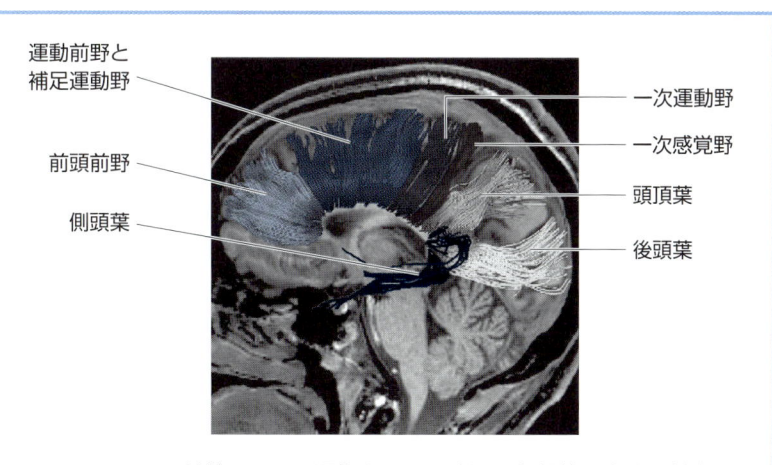

図3-Ⅶ-2　拡散テンソル画像を用いた脳梁の各部位と大脳の対応

出典）Hofer, S., Frahm, J.：Topography of the human corpus callosum revisited
　　　– comprehensive fiber tractography using diffusion tensor magnetic
　　　resonance imaging. *Neuroimage*, 32（3）：989-994, 2006

② 脳梁離断症状の分類

　一言で脳梁離断症候群といっても，症候は非常に多彩であり，多くの読
者は左右手，左右半球を考えているうちに頭が混乱し"左右失認"のよう
な状態になってしまう。そこで，脳梁離断症候群を理解するためには次の

大脳機能の側性化
右手利きの場合，言語は左半球が優位であるなどの，左右の大脳半球における高次脳機能の役割分担を側性化（lateralization）という。

2点，①大脳機能の側性化（言語・行為は左半球が優位であり，視空間認知や相貌認知，構成能力については右半球が優位），②一側視野/上肢から同側大脳へ情報が到達するには脳梁を介する必要があることを念頭に置くとよい。

①は，いわゆる大脳側性化（右利き者の場合）であり，理解は容易であろう。②については，例えば左視野から同側である左半球へ視覚情報が到達するためには，「左視野→視交叉→右後頭葉→脳梁→左半球」のように，脳梁を介する必要があるということである（図3-Ⅶ-3 a）。出力についても同様であり，例えば左大脳から同側の左手に情報を送る場合は，「左半球→脳梁→右運動野→錐体交叉→左手」のように，脳梁を介する必要がある（図3-Ⅶ-3 b）。つまり，①と②をまとめると，"左手/左視野と言語・行為中枢（左大脳），右手/右視野と視空間認知中枢（右大脳）を連絡するには脳梁が必要"ということになる。したがって脳梁が障害されると，例えば左手・左視野での言語操作が困難となる（図3-Ⅶ-4）。

次項では，多数ある脳梁離断症候群を，「A．一側大脳半球に側性化する機能の障害」，「B．両側大脳半球に対称性に存在する機能の障害」，「C．左右半球の相互制御の障害」の3つに大別して解説を行う（表3-Ⅶ-1）。Aは言語や行為，視空間認知などについての障害であり，Bは単純な感覚や運動など左右半球に均等に備わっている機能についての障害である。Cは一側大脳が対側大脳を抑制している機能に関して，脳梁損傷によってその抑制が外れることにより，機能が病的に開放される症候である（脱抑制）。

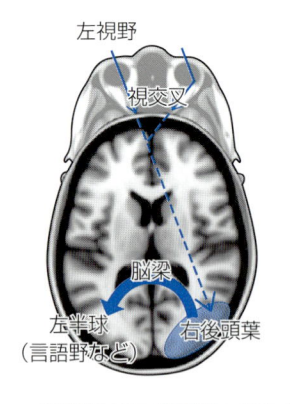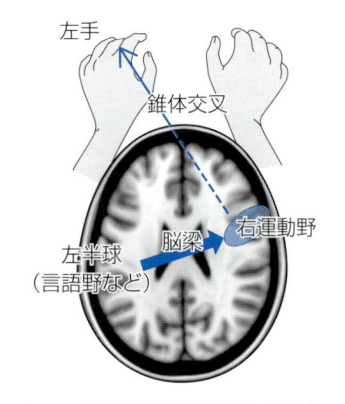

a　一側視野から同側半球への入力　　b　一側半球から同側手への出力

図3-Ⅶ-3　同側半球への入出力

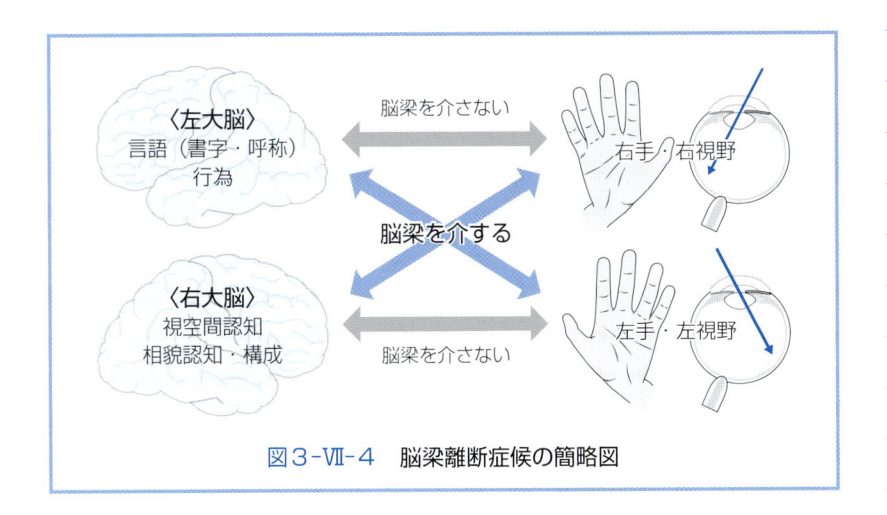

図3-Ⅶ-4　脳梁離断症候の簡略図

表3-Ⅶ-1　脳梁離断症候群

障害される部分		障害の内容
A．一側大脳半球に側性化する機能	左半球への入力障害	左視野の失読・呼称障害，左手の触覚性呼称障害，左耳の言語音消去現象
	左半球からの出力障害	左手の失書，左手の失行（脳梁性失行）
	右半球への入力・出力障害	右視野の相貌認知障害，右手の構成障害，右手の半側空間無視
B．両側大脳半球に対称性に存在する機能		左右視野刺激・触覚刺激の異同判断の障害，交叉触点定位の障害，手指パターンの左右伝達障害など
C．左右半球の相互制御		拮抗失行，道具の強迫的使用，意図の抗争など

出典）東山雄一・田中章景：〈脳梁を再検討する〉脳梁損傷の症候―失行以外について―．神経内科，82（3）：288-296，2015 より作成

③ 脳梁離断症状の評価

　本項では，脳梁離断症候と，それぞれの評価方法について解説を行う。

1）一側大脳半球に側性化する機能の障害（表3-Ⅶ-1A）

（1）優位半球への入力障害

　① 左視野の失読・呼称障害　　文字や絵を左視野のみに瞬間呈示すると，右後頭葉へ到達した視覚情報が脳梁損傷のため左半球の言語野へ到達できず，読字や絵の呼称ができなくなってしまう（図3-Ⅶ-5）。また，両視野に異なる視覚刺激を瞬間呈示すると，左視野の刺激についてのみ読字や呼称ができなくなってしまう。これを左視野の失読・呼称障害と呼ぶ。

固視（fixation）
鮮明な視覚を得るために，特定の対象に視線を固定すること。

視覚呈示方法
例えば，PsychoPy や E-Prime などのソフトウエアを用いることができる。PsychoPy は，Python言語をベースとした心理実験環境構築用のアプリケーションで，無料利用が可能である。

同名性半盲
p.25，p.79参照。

両耳分離聴検査（dichotic listening）
両耳に異なった語音を同時に与え，何が聞こえたかを回答させる検査である。なお，左右のイヤホンから異なる刺激を呈示する聴覚刺激は，音楽ファイル編集ソフトなどを用いて比較的容易に作成することができる。

　一側視野のみに適切に視覚刺激を与えるには，眼球運動による固視点の移動を制御する必要がある（眼球を動かすことにより，両側視野に情報が入力されてしまう）。そのためには，眼球運動が生じる前に視覚刺激を消してしまえばよい。一般的に衝動性眼球運動の潜時は約180msとされているため，一側視野（黄斑より外側）に150ms以下のスパンで瞬間呈示を行うことで，眼球運動の影響を無視できるとされる。以前はタキストスコープ（瞬間露出器）などの大掛かりな装置が必要であったが，近年ではパーソナルコンピューターを用いて比較的簡単に視覚刺激を作成・呈示することが可能となっている。なお，検査に先立って，同名性半盲や視野欠損がないことを確認することも重要である。

　左視野の失読・呼称障害は脳梁膨大部損傷で生じやすいとされているが，特に脳梁膨大部の前方から中部が呼称障害に，後腹側部が失読に関連するとされている[5]。

　② **左手の触覚性呼称障害・左手の触覚性失読**　患者を閉眼させ，触覚だけを頼りに物品（歯ブラシや鍵など）が何であるかを呼称させると，右手で触れた物品は呼称できるが，左手で触れた物品を呼称することができない（左手の触覚性呼称障害）。凹凸をつけた文字盤を用いて閉眼下で触覚性読字をさせると，右手では読めるが，左手では文字が読めない（左手の触覚性失読）。これらの症候は，左手から右半球に到達した触覚情報が，脳梁を介して左半球の言語野へ到達できないために生じると説明される（図3-Ⅶ-5）。なお，触覚情報は右半球までは到達しているため，左手を用いて複数物品の中から対象を選択することは可能である。しかし，それにもかかわらず，左手がなぜその対象を選んだのかを患者は言葉で説明することはできない。

　検査に際しては，左手に単純な感覚障害がないことを事前に確認し，物品を呈示する際には触覚以外の感覚情報（鍵がこすれる音や時計の針の音など）を与えないよう十分配慮する。左右の側頭頭頂葉を連絡する脳梁幹後半部が責任病変とされている[6]。

　③ **両側同時言語刺激の左耳消去現象**　視覚や触覚と異なり，一側耳からの聴覚入力は両側大脳半球へ投射する。しかし，異なる言語刺激を両耳に同時に与えると，同側刺激が抑制され，一側耳からの情報のほとんどは対側半球に到達することが知られている。したがって，脳梁離断患者の左右耳に同時に異なる聴覚刺激を呈示する両耳分離聴検査（dichotic listening）を行うと，左耳から右聴覚野に到達した情報が脳梁損傷のために言語野にアクセスできず，左耳から入力した語音が報告できなくなる（図3-Ⅶ-6）。これを左耳消去現象と呼ぶ。検査に先立ち，聴力に問題がないことを純音聴力検査などで確認しておく必要がある。責任病巣は脳梁

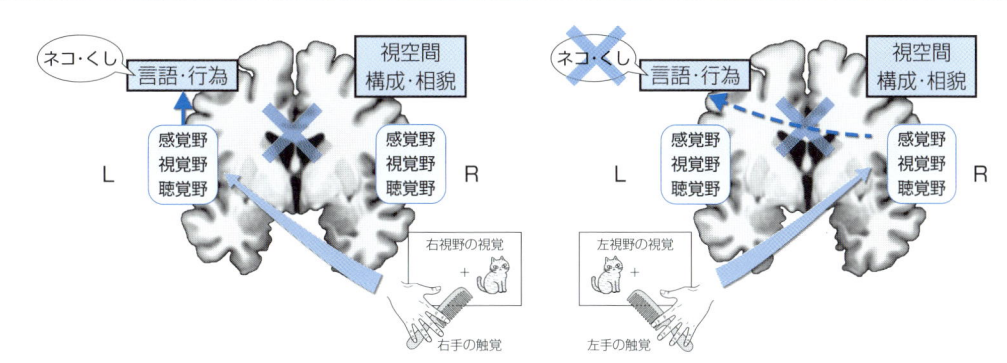

a　右視野/右手触覚性呼称　　　　　　　　b　左視野/左手触覚性呼称

図3-Ⅶ-5　優位半球（左半球）への入力障害

a）右視野への視覚刺激や右手の触覚刺激は，左視覚野・感覚野に情報が到達した後，同側半球内の言語野に伝達することで呼称が可能となる（この経路に脳梁は関与しない）。

b）左視野への視覚刺激や左手の触覚刺激は，右視覚野・感覚野に情報が到達した後，脳梁を介して対側半球内の言語野に伝達することで呼称が可能となる。したがって，脳梁が障害されると，左視野の失読や左手の触覚性呼称障害が生じる。

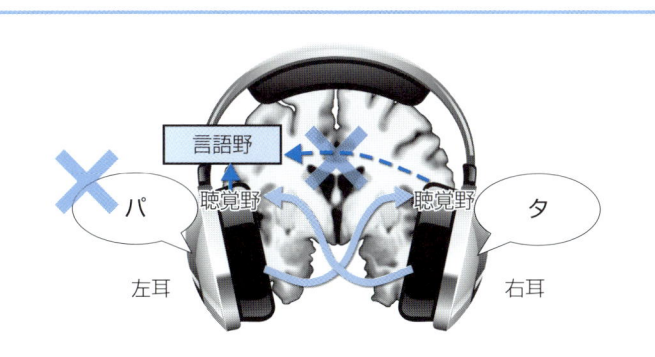

図3-Ⅶ-6　両耳分離聴検査

両耳にそれぞれ異なる語音を呈示すると，左耳からの語音を認知できない。呈示する語音としては，単音節（パ，タ，カ，バ，ダ，ガ）が多いが，その他，数字や単語なども用いられる。

膨大部から幹部後端とされる。なお，音源さえ手に入れば，音楽ファイル編集ソフトを用いて左右のイヤホンから異なる刺激を呈示する聴覚刺激は，比較的容易に作成することができる。

④　**右鼻腔への嗅覚刺激に対する呼称障害**　　嗅覚については他の感覚モダリティと異なり，一側鼻腔からの嗅覚情報は交叉せずに同側半球へ到達することが知られている。そのため，交連線維が障害されると，右鼻腔から入った嗅覚刺激は，左半球の言語野へ到達できなくなるため，右鼻腔への嗅覚刺激に対する呼称障害が生じる。一方で，右鼻腔からの嗅覚情報

は右半球には到達しているため，呼称はできないものの，左手を用いて複数物品から臭いの元を示すことは可能である。このことから，単純な嗅覚障害との鑑別も可能である。

なお，嗅覚情報は脳梁ではなく，前交連や海馬交連を介して対側半球へ伝達するとされている。また，嗅覚は右半球優位との報告もあるが，反対意見もあり，結論は出ていない[4]。

（2）優位半球からの出力障害

①　**左手の失書**　右手では書字が可能であるにもかかわらず，左手で正しく書字ができない。健常者では，利き手が右であったとしても通常は左手である程度のまとまった文字を書くことができる。しかし，脳梁損傷例では，左半球の言語中枢が右運動野へアクセスできないため，左手で文字を書くことが困難となることがある（図3-Ⅶ-7）。

検査としては，左右手それぞれを用いて文字・単語・文章・図形の書き取りや写字を行わせる。写字や図形描画も障害されている場合は，失書というよりも後述の失行性要素が強いと考える。脳梁幹後半から膨大部にかけての損傷で生じるとされる。

②　**左手の失行（脳梁性失行；callosal apraxia）**　脳梁損傷では左上下肢のみに失行を生じることがある。具体的には，兵隊の敬礼や，歯ブラシや金槌などの道具を使う身振り（パントマイム）など，後天的に習得しているはずの動作が，左手で正しく行えなくなってしまう。これは左半球に"行為の中枢"が存在し，その情報が右運動野（左手動作の中枢）へ到達できないためと考えられている。多くの例では，言語命令，模倣，実

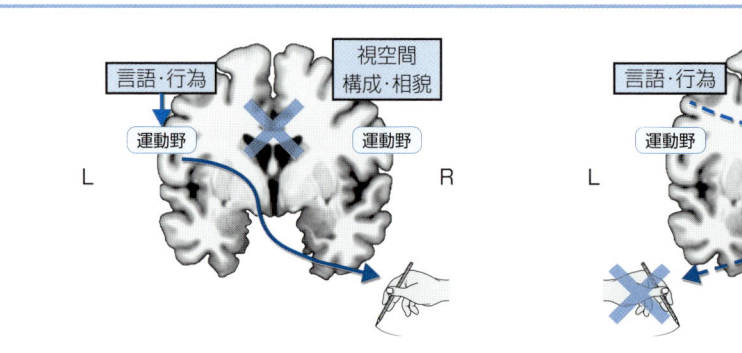
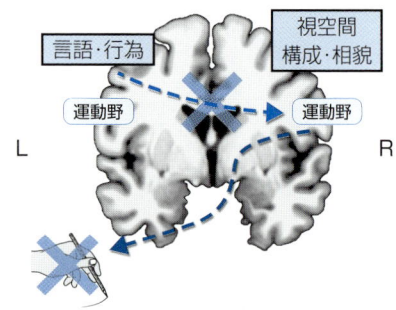

a　右手書字　　　　　　　　　　　　b　左手書字

図3-Ⅶ-7　優位半球からの出力障害

a）右手で書字を行う場合，言語野から左運動野へ情報が伝達し，錐体交叉を通り右手へ運動命令が伝わる（この経路に脳梁は関与しない）。

b）左手の書字については，言語野から脳梁を介して右運動野へ情報が伝達し，錐体交叉を通り左手へ運動命令が伝わる。したがって，脳梁が障害されると左手の失書が生じる。同様の機序により，左手の失行が生じる。

物品の使用それぞれが障害されるが[7]，模倣や実物品使用は保たれ，口頭指示に対してのみ障害を有する例も報告されている[8]。この場合，言語野へ入力された情報が右半球運動野へ転送されないために生じたと解釈される。脳梁幹部の中の1/3，あるいは後端を除く後半部の損傷が重要とされる[7]。

　③　見せかけの消去現象（apparent extinction）　　両耳分離聴検査における語音消去については前述のとおりであるが，要素的刺激（単純な触覚刺激など）に対する見せかけの消去現象が西川らにより報告されている[9]。例えば，両側上肢へ触覚刺激を与え，左右どちらを触ったかを回答させると，口頭では「右」と答える消去現象（左刺激を報告できない）がみられるが，挙手で回答をさせると消去現象がみられない。これは，左側刺激が左半球言語野に到達しないため，言語による回答はできないが，言語を用いない挙手反応では正答に至るためと考えられる。

　④　左手の交叉性逃避反応（crossed avoiding reaction of the left hand）　　左上肢を用いて（体軸の）右側にあるものをつかもうとすると，左手に力が入り固くなり，左肩は挙上し，体幹ものけぞり，動くことができなくなる。つまり左手を動かすことができなくなってしまう。一方で，左側にあるものに関しては左手で躊躇なくとらえることができ，右手の基本的な運動についても問題はない。脳梁とその周囲の損傷により生じる比較的稀な症候であり，これまでの報告は少数例に留まる。動作が開始できないという点で，後述の視覚性運動失調とも異なる[10]。到達可能な範囲は左右半球で異なり，左半球は右上肢を用いて両側空間に手を伸ばすことができるが，右半球は左手を用いて左側にしか手を伸ばすことができないためと説明されるが[10]，詳細な機序については不明な点が多い症候である。

（3）劣位半球への入力障害，劣位半球からの出力障害

　①　右視野の形態認知や相貌認知障害　　右視野に瞬間呈示した図形や相貌の認知成績が，左視野刺激に比べ悪くなる。例えば，無意味な形態を3〜4個くらいの破片に分解し，これを右視野へ視覚呈示して，その後全体像を右手で対応させることができない[11],[12]。これは，左後頭葉へ到達した視覚情報が，視空間・相貌認知に優位な右半球へアクセスできないためと説明される。

　②　右手の構成障害　　立方体の模写，積み木やブロックを組み立てる（コース立方体試験やWAIS-Ⅳの積み木課題）などの組み合わせ課題が右手でできない[13]。手指のパターン模倣（キツネの手など）も構成障害の有無と関連することが知られており，簡易検査として有用である。発現機序としては，構成能力が優れた右半球の情報が左運動野へ到達しないためと考えられている。脳梁幹部の障害で生じることが多いとされる。

コース立方体試験やWAIS-Ⅳの積み木課題
立方体を組み合わせて模様を作る非言語性の知能検査であり，視空間機能や構成能力を評価することもできる。

単純反応時間（SRT）
例えば，右視野の刺激を認識し右手でボタンを押す場合（非交叉条件）は，右視野→左後頭葉→左一次運動野→錐体交叉→右手の順番に情報が伝達するが，右視野の刺激を認識し左手でボタンを押す場合（交叉条件）は，右視野→左後頭葉→〈脳梁〉→右一次運動野→錐体交叉→左手となり，脳梁が必要となる。

③　右手の半側空間無視（脳梁性無視；callosal neglect）　右手で図形模写や線分抹消試験，線分二等分試験を行うと，左半側空間無視が生じる。これは，方向性注意能力が優れ左右の両側空間への注意を司る右半球から左運動野へのアクセスが障害され，左半球による右半側空間への注意が優位になるためとされる。一方で，左手で検査を行う際には，右半球の方向性注意能力により両側空間に注意が及び，半側空間無視が生じない。脳梁幹部の広範な損傷で生じた例が，わが国でも報告されている[14),15)]。

2）両側大脳半球に対称性に存在する機能の障害（表3-Ⅶ-1B）

左右半球それぞれに与えた感覚情報の異同判断や，一側半球に入力した情報の対側半球からの出力ができなくなる。例えば，一側の手で物品を触らせて続いて対側の手で同じ物品を触覚情報のみから選択させる触覚性物品選択課題や，患者の一側の手指（例えば，左小指）に検者が触れて対側母指（例えば，右母指）を用いてどの指に触れたか指示させる交叉性触点定位（crossed-point localization）（図3-Ⅶ-8），閉眼下で一側手指にある姿勢をとらせ対側手指で同じ姿勢をとらせる課題（cross-replication of hand postures）（図3-Ⅶ-9）などが障害される。

その他，感覚と運動の連合を評価する検査として，一側視野に視覚刺激が出現した際に，一側上肢で可能な限り早くボタンを押すという**単純反応時間（SRT）**も知られている。健常者でも刺激と同側肢でボタンを押す条件（非交叉条件）のほうが，刺激の対側肢で押す条件（交叉条件）に比

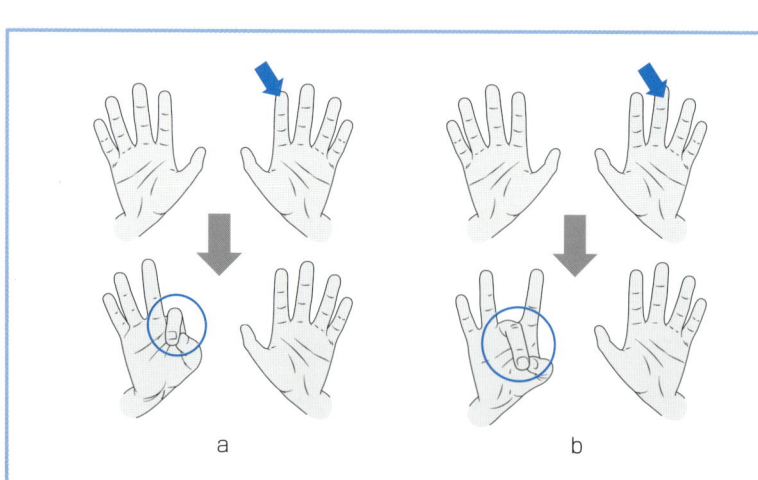

a　　　　　　　　　　b

図3-Ⅶ-8　交叉性触点定位の障害
閉眼している患者の一側の手指に検者が触れ，対側母指でどの指に触れたか定位させる。①は左示指，②は左中指に検者が触れた場合の正答例。コントロール課題として，触れられた指を同側母指で定位させる同側定位検査も施行する。脳梁離断患者では，コントロール課題は正答可能だが，交叉条件で障害を認める。

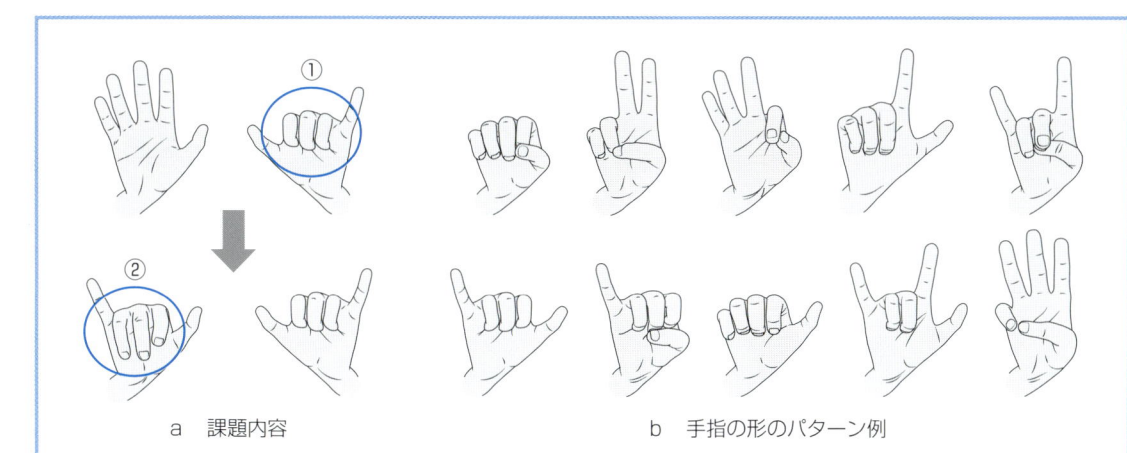

a　課題内容　　　　　　　　　　　　　　b　手指の形のパターン例

図3-Ⅶ-9　手指パターンの左右伝達

a）閉眼している患者の一側手で，検者がある指の形を作る（①）。次に，対側手で同じ姿勢をとらせる（②）。コントロール課題として，同じ手で再び同じ形が作れるかも検査する必要がある。
b）言語による代償を防ぐため，言語化しにくいパターン（下段）も用いる必要がある。

べ3〜4ms早いことが知られており，この差は脳梁を介するために要した時間と考えられている。脳梁離断患者ではこれが30〜60msに延長することが知られている[16),17)]。

　①　**交叉性視覚性運動失調**　　視覚性運動失調とは，視覚と四肢運動との協調が適切に行えないため，視野内の対象物を手でとらえることができない現象であり，注視点にある対象物をとらえることができないBálint型のoptische Ataxieと，周辺視野にある対象物をとらえられないGarcin型のataxie optiqueに大別される[18)]。ataxie optiqueの診察は，まず視力や視野，深部感覚が保たれ，中心視野に呈示した指標を手でつかめることを確認し，続いて患者に正面の一点を注視させ，指標のついた棒を視野の外側から患者の周辺視野に呈示する。指標が見えていることを確認した後，手指で対象をとらえさせる。これを左右の視野，左右上肢それぞれについて実施する。

　脳梁損傷においては，左周辺視野の標的を右手で，右周辺視野の標的を左手でとらえることができないという特徴的なパターンがみられることがあり，これを交叉性視覚性運動失調と呼ぶ。一側半球に入力された空間定位に関する視覚情報が，対側半球の体性感覚情報にアクセスできないためと説明され，感覚運動連合の障害と考えることができる。交叉性視覚性運動失調は脳梁幹後部背側の損傷で生じると推察されている。

3）左右半球の相互制御の障害 （表3-Ⅶ-1 C）

　脳梁離断術後の患者に左右肢を使う動作を行わせると，習熟した動作で

Garcin型
日本語表記では，「ガルサン型」となる（読み方に注意）。

他人の手徴候
本文に記したとおり，"他人の手徴候"という名称は研究者間でも使用法がまちまちであることから，文献を読む際には注意を要する。

把握現象
把握現象とは，意思とは関係なしに，手に触れたものを握ってしまったり，触れなくても見えただけで手を伸ばして対象を握ってしまったりする現象をさす。手のひらを圧迫しながらこするなどの触覚刺激により生じる把握反射と，単に手に触れた場合や見えただけでも手を伸ばしてしまう本能性把握反応に分けられる。

被影響性
周囲の影響を受けやすくなることをさし，前頭葉障害により亢進することがある。

あれば可能であるが，新規の動作は両上肢が同期しないため困難になることがわかっている。こうした左右肢の運動調整障害として，拮抗失行や道具の強迫的使用などが知られている。

①　**他人の手徴候**　そもそも"他人の手徴候"は，視覚情報なしに左手を右手で触ると自身の手であることに気づかない現象を"*signe de la main étrabgère*（strange hand sign）"と報告したのが最初であったが[19]，今日では一側上肢が他人の手のように非協力的にふるまう現象として扱われることが多い。後述する拮抗失行や道具の強迫的使用などもこれに含まれ，脳梁損傷との関連が示唆されている。

②　**拮抗失行（diagonistic apraxia）**　右手あるいは両手の意図的な動作に際して，左手が目的と反対の動作や無関係な動作を行ってしまう現象を拮抗失行と呼ぶ。例えば，右手で服を着ると左手が脱がし，右手がドアを開けると左手がこれを閉じてしまうなどの行為が報告されている[20]。左手に生じる異常動作が右手と拮抗することが特徴であるが[21]，右手と同一の異常行動や無関係動作を含める立場もあり，研究者間でも意見は一致していない。責任病巣は確定していないが，おそらく脳梁の前方部が関与していると予測されている[22]。

③　**道具の強迫的使用（compulsive manipulation of tools）**　眼前に置かれた物を意図に反して右手で強迫的に使用してしまう現象を，"道具の強迫的使用"と呼ぶ。左手は意思を反映してこの動作を抑えようとし，開始された行為は左手による抑制が成功するまで続く。右手には必ず強い把握反射や本能性把握反応を伴っている。

本症候は，前部帯状回，補足運動野を含む左前頭葉内側と脳梁膝部の病巣で生じ，左半球の道具使用のプログラムが，脳梁と同側前頭葉内側の障害により，両側性に抑制が解除されたことで生じると考えられている[23]。つまり，学習された運動パターンが解放されるということであり，病的把握現象の延長線上にあると理解されている[24]。

一方，利用行動（utilization behavior）[25]も道具使用に関しての症候であるが，こちらは眼前に置かれた道具を両手でなんとなく使用してしまうという現象であり，両側前頭葉損傷による外的環境に対する被影響性の表れである。強迫性はなく，命令による抑制が可能である点などが，道具の強迫的使用と異なっている[23),24]。

④　**意図の抗争（conflict of intensions）**　全身を用いる行為に際して，その意図とは拮抗する意図が出現して本来の行為ができなくなることをいう。椅子から立ち上がった直後に座りたい衝動を感じて座り直す，風呂に入ろうという気持ちとトイレに行こうという気持ちが一度に出てきて洗面器を持ってトイレに行ってしまうなどの行為の障害が報告されてい

る[26]。Nishikawaらの検討によると，少なくとも脳梁体部の後方半分に病変を有し，脳梁損傷の後，数週間を経て，患者の自発的行動に際して出現するとされる。複数の意図の葛藤を自覚していることもあるという[26]。

④ 脳梁離断症状のリハビリテーション

1940年代頃から，難治性てんかんの治療として脳梁を含むすべての半球間交連線維（前交連，海馬交連，視床間橋）を切断する脳外科手術が行われることがあった。こうした完全な分離脳患者では，術後に軽度意識障害や緘黙状態（mutism），把握反射，錐体路徴候などの症状がみられるが，急性期をすぎるとやがて症状は改善し，日常生活にはほとんど何の異常もみられなくなるという[27],[28]。さらに，分離脳患者は術後しばらく経つと，歩行はもちろん，水泳やダンス，ピアノの演奏もできるようになり[20],[27],[29]，極めて限られた条件で脳梁離断症候が検出されるのみとなる。このように，手術的に脳梁離断術を受けた症例の多くは日常生活では大きな障害を呈さなくなるが，脳卒中や脱髄性疾患などによる脳梁損傷例は，前頭葉などの脳梁外にも損傷が及んでいることや，手術症例（難治性てんかん患者）に比べ高齢の症例が多いこともあり，様々な症状が残存することも稀ではない。特に，道具の強迫的使用や拮抗失行などの上肢症状はADLの障害になることがあるが，こうした症状に対するリハビリテーションの報告は非常に少ない。既報告としては，動作訓練開始前に十分なリラクゼーションを図ること[30]，視覚的フィードバックを積極的に用いること[30],[31]，動作開始前に運動をイメージすること[32]，言語指示や言語によるフィードバック（患者自ら「左手を押さえる」などと言う）を積極的に用いること[30],[33]，患肢を用いないようにすること（机の下で柱を握らせるなど）[30]，動作過程の一つひとつを細分化して運動企図を明確にする[34]などの訓練法，あるいはそれらを組み合わせることの有用性が報告されている。しかし，いずれも症例報告であり，エビデンスレベルは低く，個々の患者の症候やニーズに応じて訓練を考える必要がある。症状改善の機序としては，障害されていない交連線維による機能代償や，同側半球支配（同側錐体路など）の促通のほか，外的情報を用いた半球間のやり取りである"cross-cueing"の習得なども考えられる。

緘黙状態（mutism）
緘黙とは，言語発達は正常であるにもかかわらず，言葉による表現ができず沈黙を続ける状態で，無言症とも呼ばれる。

錐体路徴候
錐体路とは，大脳皮質の運動中枢から延髄の錐体を通り脊髄に至る運動神経伝導路であり，皮質脊髄路とも呼ばれる。この錐体路が障害された際に生じる徴候が錐体路徴候である。具体的には，筋力低下や運動麻痺，巧緻運動障害などのほか，痙縮や腱反射の亢進，バビンスキー徴候（足底の外側を擦ると，母趾が背屈する徴候）などの病的反射が，錐体路徴候として知られている。

アビゲイル＆ブリタニー・ヘンゼル姉妹（Abigail and Brittany Hensel）

アビゲイルとブリタニー姉妹は，頭は2つだが胴体は1つで生まれた結合双生児である。両親は医者から分離手術をすすめられたが，仮に分離した場合は1人しか生きられないことになるため拒否したという。お互いに自分の反対側の手足には感覚はなく，右手右足をアビゲイル，左手左足をブリタニーが動かしている。1996年に雑誌『LIFE』の表紙を飾ったことでも有名であり，2013年には小学校教師になったという。様々なメディアに取り上げられており，姉妹が自動車を運転する様子などを見ることもできる（BBCニュース「Living a conjoined life」，https://www.bbc.com/news/magazine-22181528）。

♪ cross-cueing ♪♪

　左右半球間の情報伝達には脳梁を代表とした交連線維が重要となる。しかし，実は上肢や顔面の動き，眼球運動などの外的情報を用いて，一方の半球から他方の半球に情報を伝達していることが分離脳患者の観察から知られており，こうした外的情報を用いた半球間のやりとりはcross-cueingと呼ばれている。例えば，一側半球により開始された手の動きを，対側半球が視覚的に検知し解釈することなどが知られており，その他にも舌のわずかな動きや視線や顔面筋のわずかな動きをヒント（cue）としている可能性もある。慎重に患者を観察していても検者はこういったcross-cueingの存在に気づけないことも多いという[35]。

　分離脳患者でみられるcross-cueingであるが，結合双生児でも同様に外的情報を用いた動作制御が行われているのではないかと推察されている。性格も好みも異なる完全に独立した2つの頭部（脳）で1つの身体を共有している結合双生児の**アビゲイルとブリタニー姉妹**（アビゲイルは右上下肢，ブリタニーは左上下肢の運動・感覚を司っている）は，歩行はもちろん，ソフトボールやバレーボールなどの複雑な動作も四肢でスムーズに行えるという。2人の脳は物理的に完全に分離しているにもかかわらず円滑な動作が可能であるのは，何らかの外的情報を用いた運動制御を行っているためと推察されている。前述のとおり，分離脳患者は術後しばらく経つと，水泳やピアノ演奏などの複雑な動作もできるようになるというが，代償手段として獲得したcross-cueingの影響もあるのかもしれない[36]。

⑤ 症例提示

【症例紹介】　60歳女性　右利き（利き手矯正歴なし，家族歴なし）

・主　訴：ふらつく

・既往歴：糖尿病，高血圧症（いずれも内服加療でコントロールは良好）

・生活歴：喫煙歴なし，アルコール多飲歴なし

・現病歴：X年Y日，21時頃にトイレへ行こうとした際にふらつきを自覚した。低血糖の症状だと思い，ブドウ糖を内服しそのまま就寝した。

　X年Y＋1日，起床時から呂律が回りにくく，ふらつきも持続していたため，前医を救急受診。脳MRIで脳梁に異常所見を指摘され（図3-Ⅶ-10），脳卒中の疑いで同院緊急入院となった。

　X月Y＋23日，精査加療・リハビリテーション目的で転院となった。

【神経学的所見（初診時）】

　軽度の見当識障害と思考緩慢，ゆっくりとした構音，わずかな左上肢の

MRI：magnetic resonance imaging

動かしにくさと歩行時のふらつき以外には，視野や眼球運動を含めた脳神経系，運動・感覚機能に異常は認めなかった。

左右半球の相互制御の障害
p.193参照。

【神経心理学的所見】

入院約1〜2週間後に施行した神経心理学的検査の結果，左手の失書（図3-Ⅶ-11a），左手の失行（兵隊の敬礼→顔の横で左母指を立てる，金槌で釘を打つ身振り→顔の横で左手指を歯ブラシのように動かす），左視野の失読・呼称障害，左手の触覚性呼称障害，左耳の言語音消去現象，右手の左半側空間無視（図3-Ⅶ-11b），交叉性触点定位の障害，手指パターンの左右伝達障害，交叉性視覚性運動失調など，多彩な脳梁離断症候が明らかとなった。

一方で，他人の手徴候などの左右半球の相互制御の障害は認めず，患者自身としては「左手が少し動かしにくい」程度にしか症状を自覚していなかった。

【画像検査・生理機能検査所見】

発症翌日に撮像した脳MRIでは，脳梁膝部から膨大部にかけてFLAIR・DWIで高信号を呈し，一部腫脹を認めていた（同部位はADC mapでは低信号を呈していた）（図3-Ⅶ-10上段）。5日後に脳MRIを再検し，同様に脳梁膝部から膨大部にかけて，FLAIR・DWI高信号を認めた（図3-Ⅶ-10下段）。同時期に撮像したCT angiographyでは，右内頸動脈の軽度狭窄所見を認めたが，前大脳動脈を含めたその他の主幹動脈に明らかな狭窄・閉塞所見は認めなかった。

頸部血管エコーでは，左内頸動脈に等輝度・高輝度プラークによる軽度の狭窄所見を認めたが，その他に有意所見はなく，経胸壁・経食道心エコー検査，下肢静脈エコー検査，Holter心電図検査でも明らかな異常は認めなかった。

【まとめ】

本例の主訴であるふらつきは急性発症であったが，脳MRAやCT angiographyで前大脳動脈領域の閉塞や狭窄を認めなかったこと，病巣が脳梁に限局していたことから，脳血管障害というより，脳梁に比較的限局した脱髄を呈するMarchiafava-Bignami病などの脱髄病変を強く疑った（通常，前大脳動脈は脳梁以外にも前頭葉内側なども灌流している）。しかし，Marchiafava-Bignami病の原因となるようなアルコール多飲や低栄養，コントロール不良の糖尿病などは認めず，診断確定には至らなかった。

その後，左手の失行など一部の症状は残存したが，左視野の失読・呼称障害，右手の半側空間無視，歩行障害などは改善し，発症約2か月で自宅退院となった。

FLAIR：fluid attenuated inversion recovery　　DWI：diffusion-weighted image
ADC：apparent diffusion coefficient

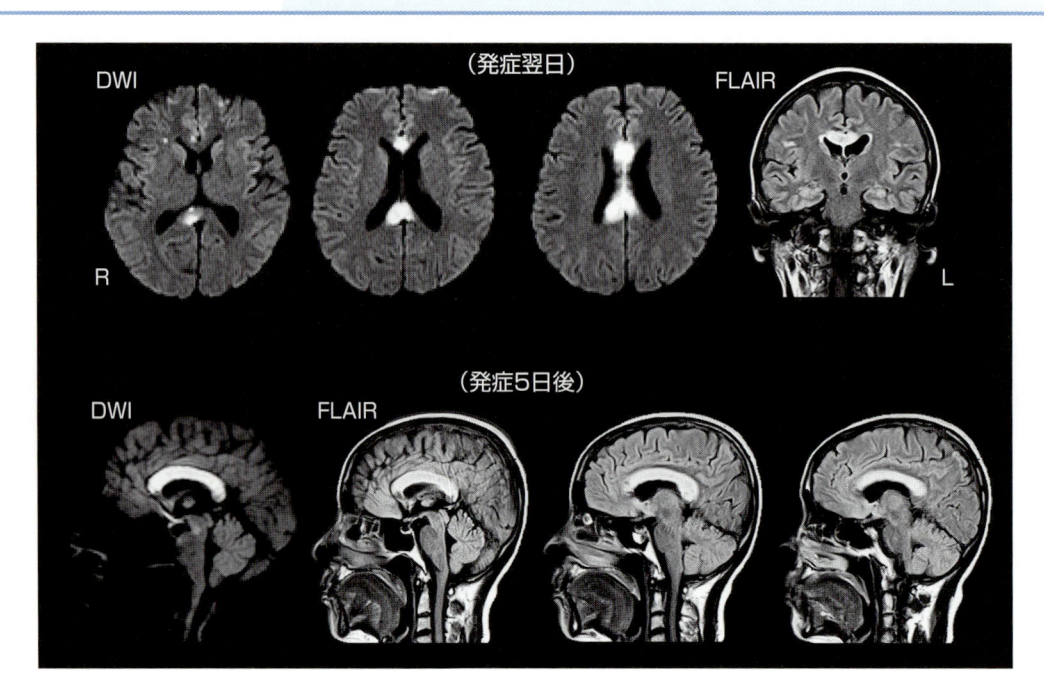

図3-Ⅶ-10　脳MRI所見

MRIでは脳梁膝部から膨大部にかけてFLAIR・DWIで高信号を呈し，一部腫脹を認めていた。

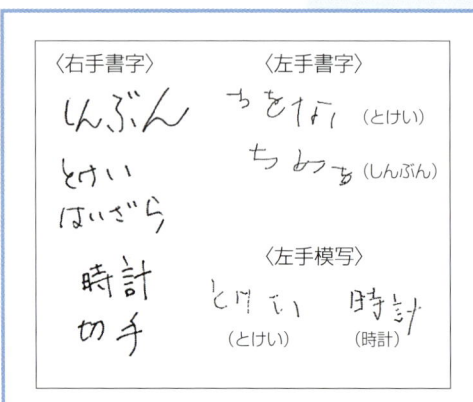

a　左手の失書例

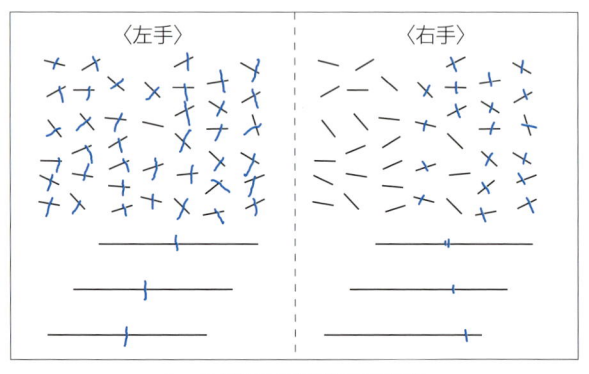

b　右手の左半側空間無視例

図3-Ⅶ-11　左手の失書と右手の左半側空間無視

a）左手の失書例。右手の書字や左手を用いての模写は比較的良好であった。
b）右手の左半側空間無視例。左手でBIT行動無視検査を行うと，無視は認めなかった。しかし，右手では明らかな
　左半側空間無視のパターンを呈した。

MRA：magnetic resonance angiography

⑥ 最後に

　本節では，脳梁損傷でみられる症候の基本事項について概説を行った。脳梁すべてを切除した分離脳患者は近年では少なく，典型的な脳梁離断症候を呈する症例に出会うことは稀かもしれない。また，脳卒中や外傷例では，脳梁以外の脳領域にも障害が及んでいることがほとんどであることや，脳腫瘍や脳動静脈奇形などでは，脳の側性化や機能局在が健常人とは異なっている可能性，そもそも相貌認知や視空間認知の側性化には個人差が大きいことなどから，教科書どおりの症候がみられないことも少なくない。しかし，神経心理学の礎となる多くの知見を生み出してきた脳梁離断症候について理解を深めることは，大脳機能局在に関する知識の整理はもちろん，意識とは何かという難問について考えるよい機会となる。

〔引用文献〕

1）浜田智哉・東山雄一・田中章景：〈巨匠の神経心理学〉Sperryの神経心理学．脳神経内科，98（4）：598-606，2023

2）Aboitiz, F., Montiel, J.：One hundred million years of interhemispheric communication：the history of the corpus callosum. *Braz J Med Biol Res*, 36（4）：409-420, 2003

3）Hofer, S., Frahm, J.：Topography of the human corpus callosum revisited － comprehensive fiber tractography using diffusion tensor magnetic resonance imaging. *Neuroimage*, 32（3）：989-994, 2006

4）Heilman, K.M., Valenstein, E.：Clinical Neuropsychology. OUP USA, 2011

5）Suzuki, K., Yamadori, A., Endo, K., Fujii, T., Ezura, M., Takahashi, A.：Dissociation of letter and picture naming resulting from callosal disconnection. *Neurology*, 51（5）：1390-1394, 1998

6）Ihori, N., Kawamura, M., Fukuzawa, K., Kamaki, M.：Somesthetic disconnection syndromes in patients with callosal lesions. *Eur Neurol*, 44（2）：65-71, 2000

7）板東充秋：〈脳梁を再検討する〉脳梁損傷の症状—失行を中心に—．神経内科，82（3）：280-287，2015

8）Geschwind, N., Kaplan, E.：A human cerebral deconnection syndrome. A preliminary report. *Neurology*, 12：675-685, 1962

9）西川隆・田辺敬貴・奥田純一郎，他：脳梁損傷例における消去現象"見かけ上の消去現象"および両耳聴検査における知見補遺．神経心理学，4（1）：33-46，1988

10）Nagumo, T., Yamadori, A., Soma, Y., Kayamori, R., Ito, M.：Crossed avoiding reaction：a disturbance of the manual spatial function. *J Neurol*

Neurosurg Psychiatry, 56（5）：552-555, 1993

11）Nebes, R.D.：Superiority of the minor hemisphere in commissurotomized man for the perception of part-whole relations. *Cortex*, 7（4）：333-349, 1971

12）Nebes, R.D.：Dominance of the minor hemisphere in commissurotomized man on a test of figural unification. *Brain*, 95（3）：633-638, 1972

13）Bogen, J.E., Gazzaniga, M.S.：Cerebral Commissurotomy in Man：Minor Hemisphere Dominance for Certain Visuospatial Functions. *Journal of Neurosurgery*, 23（4）：394-399, 1965

14）Kashiwagi, A., Kashiwagi, T., Nishikawa, T., Tanabe, H., Okuda, J.：Hemispatial neglect in a patient with callosal infarction. *Brain*, 113（Pt 4）：1005-1023, 1990

15）柏木あさ子・柏木敏宏・西川隆，他：半側空間無視の機序をめぐって―脳梁離断の視点から―．失語症研究，14（2）：105-112，1994

16）Clarke, J.M., Zaidel, E.：Simple reaction times to lateralized light flashes. Varieties of interhemispheric communication routes. *Brain*, 112（Pt 4）：849-870, 1989

17）Marzi, C.A., Bisiacchi, P., Nicoletti, R.：Is interhemispheric transfer of visuomotor information asymmetric? Evidence from a meta-analysis. *Neuropsychologia*, 29（12）：1163-1177, 1991

18）平山惠造：神経症候学．文光堂，2010

19）Brion, S., Jedynak, C.P.：［Disorders of interhemispheric transfer（callosal disonnection）. 3 cases of tumor of the corpus callosum. The strange hand sign］. *Rev Neurol*（Paris）, 126（4）：257-66, 1972

20）Akelaitis, A.J.：Sudies on the corpus callosum. 4. Diagonistic dyspraxia in epileptics following partial and complete section of the corpus callosum. *American Journal of Psychiatry*, 101（5）：594-599, 1945

21）福井俊哉：〈高次脳機能障害のすべて〉高次脳機能障害各論　把握現象，行動障害―Alien handと呼ばれるさまざまな症候―．神経内科，68（Suppl.5）：331-340，2008

22）平山惠造・田川皓一：脳血管障害と神経心理学，医学書院，2013

23）森悦朗・山鳥重：左前頭葉損傷による病的現象―道具の強迫的使用と病的把握現象との関連について―．臨床神経学，22（4）：329-335，1982

24）森悦朗：〈高次脳機能障害のすべて〉高次脳機能障害各論　把握現象，行動障害―道具の強迫的使用―．神経内科，68（Suppl.5）：327-330，2008

25）Lhermitte, F.：'Utilization behaviour' and its relation to lesions of the frontal lobes. *Brain*, 106（Pt 2）：237-255, 1983

26）Nishikawa, T., Okuda, J., Mizuta, I., Ohno, K., Jamshidi, J., Tokunaga, H., *et al.*：Conflict of intentions due to callosal disconnection. *J Neurol Neurosurg Psychiatry*, 71（4）：462-71, 2001

27）M.S.ガザニガ：右脳と左脳を見つけた男―認知神経科学の父，脳と人生を語る―，青土社，2016

28）Wilson, D.H., Reeves, A., Gazzaniga, M.：Division of the corpus callosum for uncontrollable epilepsy. *Neurology*, 28（7）：649-653, 1978

29）Holtzman, J.D., Sidtis, J.J., Volpe, B.T., Wilson, D.H., Gazzaniga, M.S.：Dissociation of spatial information for stimulus localization and the control of attention. *Brain*, 104（Pt 4）：861-872, 1981

30）渡邉修・宮野佐年・杉下守弘・上久保毅・菅原光晴：脳梁梗塞患者のリハビリテーション．リハビリテーション医学，38 （6）：465-70, 2001

31）吉澤浩志・鄭秀明：神経損傷部位と症状　脳梁離断症候群．総合リハビリテーション，34 （9）：861-866, 2006

32）杉山あや・三村將：運動イメージの利用が拮抗失行の改善に有効であった脳梁損傷の1例．神経心理学，23 （1）：58-65, 2007

33）種村留美・種村純・重野幸次，他：離断症候群の症例に対する言語的行動調整の試み．作業療法，10 （2）：139-145, 1991

34）Pappalardo, A., Ciancio, M.R., Reggio, E., Patti, F.：Posterior alien hand syndrome：case report and rehabilitative treatment. *Neurorehabil Neural Repair*, 18（3）：176-181, 2004

35）Volz, L.J., Gazzaniga, M.S.：Interaction in isolation：50 years of insights from split-brain research. *Brain*, 140（7）：2051-2060, 2017

36）Corballis, M.C.：Split decisions：problems in the interpretation of results from commissurotomized subjects. *Behav Brain Res*, 64（1-2）：163-172, 1994

〔参考文献〕

・Heilman, K.M., Valenstein, E.： Clinical Neuropsychology. OUP USA, 2011

・M.S.ガザニガ：右脳と左脳を見つけた男―認知神経科学の父，脳と人生を語る―，青土社，2016

・M.S.ガザニガ・J.E.レドゥー著，柏原恵龍，他訳：二つの脳と一つの心―左右半球と認知―，ミネルヴァ書房，1980

VIII　認知症

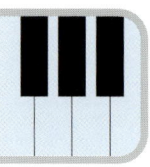

① 認知症の定義

「認知症」という語は単独の疾患をさすものではなく，様々な原因疾患により様々な症状を呈する状態をさす。一般的には，「一度正常に達した認知機能が後天的な脳の障害により持続的に低下し，日常生活や社会生活に支障を来たすようになった状態」と定義される。

一方，軽度認知障害（MCI）は，認知機能の低下が年齢相応以上にありながら，日常生活や社会生活上の支援を必要としない状態をさす。認知症と同様にMCIの原因となる疾患も様々であるが，Alzheimer（アルツハイマー）病やLewy（レビー）小体病など進行性の変性疾患に起因する場合には，それぞれのタイプの認知症に移行することが一般的である。

医学的には，NIA-AAによる主要臨床基準[1]（表3-VIII-1）や，米国精神医学会による精神疾患の診断・統計マニュアル第5版（DSM-5）[2]（表3-VIII-2，表3-VIII-3）などの診断基準により，操作的に診断される。DSM-5では，「認知症」の用語は使用せず，神経認知障害群というカテゴリーが新設された。神経認知障害群は，せん妄と神経認知障害（NCD）に分類され，NCDはさらに従来の認知症にほぼ該当するMajor NCDと，従来のMCIにほぼ該当するMild NCDに分類される。

表3-VIII-1　すべての原因による認知症の診断基準（NIA-AA）

1．職業上や普段の生活で役割を果たす能力に支障
2．以前の水準に比べ役割を果たしたり，遂行したりする機能の減退
3．せん妄や精神疾患によらない
4．認知機能障害は次の組み合わせによって検出・診断される
　（1）患者あるいは情報提供者からの病歴聴取
　（2）ベッドサイドでの精神機能評価あるいは神経心理学的テスト
5．認知機能あるいは行動障害は次の領域の最低2つ以上を含む
　a．新しい情報を獲得し，記憶する能力の障害
　b．複雑な作業の推論や処理の障害や判断力の低下
　c．視空間認知障害
　d．言語機能障害
　e．人格，行動あるいは振る舞いの変化

出典　荒井啓之訳：アルツハイマー病を背景にした軽度認知障害の診断—米国国立老化研究所／アルツハイマー病協会合同作業グループからの提言. *Cognition Dementia*，11：19-27，2012

MCI：mild cognitive impairment
NIA-AA：National Institute on Aging-Alzheimer's Association workgroup

表3-Ⅷ-2　認知症（Major NCD）の診断基準（DSM-5）

A．1つ以上の認知領域（複雑性注意，実行機能，学習および記憶，言語，知覚-運動，社会的認知）において，以前の行為水準から有意な認知の低下があるという証拠が以下に基づいている：
　(1)　本人，本人をよく知る情報提供者，または臨床家による，有意な認知機能の低下があったという概念，および
　(2)　可能であれば，標準化された神経心理学的検査に記録された，それがなければ他の定量化された臨床的評価によって実証された認知行為の障害
B．毎日の活動において，認知欠損が自立を阻害する（すなわち，最低限，請求書を支払う，内服薬を管理するなどの，複雑な手段的日常生活動作に援助を必要とする）
C．その認知欠損は，せん妄の状況でのみ起こるものではない
D．その認知欠損は，他の精神疾患によってうまく説明されない（例：うつ病，統合失調症）

出典）日本精神神経学会（日本語版用語監修），高橋三郎，大野裕（監訳）：DSM-5精神疾患の診断・統計マニュアル．医学書院，2014

表3-Ⅷ-3　軽度認知障害（Mild NCD）の診断基準（DSM-5）

A．1つ以上の認知領域（複雑性注意，実行機能，学習および記憶，言語，知覚-運動，社会的認知）において，以前の行為水準から軽度の認知の低下があるという証拠が以下に基づいている：
　(1)　本人，本人をよく知る情報提供者，または臨床家による，軽度の認知機瀧の低下があったという懸念，および
　(2)　可能であれば標準化された神経心理学的検査に記録された，それがなければ他の定量化された臨床的評価によって実証された認知行為の軽度の障害
B．毎日の活動において，認知欠損が自立を阻害しない（すなわち，請求書を支払う，内服薬を管理するなどの複雑な手段的日常生活動作は保たれるが，以前より大きな努力，代償的方略，または工夫が必要であるかもしれない）
C．その認知欠損は，せん妄の状況でのみ起こるものではない
D．その認知欠損は，他の精神疾患によってうまく説明されない（例：うつ病，統合失調症）

出典）日本精神神経学会（日本語版用語監修），高橋三郎，大野裕（監訳）：DSM-5精神疾患の診断・統計マニュアル．医学書院，2014

♪　痴呆から認知症へ〜用語の変遷〜[3)]　♪♪

　江戸時代末期から明治時代初頭にかけて，西洋医学の様々な用語が日本語に翻訳された。認知症は「dementia」の訳語であるが，当時は「狂ノ一種」「痴狂」「瘋癲」などと訳され一定していなかった。明治時代末期に「狂」の文字を避ける意図から「痴呆」という語が提唱され，徐々に一般化していった。しかしながら，この「痴呆」も侮蔑的な意味を表す文字が使用されており，誤解や偏見，差別につながる可能性があることから，2004年に厚生労働省内に「『痴呆』に替わる用語に関する検討会」が設置され，検討の結果，新しい用語として「認知症」が採用された。

② 認知症の原因疾患と症候

1）認知症の原因疾患

　認知症をきたす疾患として，アルツハイマー型認知症，レビー小体型認知症，前頭側頭葉変性症，血管性認知症の4大疾患が知られている。この他に，表3-Ⅷ-4に示すように多くの疾患が認知症の原因となる。一方，アルツハイマー型認知症やレビー小体型認知症，前頭側頭葉変性症など進行性の変性疾患による認知症と異なり，慢性硬膜下血腫や正常圧水頭症，甲状腺機能低下症，薬剤性の認知機能低下など，原因となっている疾患や病態に対する医学的介入により治療が可能な一群をtreatable dementiaという。treatable dementiaは，医学的介入により疾患そのものが可逆的であるものと，発症前の状態に戻すことは困難であるが，適切な医学的介入により症状を軽減したり，進行を遅らせることができるものがある。

2）認知症の症候

　認知症の症候は大きく，中核症状と呼ばれる認知機能障害と，行動・心理症状（BPSD）と呼ばれる行動障害や精神症状に分けられる。認知症の原因となる疾患により，それぞれ特徴的な中核症状や行動・心理症状を呈する。行動・心理症状は周辺症状と呼ばれることもある。

　中核症状として，アルツハイマー型認知症ではエピソード記憶の障害が

表3-Ⅷ-4　認知機能低下の原因となる主な疾患

1．神経変性疾患 　アルツハイマー型認知症，レビー小体型認知症，前頭側頭葉変性症，パーキンソン病，ハンチントン病，脊髄小脳変性症など
2．脳血管疾患 　血管性認知症（脳梗塞，脳出血，くも膜下出血など）
3．頭部外傷 　慢性硬膜下血腫，外傷性脳損傷
4．悪性腫瘍 　脳腫瘍など
5．感染症 　髄膜炎，脳炎，クロイツフェルト–ヤコブ病など
6．代謝性疾患・栄養障害 　ウェルニッケ脳症，ビタミンB_{12}欠乏症，電解質異常，脱水など
7．内分泌疾患 　甲状腺機能低下症，副甲状腺機能亢進症など
8．中毒性疾患 　薬物中毒（向精神薬，ステロイドホルモンなど），アルコール中毒，一酸化炭素中毒，金属中毒（アルミニウム，水銀など）
9．その他 　正常圧水頭症，てんかん，低酸素脳症など

BPSD：behavioral and psychological symptoms

ほぼ必発であり，疾患の進行とともに記憶障害も重度化していく。レビー小体型認知症でもエピソード記憶の障害はみられるものの，アルツハイマー型認知症と比較すると一般的に障害の程度は軽い。一方，前頭側頭葉変性症に含まれる意味性認知症では，エピソード記憶は保たれ，意味記憶の障害が主体となる。記憶障害と関連する中核症状として，見当識障害がある。見当識とは時間や場所，人物を同定する能力であり，記憶や注意，意識レベル，視覚認知など様々な認知機能により成り立っている。アルツハイマー型認知症では，記憶障害の影響によりまず時間の見当識が障害され，進行とともに場所，人物の順で障害されていくことが知られている。一方，レビー小体型認知症では，意識レベルの変動が見当識に大きく影響する。その他の中核症状として，遂行機能障害や視空間認知障害，失語症などがある。

　行動・心理症状としては，幻覚・妄想，人物誤認，徘徊，不穏・興奮，不眠・睡眠リズム障害，うつ・意欲低下などがある。レビー小体型認知症は幻視が出現する代表的な疾患であり，中でも「窓の外に白い服を着た3歳くらいの子どもが立っていた」など人物に関する具体的な幻視が多い。妄想は，事実とは極端に異なる病的な思い込みであり，物盗られ妄想（家族や他者が金品を盗む）や嫉妬妄想（伴侶が浮気をしている）などが知られている。行動・心理症状は介護者にとって大きな身体的および精神的なストレスとなり，介護負担感の増大につながりやすい。

　行動・心理症状の発現には，レビー小体型認知症における幻視と前頭葉や後頭葉との関連など，行動や情動に関連する脳部位の変性が直接影響していると考えられているものもある。一方，アルツハイマー型認知症にお

意味記憶
対象物の辞書的な知識に相当する記憶。

人物誤認
ある人物を本人と同定する際の障害である。カプグラ症候群（親しい人を姿がそっくりな替え玉であると確信してしまう）や，フレゴリの錯覚（他者を別の他者の変装であると確信してしまうもので，多くは様々な妄想を伴う）などの徴候を含む。

徘徊
BPSDのひとつであり，中核症状による生活不適応やストレス，不安などが重なり，絶えず歩き回ること。

♪　問題行動か，行動・心理症状か　♪♪

　従来，行動・心理症状は問題行動と称され，社会への不適応や逸脱として，いわば介護者にとって「問題」となる行動としてとらえられてきた。しかしながら認知症に関する研究の進歩や，認知症のある人が声をあげる機会が増えてきたことで，行動・心理症状の発現には脳の病理学的変化や中核症状が関連していること，認知症のある人自身も困惑し生活に困難さを感じていることが明らかになり，行動・心理症状と呼ばれるようになった。例えば，物盗られ妄想が出現した際に，問題行動としてとらえてしまうと支援者は「困るなあ」「認知症だから仕方ない」という思いを抱いてしまう。一方，これを行動・心理症状としてとらえるならば，「認知症のある人自身も困っている」という事実をもとに，「原因となっている中核症状は何か」「個人要因，介護者要因，環境要因などがどのように影響しているだろうか」という視点をもつことができ，適切な対応方法の検討につながるのである。

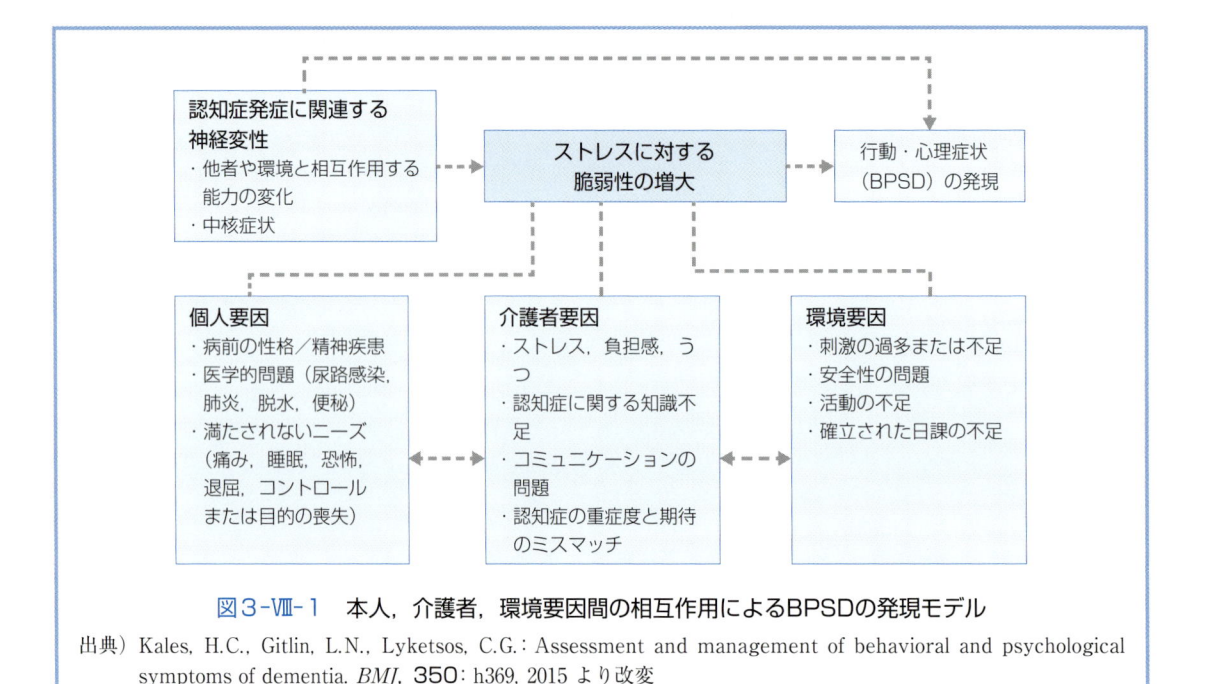

図3-Ⅷ-1　本人，介護者，環境要因間の相互作用によるBPSDの発現モデル

出典）Kales, H.C., Gitlin, L.N., Lyketsos, C.G.：Assessment and management of behavioral and psychological symptoms of dementia. *BMJ*, **350**：h369, 2015 より改変

ける物盗られ妄想が，すべてのアルツハイマー型認知症患者にみられるわけではないことから，患者個人の要因，介護者要因，環境要因など様々な要因が相互に影響しあって行動・心理症状が引き起こされていると想定されている（図3-Ⅷ-1）[4]。

③ 認知症の種類

　認知症の原因となる疾患は様々であり，その原因疾患によりリハビリテーションやケアの方法が異なる。ここでは4大認知症といわれるアルツハイマー型認知症，レビー小体型認知症，前頭側頭葉変性症，血管性認知症（表3-Ⅷ-5）のほか，若年性認知症などの特徴について解説する。

1）アルツハイマー型認知症（AD）

　初老期から老年期にかけて発症し，緩徐進行性に認知症を呈する神経変性疾患である。加齢により発症率が上昇し，女性に多い。ドイツの精神科医であるAlois Alzheimerが1901～1906年にかけて診察した記憶障害を主症状とするAuguste Deterが最初の事例である。脳の病理学的変化としては，海馬傍回から頭頂葉，大脳全体へと拡大する萎縮，アミロイドβが神経細胞外に凝集して形成された老人斑の存在，タウ蛋白質が過剰にリン酸

AD：Alzheimer's dementia

表3-Ⅷ-5　４大認知症の特徴

	アルツハイマー型認知症	レビー小体型認知症	前頭側頭葉変性症	血管性認知症
脳の神経学的変化	老人斑や神経原線維変化	レビー小体の出現	タウ蛋白質，TDP-43，FUS蛋白質の凝集する封入体の蓄積	脳梗塞，脳出血，くも膜下出血
認知症発症割合[5]	67.6%	4.3%	1.0%	19.5%
発症および進行の特徴	緩徐な発症と進行	緩徐な発症と進行	緩徐な発症と進行	脳血管疾患に続く発症と階段状の悪化
特徴的な症状	エピソード記憶の障害失語，失行，失認遂行機能障害視空間認知障害物盗られ妄想，取り繕い	注意障害視空間認知障害，記憶障害（初期は目立たない），幻視，覚醒レベルの変動を伴う動揺性の認知機能レム睡眠行動異常パーキンソニズム	記憶や視覚的認知は比較的保持されている，脱抑制，立ち去り行動，わが道を行くような社会行動障害，常同行動，周徊，自発性の低下，被影響性の亢進	まだら状の認知機能障害，仮性球麻痺，その他脳の損傷部位により異なる
初期の症状	遂行機能障害，記憶障害	幻視，妄想，パーキンソニズム，レム睡眠行動異常	自発性の低下，常同行動，意味記憶障害などタイプによる	物忘れ，遂行機能障害，注意障害など

化され神経細胞内に蓄積した神経原線維変化が代表的な所見である。診断基準としては，DSM-5[2]によるものがある（表3-Ⅷ-6）。

（1）中核症状

　初期にはエピソード記憶の障害が目立ち，中期には意味記憶が障害され，進行とともに手続き記憶も障害される。また，見当識障害も多くみられ，初期の時間的失見当識から始まり，中期には場所の見当識障害が出現する。後期には人物の見当識障害がみられ，家族の顔もわからなくなる。その他，遂行機能障害や視空間機能障害，失行などもみられる。病変が左半球側頭頭頂連合野へ拡大すると，言語機能の障害が生じる。初期には喚語困難が目立つものの，言語理解や復唱は保たれる。進行とともに自発語が減少し錯語がみられるようになる。後期には反響言語や語間代がみられることもある。言語理解は不良であるが，流暢性や復唱は比較的保たれやすい。

（2）行動・心理症状

　初期には，悲壮感が強くみられない抑うつ，意欲低下，無気力などの形で現れるアパシーがみられる。不安や焦燥，妄想も早期から目立ち，財布をしまった場所を忘れてそれを介護者が盗んだと訴える「物盗られ妄想」や，介護者らが自分を追い出そうとしていると訴える「迫害妄想」がみられることが多い。中期以降には，視空間失認に起因する「徘徊」がみられるようになり，興奮や攻撃的行動，不潔行動が出現するようになる。

（3）手段的日常生活動作（IADL）および日常生活動作（ADL）の障害

　初期には家事動作や買い物などのIADLが障害され，進行とともに食事

反響言語
相手の質問や声かけに対し，同じ言葉をオウム返しに発話する現象。認知症以外に，失語症，広汎性発達障害，統合失調症などの患者でも観察される。

語間代
「ありがとがとがとがと…」のように，単語の末尾の音節を意味なく繰り返す現象。

表3-Ⅷ-6　アルツハイマー病による認知症の診断基準（DSM-5）

A. 認知症または軽度認知障害の基準を満たす

B. 1つまたはそれ以上の認知領域で，障害は潜行性に発症し緩徐に進行する（認知症では，少なくとも2つの領域が障害されなければならない）

C. 以下の確実なまたは疑いのあるアルツハイマー病の基準を満たす：

　認知症について：

　確実なアルツハイマー病は，以下のどちらかを満たしたときに診断されるべきである．そうでなければ疑いのあるアルツハイマー病と診断されるべきである

　（1）家族歴または遺伝子検査から，アルツハイマー病の原因となる遺伝子変異の証拠がある

　（2）以下の3つすべてが存在している：

　　（a）記憶，学習，および少なくとも1つの他の認知領域の低下の証拠が明らかである（詳細な病歴または連続的な神経心理学的検査に基づいた）

　　（b）着実に進行性で緩徐な認知機能低下があって，安定状態が続くことはない

　　（c）混合性の病因の証拠がない（すなわち，他の神経変性または脳血管疾患がない，または認知の低下をもたらす可能性のある他の神経疾患，精神疾患，または全身性疾患がない）

　軽度認知障害について：

　確実なアルツハイマー病は，遺伝子検査または家族歴のいずれかで，アルツハイマー病の原因となる遺伝子変異の証拠があれば診断される．疑いのあるアルツハイマー病は，遺伝子検査または家族歴のいずれにもアルツハイマー病の原因となる遺伝子変異の証拠がなく，以下の3つすべてが存在している場合に診断される

　（1）記憶および学習が低下している明らかな証拠がある

　（2）着実に進行性で緩徐な認知機能低下があって，安定状態が続くことはない

　（3）混合性の病因の証拠がない（すなわち，他の神経変性または脳血管疾患がない，または認知の低下をもたらす可能性のある別の神経疾患全身性疾患または病態がない）

D. 障害は脳血管疾患，他の神経変性疾患，物質の影響，その他の精神疾患，神経疾患，または全身性疾患ではうまく説明されない

出典）日本精神神経学会（日本語版用語監修），高橋三郎，大野裕（監訳）：DSM-5精神疾患の診断・統計マニュアル．医学書院，2014

表3-Ⅷ-7　FASTの分類

FAST 1	正常	主観的・客観的に機能低下なし
FAST 2	年相応	物の置き忘れなど
FAST 3	境界状態（MCI）	熟練を要する仕事の場面では，機能低下が同僚により認められる．新しい場所に旅行することは困難
FAST 4	軽度	夕食に客を招く段取りをつけたり，家計を管理したり，買い物をする程度の仕事でも支障をきたす
FAST 5	中等度	介助なしでは適切な洋服を選んで着ることができない．入浴させるときにもなんとか，なだめすかして説得することが必要なこともある
FAST 6	やや高度	不適切な着衣．入浴に介助を要する．入浴を嫌がる．トイレの水を流せなくなる．失禁
FAST 7	高度	最大約6語に限定された言語機能の低下．理解し得る語彙はただ1つの単語となる．歩行能力の喪失．着座能力の喪失．笑う能力の喪失．昏迷および昏睡

出典）Reisberg, B.: Functional staging of dementia of Alzheimer type. *Ann N Y Acad Sci*, 435: 481-483, 1984

FAST：functional assessment staging of AD
PDD：Parkinson's desease with Dementia

や排せつ，　整容などのADLが障害されていく。このようなADの進行段階を生活上の障害の観点から分類した観察式の評価尺度としてFAST[6]がある（表3-Ⅷ-7）。

2）レビー小体型認知症

　注意や覚醒レベルの変動を伴う認知機能障害，幻視，パーキンソニズム，レム期睡眠行動異常，自律神経症状などを特徴とする疾患である。レビー小体型認知症の病態には，α-シヌクレインを主要構成成分とするレビー小体の蓄積および凝集が深く関与していると考えられている。

　認知機能障害として，注意，遂行機能，視空間認知の著明な障害が進行期に認められるが，初期に記憶障害がみられないこともある。進行とともに記銘力障害が出現し，特に視覚性記憶が障害されやすい。時計がヒトの顔に，窓際にぶら下がった洗濯物がヒトの姿に見えるなどの錯視が目立ち，錯視を誘発するパレイドリアテストを施行すると誤答が目立つ。「虫や小動物が見える，小人が見える」など具体的な幻視が繰り返しみられる。幻視は日中よりも夜間に出現することが多い。また，自律神経症状として便秘や起立性低血圧，排尿障害などがみられる。ほかにも嗅覚障害，不安やアパシー，幻覚妄想など多彩な症状を呈する。しばしばパーキンソニズムを合併し，認知症を伴うパーキンソン病（PDD）との異同が議論されてきたが，臨床的には両者の症状に質的な差はないとされる。一般に，PDDとレビー小体型認知症を包含する概念としてレビー小体病という用語が用いられる。

3）前頭側頭葉変性症

　前頭葉および側頭葉に限局性の萎縮を認める変性疾患の包括的な概念である。歴史的に，前頭葉および側頭葉の萎縮による行動異常や性格変化を呈する病態は前頭側頭型認知症（FTD）と呼ばれ，ピック病もこれに含まれていた。のちに，発症初期から失語症状を呈する一群を含め，前頭側頭葉変性症（FTLD）という概念が提唱された。FTLDは，臨床症状から人格・行動障害の目立つ行動障害型前頭側頭型認知症（bvFTD），失語症状を主とする意味性認知症（SD）および進行性非流暢性失語（PNFA）の3型に分類される（図3-Ⅷ-2）。運動ニューロン疾患／筋萎縮性側索硬化症，皮質基底核症候群，進行性核上性麻痺など運動症状を合併する場合もある。

　FTLDでは，遂行機能障害や人格・行動・社会機能面の障害が出現する。前頭前野の機能と関連して，目的に対する計画の立案と実行が難しくなり，ADLやIADLの面で介入や助言が必要となる。発動性の障害として動機づ

パレイドリアテスト
錯視を誘発する視覚性の課題をさす。

皮質基底核症候群
変性疾患に出現し，緩徐に進行する非対称性の筋強剛や錐体路症状，錐体外路症状を特徴とする臨床像をさす。

FTD：frontotemporal dementia　　FTLD：frontotemporal lobar degeneration
bvFTD：behavioral variant FTD　　SD：semantic dementia
PNFA：progressive non-fluent aphasia

口唇傾向
周囲にあるもの，手に取れるものを何でも口に入れてしまう現象。誤嚥や窒息，腸閉塞につながるリスクが高く，介護負担感を増大させる。自身の手指を噛んで自傷行為に至ったり，異食症に発展したりすることもある。

Binswanger（ビンスワンガー）病
多発性のラクナ梗塞に加えて，大脳白質の広範でびまん性の神経障害をきたす疾患。

脳血管性パーキンソニズム
脳血管病変に起因してパーキンソニズムをきたす疾患概念をさす。

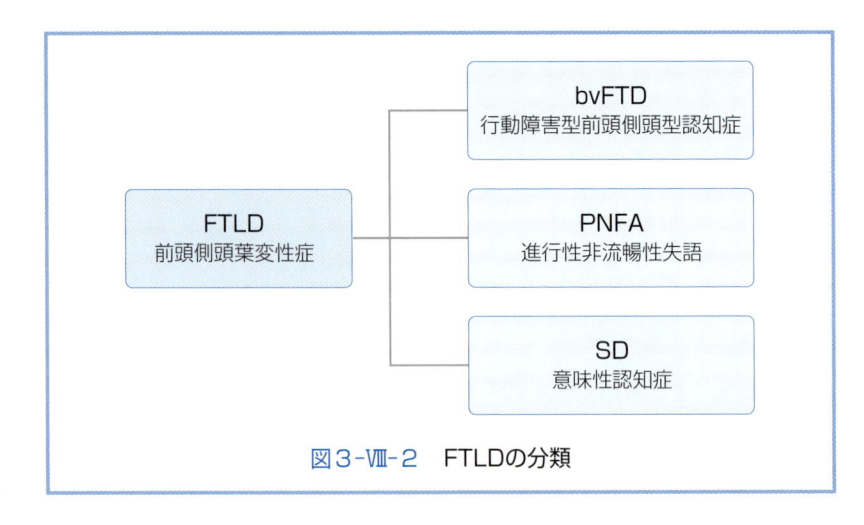

図3-Ⅷ-2　FTLDの分類

けや興味・関心の低下が出現するとアパシーと呼ばれる病態がみられ，特にbvFTDで高頻度に出現することが知られている。同様に，脱抑制も高頻度にみられ，幼稚性や攻撃性を含む社会的に不適切な言動をとることで気づかれる。自分の気の向くままに話し，突然立ち去る「わが道を行く（going my way）」行動や，机をたたき続ける・ボタンを押し続けるなど単純な動作を反復したり，毎回固定されたルートを歩くなど常同的な行動も出現する。他にも，アルコール消費量の増加や過食，甘い物を好む，異食など口唇傾向や食嗜好の変化も出現する。

4）血管性認知症

　血管性認知症は脳血管障害に起因して生じる認知症の総称である。血管性認知症は虚血性と出血性いずれの脳血管障害でも生じる。脳の主幹動脈の本幹や分枝などの大血管に梗塞巣が多発するタイプや，皮質または皮質下の小血管病変が原因となるタイプなど，複数の病型がある。大脳白質の虚血に起因し，広範な白質線維の障害と穿通枝のラクナ梗塞を伴う疾患として，Binswanger（ビンスワンガー）病が知られている。血管性認知症は，全認知症の中でアルツハイマー型認知症に次いで2番目に多い。記憶障害は必発ではなく，遂行機能障害や注意機能障害が出現することが特徴的である。また，「まだら認知症」と称される通り，知的能力の低下や記憶障害があっても病識や判断力は保たれるなど，非均一な認知機能障害がみられる。脳血管障害の病態に応じて，運動麻痺や偽性球麻痺，脳血管性パーキンソニズムを伴うことが多い。

5）原発性進行性失語

　原発性進行性失語（PPA）は，アルツハイマー型認知症などの変性疾

　PPA：primary progressive aphasia

表3-Ⅷ-8　原発性進行性失語の分類

	非流暢/失文法型	意味型	ロゴペニック（語減少）型
中核的特徴	少なくとも1つを満たす 1. 発話における失文法 2. 一貫性のない音の誤り・歪みを伴う，努力性で滞る発話（発語失行）	両方を満たす 1. 視覚性呼称障害 2. 単語理解障害	両方を満たす 1. 自発話と呼称における喚語困難 2. 句・文の復唱障害
支持的特徴	少なくとも2つを満たす 1. 文法的に複雑な文における理解障害 2. 単語理解の保存 3. 対象知識の保存	少なくとも3つを満たす 1. 対象知識の障害（低頻度語や低親密度語） 2. 表層性失読・失書 3. 復唱能力の保存 4. 発話面の保存（文法面と運動面）	少なくとも3つを満たす 1. 自発話と呼称における発話（音韻）の誤り 2. 単語理解・対象知識の保存 3. 発話運動面の保存 4. 明らかな失文法の欠如

出典）Gorno-Tempini, M.L., Hikkis, A.E., Weintraub, S. *et al.*：Classification of primary progressive aphasia and its variants. *Neurology*, **76**：1006-1014, 2011

患と区別され，言語症状のみが選択的に，他の認知機能障害より先行して進行する臨床症候群である。Gorno-Tempniら[7] により提起された診断基準では，PPAは3つの亜型に分類されている（表3-Ⅷ-8）[7,8]。

臨床症候群
臨床の中で，いくつかの症状や症候のまとまりが観察されている場合に，その状態像をさす言葉として用いられる。

6）若年性認知症

　若年性認知症とは，65歳未満で発症する認知症の総称である。原因疾患としては，アルツハイマー病が全体の52.6％と最も多く，血管性認知症（17.1％），前頭側頭葉変性症（9.4％），レビー小体型認知症（4.1％）と続く。若年発症のアルツハイマー型認知症と65歳以上発症のアルツハイマー型認知症との間で病理学的初見に差はないため，両者は同一疾患と考えられている。しかし，就労年齢にあり家族を養っている世代であるために，就労の継続，子の養育，家計の維持，多重介護など様々な生活課題に直面する点で，高齢発症の認知症とは異なる視点での支援が必要である。

④ 認知症の評価

　認知症は，複数の認知機能の低下により生活に支障をきたした状態である。したがって，評価においては，どのような心身機能の低下が起こっているのか，それによりどのような活動制限や参加制約が生じているのか，という視点で対象者をとらえる必要がある。一方，対象者の強みを活かした介入につなげるため，できないことばかりでなく「できること（保たれていること）」を検索することも重要である。認知症を評価することの意義を表3-Ⅷ-9に示す。

　認知症に対する評価は，大きく認知機能面の評価と行動面の評価に分け

表3-Ⅷ-9　認知症を評価する意義

1．認知症の鑑別診断や薬物療法を行うための基礎資料を提供する
2．低下している機能と保たれている機能を見極める
3．介入すべき側面の優先順位を決める

られる。認知機能面の評価では記憶，見当識，言語，注意，遂行機能などの障害の有無やその程度を調べる。一方，行動面の評価は行動・心理症状の評価と日常生活活動の評価に分けて考える。さらに，認知症のリハビリテーションやケアの中では，患者本人だけでなく家族や介護者の身体的・精神的な負担感を軽減する必要があるため，介護者の介護負担を客観的に評価することも重要である。

1）評価時の留意点
（1）「本人の視点」の重視

リハビリテーションの主体はあくまで本人であるため，「現状をどのようにとらえているか」「どのようなことに困難さを感じているか」「どのような人生を送ってきたのか」など，本人の言葉に耳を傾けることが重要である。認知症やその他の要因によりコミュニケーション障害が生じている場合であっても，適切なコミュニケーション支援を行いながら本人の主観的な思いを聴取する姿勢を示すことが，信頼関係の構築につながる。

（2）検査に影響を与え得る要因の確認

スクリーニング検査や掘り下げ検査などの机上課題を実施するにあたっては，視覚や聴覚といった感覚器の機能について確認する必要がある。高齢者では，白内障や緑内障，加齢黄斑変性症，屈折異常，糖尿病性網膜症などを原因とする視覚障害を有していることが多い。また，加齢性難聴により高周波数領域の聴力の低下や語音明瞭度の低下がみられることもある。

症状の変動性にも留意する必要がある。レビー小体型認知症では，病初期から注意や覚醒などの認知機能の日内変動や日差変動がみられることが知られている。他のタイプの認知症でも，その日の体調や気分，緊張状態により検査結果が影響を受ける可能性があるため，実施日を分けて複数の検査を実施するなどの工夫が必要である。

（3）検査結果を解釈する際の留意点

認知機能障害が疑われる患者の評価に際しては，現病歴，既往歴，生活歴，職業歴などの背景情報や日常生活における行動観察，そして認知機能検査の結果の3点が必須である。各種認知機能検査の結果だけでなく，これらの情報や行動観察の結果とも照らし合わせて評価を実施していく必要がある。関連して，各種検査にはカットオフ値が設定されていることが多

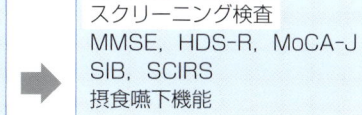

| 情報収集
主訴，現病歴・既往歴，治療歴
生活歴，職業歴，家族歴
生活環境，ADL・IADL，BPSD
介護負担感，社会資源の活用状況 | → | スクリーニング検査
MMSE, HDS-R, MoCA-J
SIB, SCIRS
摂食嚥下機能 | → | 掘り下げ検査
知的機能
記憶，見当識
注意，遂行機能
言語・コミュニケーション
視覚認知，行為　など |

図3-Ⅷ-3　認知症の評価の流れ

いが，これはあくまで一定の母集団から得られた基準値である。検査結果は，対象者の知的レベルや教育歴，職業歴，加齢など様々な要因により影響を受けることから，カットオフ値のみで認知機能障害の有無を判断することは避けるべきである。

　検査の結果得られるデータは，得点などの量的データと，言語情報や視覚情報などで記述される質的データの双方を含んでいる。質的データには，患者が試行錯誤したプロセスや誤り方など，障害構造の理解やリハビリテーション介入の手がかりとなる情報を含んでいることが多いため，量的データのみで結果を判断してはならない。

2）評価の流れ（図3-Ⅷ-3）

　認知症を評価するにあたり，まずは本人や家族，他職種，診療録　などから主訴，現病歴，既往歴，生活歴，職業歴，家族歴，生活環境，介護負担感，社会資源の活用状況などの情報を収集する。並行して，スクリーニング検査を実施する。これらの結果をもとに，必要に応じて神経心理学的検査を用いて詳細に認知機能を評価する。

3）情報収集

（1）主訴，現病歴・既往歴など

　患者本人から自覚的な主訴を聴取するとともに，家族からも追加で情報を収集する。患者本人と家族等の訴えに乖離がある場合には，患者の病識の乏しさを反映している可能性があるため，可能な限り両者から情報を得ることが望ましい。その他，病歴等を聴取する際の留意点を表3-Ⅷ-10に示す。

（2）認知症の全般的重症度

　臨床的認知症尺度（CDR）[9]は，認知症の重症度を判断することを目的に作成された評価尺度である（表3-Ⅷ-11）。CDRは患者本人への面接だけでなく，家族や介護者からの情報をもとに評価できる点が特徴的である。他に，アルツハイマー型認知症の重症度を判定することを目的に開発

表3-Ⅷ-10　情報収集時の留意点

情報収集すべき項目	聴取時の留意点
主　訴	患者だけでなく家族などが同席している場合には，それぞれの主訴を確認する。患者本人の尊厳に配慮する。
現病歴	発症時期，発症前後の生活の変化，生活課題やトラブルに関する具体的なエピソード，中核症状，行動・心理症状，治療状況を確認する。
既往歴	うつ病などの精神疾患，脳血管疾患，頭部外傷などの既往の有無ならびに服薬状況を確認する。
生活歴	教育歴，職歴，元来の性格，嗜好などを確認する。
現在の生活状況	家族構成，同居者，家族との関係性，活動（日課，趣味など），経済状況を確認する。

表3-Ⅷ-11　CDRの項目と重症度判定

	0 障害なし	0.5 疑　い	1 軽　度	2 中等度	3 重　度
記　憶 （M）	記憶障害なし 軽度の一貫しない物忘れ	一貫した軽い物忘れ 出来事を部分的に思い出す良性健忘	中程度記憶障害 特に最近の出来事に関するもの 日常生活に支障	重度記憶障害 高度に学習したもののみ保持，新しいものはすぐに忘れる	重度記憶障害 断片的記憶のみ残存する程度
見当識 （O）	見当識障害なし	時間的関連の軽度の困難さ以外は障害なし	時間的関連の障害中程度あり，検査では場所の見当識良好，他の場所で時に地誌的失見当	時間的関連の障害重度，通常時間の失見当，しばしば場所の失見当	人物への見当識のみ
判断力と問題解決 （JPS）	日常の問題を解決 仕事をこなす金銭管理良好 過去の行動と関連した良好な判断	問題解決，類似性差異の指摘における軽度障害	問題解決，類似性差異の指摘における中等度障害 社会的判断は通常，保持される	問題解決，類似性差異の指摘における重度障害 社会的判断は通常，障害される	問題解決不能 社会的判断不能
地域社会活動 （CA）	通常の仕事，買い物，ボランティア，社会的グループで通常の自立した機能	左記の活動の軽度の障害	左記の活動のいくつかにかかわっていても，自立できない 一見正常	家庭外では自立不可能 家族のいる家の外に連れ出しても他人の目には一見活動可能にみえる	家庭外では自立不可能 家族のいる家の外に連れ出した場合生活不可能
家庭状況および趣味・関心 （HH）	家での生活，趣味，知的関心が十分保持されている	家での生活，趣味，知的関心が軽度障害されている	軽度しかし確実な家庭生活の障害 複雑な家事の障害，複雑な趣味や関心の喪失	単純な家事手伝いのみ可能 限定された関心	家庭内における意味のある生活活動困難
介護状況 （PC）	セルフケア完全		奨励が必要	着衣，衛生管理など身の回りのことに介助が必要	日常生活に十分な介護を要する 頻回な失禁

判定方法：6項目それぞれ独立してCDR 0（障害なし）からCDR 3（重度）までの5段階で評価する。全般的な重症度の判定は記憶（M）に基づいて決定される。例えば，記憶以外の少なくとも3つの項目の判定が記憶（M）と同一であれば，全般的CDRは記憶（M）の重症度に相当する。一方，3つ以上の項目が記憶（M）の判定よりも1ランク大きいか小さい場合，多くが占めるスコアが全般的CDRとなる。

出典）Morris, J.C.：The clinical dementia rating（CDR）：Current version and scoring rules. *Neurology*, **43**：2412-2414, 1993

されたFAST[6]がある（表3-Ⅷ-7）。

（3）ADL・IADLの評価

　軽度認知障害や軽度の認知症の場合には，複雑なIADLの遂行に努力や工夫が必要となるため，IADLに着目した評価が重要となる。一方，中等度から重度にかけては，症状の進行とともに基本的ADLが低下し介護が必要な状態となるため，認知症患者のADL障害の程度を把握することは不可欠である。

　IADLの評価としては，Lawton（ロートン）のIADLスケール（表3-Ⅷ-12）[10]や認知症のための障害評価表（DAD），FAIなどがある。ロートンのIADLスケールは，電話の使い方，買い物，食事の支度，家事（買い物・洗濯以外），洗濯，移動・外出（交通手段），服薬管理，金銭管理の8項目から構成されている。それぞれ3〜5段階で評価され，基準に従い得点は0点か1点のいずれかとなる。原法では，男性において食事の支度，家事，洗濯の3項目を除外した5項目で評価されることになっているが，男性についても8項目で評価すべきとの立場もある。DADは，衛生，着衣，排泄，摂食，食事の用意，外出，金銭管理，服薬，余暇と家事の10項目で構成されており，IADLのみならず基本的ADLもとらえることができる。FAIは社会生活活動まで含めた活動能力をみることができる。

　基本的ADLの評価としては，認知症特異的な尺度であるN式老年者用日常生活動作能力評価尺度（N-ADL）[11]（表3-Ⅷ-13），機能的自立度評価法（FIM），バーセルインデックス（BI）などがある。N-ADLは「歩行・起坐」「生活圏」「着脱衣・入浴」「摂食」「排泄」の5項目からなり，重症度評価点を7段階で評価する。評価の際には，評価者が直接観察するか，家族や介護者から情報収集を行い項目ごとの評価点を決定する。

（4）認知症の行動・心理症状の評価

　行動・心理症状を測定する尺度として，NPIやDBDスケール，認知症高齢者の行動評価指標（Behave-AD）などがある。NPIは「妄想」「幻覚」「興奮」「うつ」「不安」「多幸」「無関心」「脱抑制」「易怒性」「異常行動」の10項目から構成されている。評価は家族や介護者に対する半構造化面接を通して実施する。まず各症状の存在の有無について回答を求め，「有り」と判定された症状について，重症度は3段階，介護者が感じている負担度は6段階でそれぞれ評価を行う。DBDの原法は「徘徊」「興奮」「摂食障害」「攻撃性」「性的異常」など全28項目の質問から構成されており，それぞれの行動・心理症状の出現頻度を「0：全くない」「1：ほとんどない」「2：ときどきある」「3：よくある」「4：常にある」の5段階に分けて評価する。得点が高いほど行動・心理症状の出現頻度が高い。その後，評価項目を13に減らしたDBD13が開発されている（表3-Ⅷ-14）[12]。Behave-AD

機能的自立度評価法（FIM）
「しているADL」を評価し，セルフケア・排泄・移乗・移動に関する運動項目13項目，コミュニケーションや社会的認知に関する認知項目5項目から構成されている。各項目はそれぞれ完全自立から全介助までの7段階で評価され，126点満点となる。

バーセルインデックス（BI）
食事，椅子・ベッド移乗，入浴，平地歩行など運動項目10項目で構成されており，項目により0点，5点，10点，15点と5点刻みで評価される。

DAD：disability assessment for dementia　　FAI：frenchay activities index
N-ADL：Nishimura activity of daily living scale
FIM：functional independence measure　　BI：barthel index

表3-Ⅷ-12　LawtonのIADLスケール

項　目	採点	男性	女性
A　電話を使用する能力			
1．自分で番号を調べて電話をかけることができる		1	1
2．2，3のよく知っている番号であればかけることができる		1	1
3．電話には出られるが自分からかけることはできない		1	1
4．全く電話を使用できない		0	0
B　買い物			
1．すべての買い物を自分で行うことができる		1	1
2．少額の買い物は自分で買うことができる		0	0
3．誰かが一緒でないと買い物ができない		0	0
4．全く買い物はできない		0	0
C　食事の支度			
1．自分で考えてきちんと食事の支度をすることができる			1
2．材料が用意されれば適切な食事の支度をすることができる			0
3．支度された食事を温めることはできる，あるいは食事を支度することはできるが，きちんとした食事をいつも作ることができない			0
4．食事の支度をしてもらう必要がある			0
D　家事			
1．力仕事以外の家事を1人でこなすことができる			1
2．皿洗いやベッドの支度などの簡単な家事はできる			1
3．簡単な家事はできるが，きちんと清潔さを保つことができない			1
4．すべての家事に手助けを必要とする			1
5．全く家事はできない			0
E　洗濯			
1．自分の洗濯はすべて自分で行うことができる			1
2．靴下などの小物の洗濯を行うことはできる			1
3．洗濯は他の人にしてもらう必要がある			0
F　交通手段			
1．1人で公共交通機関を利用し，あるいは自家用車で外出することができる		1	1
2．1人でタクシーを利用できるが，その他の公共輸送機関を利用して外出することはできない		1	1
3．付き添いが一緒なら，公共交通機関を利用し外出することができる		1	1
4．付き添いが一緒であれば，タクシーか自家用車で外出することができる		0	0
5．全く外出することができない		0	0
G　服薬の管理			
1．自分で正しい時に正しい量の薬を飲むことができる		1	1
2．前もって薬が仕分けされていれば，自分で飲むことができる		0	0
3．自分で薬を管理することができない		0	0
H　金銭管理能力			
1．家計を自分で管理できる（支払い計画・実施ができる，銀行へ行くこと等）		1	1
2．日々の支払いはできるが，預金の出し入れや大きな買い物等では手助けを必要とする		1	1
3．金銭の取り扱いを行うことができない		0	0

NPI：neuropsychiatric inventory　　　DBD：dementia behavior disturbance scale

表3-Ⅷ-13　N-ADL

	0点	1点	3点	5点	7点	9点	10点	評価
歩行・起坐	寝たきり（座位不能）	寝たきり（座位不能）	寝たり，起きたり手押し車等の支えが必要	伝い歩き階段昇降不能	杖歩行階段昇降困難	短時間の独歩可能	正常	
生活圏	寝床上（寝たきり）	寝床周辺	室内	屋内	屋外	近隣	正常	
着脱衣・入浴	全面介助特殊浴槽入浴	ほぼ全面介助全面介助入浴	着衣困難，脱衣も部分介助を要する入浴も部分介助を要する	脱衣可能，着衣は部分介助を要する自分で部分的に洗える	遅くて，時に不正確頭髪，足等を洗えない	ほぼ自立，やや遅く体は洗えるが洗髪に介助を要する	正常	
摂食	経口摂取不能	経口全面介助	介助を多く要する（途中でやめる，きざむ必要あり）	部分介助を要する（きざむ必要あり）	配膳を整えてもらうとほぼ自立	ほぼ自立	正常	
排泄	常時，大小便失禁（尿意・便意なし）	常時，大小便失禁（尿意・便意あり，失禁後不快感を示す）	失禁することが多い（尿意・便意を伝えることが可能，常時おむつ）	ときどき失禁する（気を配って介助すればほとんど失禁しない）	ポータブルトイレ・しびん使用，後始末不十分	トイレで可能後始末は不十分なことがある	正常	
						N-ADL評価点		

出典）小林敏子・播口之朗・西村健，他：行動観察による痴呆患者の精神状態評価尺度（NMスケール）および日常生活動作能力評価尺度（N-ADL）の作成．臨精医，**17**：1653-1668，1988

表3-Ⅷ-14　DBD13

次の0から4までの評価に従って記入してください 0：全くない　1：ほとんどない　2：ときどきある　3：よくある　4：常にある	
1	同じことを何度も何度も聞く
2	よく物をなくしたり，置き場所を間違えたり，隠したりする
3	日常的な物事に関心を示さない
4	特別な理由もないのに夜中起き出す
5	特別な根拠もないのに人に言いがかりをつける
6	昼間，寝てばかりいる
7	やたらに歩き回る
8	同じ動作をいつまでも繰り返す
9	口汚くののしる
10	場違いあるいは季節に合わない不適切な服装をする
11	世話をされるのを拒否する
12	明かな理由なしに物をためこむ
13	引き出しやタンスの中身を全部出してしまう
合　計	/52

出典）町田綾子：Dementia Behavior Disturbance Scale（DBD）短縮版の作成および信頼性，妥当性の検討―ケア感受性の高い行動障害スケールの作成を目指して．日老医誌，**49**：463-467，2012

表3-Ⅷ-15　フォーマルな社会資源とインフォーマルな社会資源

	フォーマルな社会資源	インフォーマルな社会資源
定　義	・行政によるサービスや人的資源 ・行政の認可や指定を受けた民間機関・団体のサービスや人的資源	・制度に基づかない住民や民間企業による自主的な支援
利　点	一定のサービス提供に関する評価基準のもとに提供される	対象者固有のつながりや，利害関係を含まない善意をもとに成立しているサービスを柔軟に提供できる
欠　点	対象者の生活変化に迅速に対応できる柔軟性に乏しい	専門性，安定性，継続性について問題がある
具体例	医療機関／介護・福祉施設，地域包括支援センター，介護保険法，精神障害者保健福祉法，難病法，生活保護法，後期高齢者医療制度，年金制度，成年後見制度　など	家族，親戚，友人・知人・ボランティア，自治会，地域グループ，商店街，当事者団体，認知症カフェ　など

はもともとアルツハイマー型認知症に対する薬物療法の治療効果を判定するために開発された評価尺度であり，介護者へのインタビューを通して評価を行う。「妄想観念」「幻覚」「行動異常」「攻撃性」「日内リズム障害」「感情障害」「不安および恐怖」の7つの下位尺度およびそれらを総合した全般評価の項目で構成される。

（5）介護負担感の評価

　介護者の身体的・精神的な負担感を把握し，その軽減を図ることは重要である。Zarit介護負担尺度（ZBI）は，介護者の介護負担を定量的に評価することを目的に開発されたもので，22項目から構成されている。面接を通してのみならず，自己記入式の質問紙として用いることも可能である。近年ではJ-ZBI_8という8項目の日本語版の短縮版も作成されている。

（6）社会資源の活用状況

　認知症のある人や家族の様々なニーズを充足するために活用される有形無形の人的・物的・制度的・情報的資源を総称したものを社会資源という。各種制度，サービス，人材，組織や団体，情報，ネットワークなどがあげられる。一般に，フォーマル（公式）な社会資源とインフォーマル（非公式）な社会資源とに分類され，それぞれの特徴を踏まえて活用することで，ニーズの多様化や高度化への対応が可能となる（表3-Ⅷ-15）。評価の過程で抽出される生活課題によっては，適切な社会資源を紹介し活用することで解決に至る場合もあるため，現状でどのような社会資源を活用しているのかを確認する。

4）スクリーニング検査

　認知機能面の評価として，初期に必ず行う検査である。各検査にカットオフ値が定められているが，あくまでスクリーニング検査であるため合計点数のみで評価することは避けなければならない。検査中の患者の態度や下位検査ごとの反応の特徴など総合的な視点で評価を行い，認知症の有無や重症度を探る必要がある。

　簡易認知機能検査であるMMSEは，国際的に広く用いられているスクリーニング検査である。「時間および場所の見当識」「3単語の即時再生」「注意と計算（serial 7：100から7ずつ引く）」「再生」「呼称」「復唱」「理解」「読字」「書字」「構成（図形の模写）」の10の下位項目で構成されている。日本語版は，杉下らによりMMSE日本語版（MMSE-J）として作成されている[13),14]。平均施行時間は6〜10分である。30点満点で評価され，健常者群と軽度認知障害群のカットオフ値が27/28点，軽度認知障害群とアルツハイマー型認知症群のカットオフ値が23/24点である。記憶や言語に関する項目だけでなく，視空間認知能力や構成能力を評価することができるが，記憶関連の問題数に比べて言語や注意，視空間認知に関する問題数は少ないことに留意する必要がある。

　長谷川式認知症スケール（HDS-R）はわが国で最も用いられている認知機能のスクリーニング検査のひとつである。「年齢」「時・場所の見当識」「言語性の即時・遅延再生」「視覚性記憶」「計算」「逆唱」「語の流暢性」の下位検査から構成される。30点満点で評価され，非認知症者と認知症患者のカットオフ値が20/21点である。言語性課題のみで構成されており，書字や図形模写などの動作性課題を含んでいない点に留意する必要がある。

　軽度認知障害のスクリーニング検査として，日本語版MoCA（MoCA-J）（図3-Ⅷ-4）[15]が知られている。施行時間は10分程度であるが，「視空間・遂行機能」「命名」「記憶」「注意力」「復唱」「語想起」「抽象概念」「遅延

♪　共生社会の実現を推進するための認知症基本法　♪♪

　2023年6月に参議院本会議で可決された本法律は，認知症の人が尊厳を保持しつつ希望をもって暮らすことができるよう，認知症施策の充実を図ることを目的としている。ここでいう共生社会とは，認知症の人を含めた国民一人ひとりがその個性と能力を十分に発揮し，相互に人格と個性を尊重しつつ支え合いながら共生する活力ある社会をさす。この法律に基づく施策が推進されることで，国，自治体，専門職，企業，そして認知症のある人を含めたすべての国民が，共生社会の実現という同じ目標に向かい，自分事として活動していくことが期待される。

MMSE：Mini-Mental State Examination
HDS-R：Hasegawa Dementia Scale-Revised
MoCA：Montreal Cognitive Assessment

床効果

あるデータの分布が測定値の下限に偏っている状態であり、「平均値-1標準偏差」の値がデータのとり得る値の下限を超えていることをさす。フロア効果ともいう。(⇔天井効果)

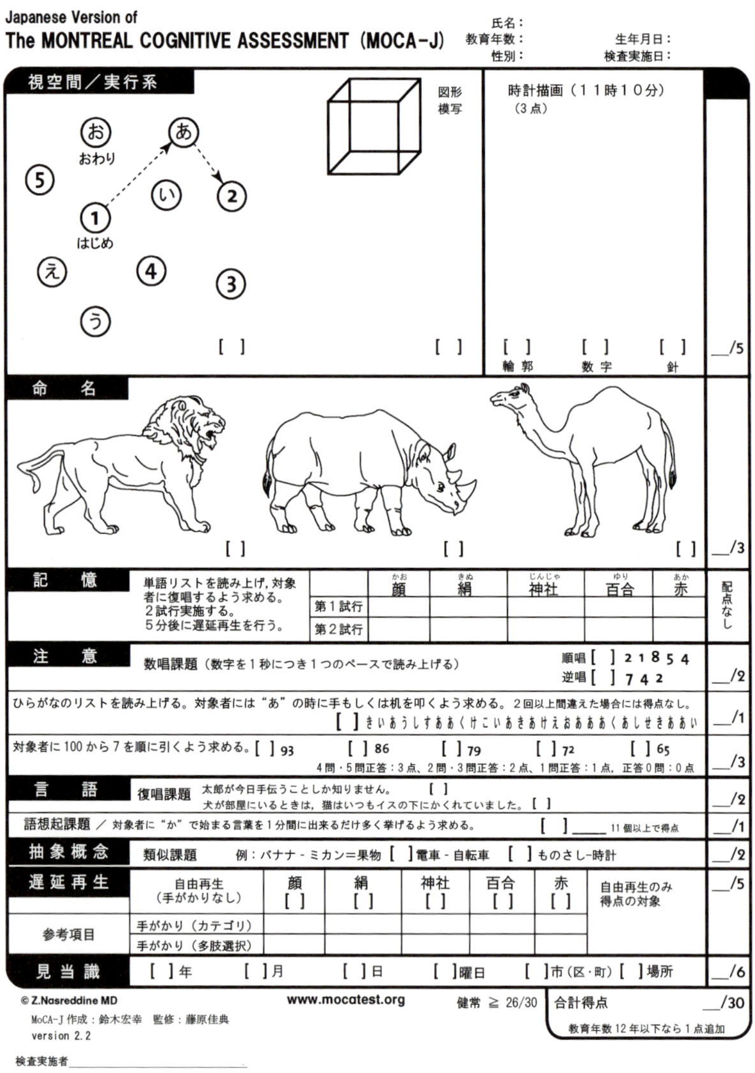

図3-Ⅷ-4　MoCA-J

再生」「見当識」の9項目で構成されており、MMSEと比較して遂行機能の寄与が大きくなっている。30点満点からの減点法で評価され、教育歴が12年以下の場合には1点加算することになっている。25点以下から軽度認知障害が疑われる。

　重度の認知症患者の場合、教示の複雑さなどの要因から既存の検査では難易度が高く床効果を呈してしまうことがある。一方で、重度であっても非言語性のコミュニケーションや色の識別といった基礎的な認知機能は保たれている点に着目し、残存能力を評価できる重度認知症者向けのスクリーニング検査が開発されている。SIB日本語版は「注意」「見当識」「記憶」

SIB：Severe Impairment Battery

表3-Ⅷ-16　SCIRS日本語版

実施前に検査者が自己紹介をし，検査者の名前を復唱させ覚えておくよう命じ実施する	配点
1．あなたの名前は何ですか	2
あなたは「W（女性有名人の名前）」ですか，それとも「S（被験者の名前）」ですか，それとも「M（男性有名人の名前）」ですか	(1)
2．今は夜間ですか，それとも昼間ですか	2
3．私たちはどこにいますか	2
私たちは病院にいますか，それとも会社にいますか，それともあなたの家にいますか	(1)
4．あなたは私の名前を憶えていますか	2
それは「W（女性有名人の名前）」ですか，それとも「E（検査者の名前）」ですか，それとも「M（男性有名人の名前）」ですか	(1)
5．1年には4つの季節があります。春以外の3つの季節をおっしゃってください	3
6．次の言葉を繰り返してください　木，車，帽子	3
7．（検査者の鼻をさしながら）これは何ですか	1
（検査者の親指をさしながら）これは何ですか	2
（刺激カードAの三角形をさしながら）これは何色ですか	1
8．（刺激カードAを示しながら）どの形がこの写真の中で最も多いですか	1
（刺激カードAを示しながら）どの形がこの写真の中で最も大きいですか	1
（刺激カードAを示しながら）この写真の中で丸はいくつありますか	1
9．（刺激カードBを示しながら）これは何ですか	2
（刺激カードBを示しながら）これは時計です。この時計は今何時を示していますか	4
10．あなたの左手であなたの右耳をさしてください	1
11．目を閉じてください。	1
手をあげてください。	1
合　計	/30

配点欄の（1）は，2点配点の問題が不正解または誤答だった場合に，別の教示を行い，それに正答できたときの配点。

出典）田中寛之・植松正保・永田優馬，他：重度認知症者のための認知機能検査：Severe Cognitive Impairment Rating Scale日本語版の臨床的有用性の検討．老年精医誌，**24**：1037-1046，2013

「言語」「視空間」「構成」「行為」「名前への反応」「社会交流」の9領域，全40項目で構成されている。所用時間はおおむね30分程度である。また，SCIRS日本語版は見当識，記憶，言語，視空間，前頭葉機能など11項目から構成されている（表3-Ⅷ-16）[16]。30点満点で評価し，所要時間は10分程度である。

5）掘り下げ検査

　情報収集やスクリーニングの結果を踏まえ，必要に応じて掘り下げ検査として詳細な神経心理学的検査を実施する（表3-Ⅷ-17）。認知症の重症度や易疲労性による負担感を考慮する必要があるため，本来の使い方ではないが各テストバッテリーの一部を抜粋して実施することもある。

表3-Ⅷ-17　掘り下げ検査の例

評価項目	検　査
知的機能	WAIS-Ⅳ，RCPM，コース立方体組み合わせテスト
見当識・記憶	WMS-R，RBMT，S-PA，ROCFT（再生課題）
視覚認知	VPTA，Benton視覚記銘検査
視空間認知，構成	BIT ROCFT（模写課題）
注意機能・遂行機能	FAB，BADS，TMT-J
行為	SPTA
言語機能・コミュニケーション能力，構音機能	SLTA，WAB失語症検査，CADL，重度失語症検査 AMSD

⑤ 認知症のリハビリテーション

　認知症に対する治療は薬物療法と非薬物療法の2つに大別される。薬物療法としては，抗認知症薬による症状の進行抑制を目的としたものと，非定型抗精神病薬による行動・心理症状の緩和を目的としたものがある。一方，非薬物療法は薬を使用しない治療法の総称であり，言語聴覚士による介入も非薬物療法のひとつとして位置づけられる。

1）パーソン・センタード・ケア

　認知症のある人と接する際に求められる基本的な姿勢として，「パーソン・センタード・ケア」というものがある。英国の心理学者であるTom Kitwoodが提唱した考え方であり，問題対処型のケアではなく，「その人らしさ（personhood）」を重視した全人的なケアを提供するべきという認知症ケアの理念である。Kitwoodは，従来の問題対処型ケアをオールドカルチャーと呼び，パーソン・センタード・ケアをニューカルチャーと位置づけた（表3-Ⅷ-18）[17]。言語聴覚士もこの理念を踏まえて介入を行うことが期待される。

2）目標設定

　リハビリテーションの目標設定にあたっては，パーソン・センタード・ケアの観点から，対象者自身が関心のある生活課題に焦点を当てることが重要である。対象者の残存機能や選好に注目しながら，対象者主体の個別的な目標設定が推奨される。中等度から重度になると，本人の意思表示が困難になることが多いが，そのような場合であっても，言語および非言語的な側面の残存機能を評価した上で，適切なコミュニケーション支援を行

表3-Ⅷ-18　オールドカルチャーとニューカルチャー

	オールドカルチャー	ニューカルチャー
一般的見解	人格と自己を破壊する恐ろしい病気	「障害」としてみるべきであり，症状はケアの質に依存する
知識源	医師や脳科学者に従うべき	熟練した，洞察力をもつケアの実践者が最も頼りになる
研究の重点	認知症の人へ積極的にできることはほとんどない	人間に対する理解とスキルの発展
必要なケア	安全な環境と身体ケアが中心	人間性・個別性の維持・向上が重要（安全性や身体ケアはその一部）
優先的理解	認知障害と進行段階の理解	個々人の能力や嗜好，関心，価値観や精神性の明確で正確な理解
行動・心理症状対応	「問題行動」の効率的な管理が重要	ニーズを伝えるコミュニケーションの試みとしての積極的理解
介護者の感情	介護者の負の感情は無視し，分別よく効率的に	介護者の感情を大切にし，介護の前向きな資源に変えていく

ウェルビーイング（well-being）
身体的・精神的・社会的に良好な状態のこと。

社会的相互作用
個人または集団の間で相互に情報や感情，思考，行動をやり取りし，お互いの認知や感情，思考，行動に影響を及ぼし合うこと。

い本人からの表出を促す姿勢が望まれる。

3）認知症の非薬物療法

　ここでは，認知症患者に対する代表的な非薬物療法を取り上げる。いずれも，家庭生活や社会生活において，本人の機能やウェルビーイング（well-being）を最適な状態にしていくことや，人間性を維持することを大きな目的としている。

（1）認知機能への介入

　認知機能への介入として，「認知的働きかけ（cognitive stimulation）」や「認知トレーニング」，「認知リハビリテーション」があげられる。「認知的働きかけ」とは，認知機能や社会機能を全般的に高めるために，様々な活動を促す技法である。認知的働きかけの代表的なプログラムとして「認知活性化療法（cognitive stimulation therapy）」がある。認知活性化療法は，認知症者が楽しめる様々な活動を通して，特定の認知機能の改善を目指すのではなく，複数の認知機能を刺激し，認知機能や社会機能の全般的な改善を目指す非特異的な介入手法である。通常は社会的相互作用の観点から集団での介入が行われる。

　「認知トレーニング」とは，特に著しく障害されている機能に焦点をあて，記憶・注意・遂行機能などの机上課題を用いて機能改善や代償法の獲得を図るものである。一方，「認知リハビリテーション」では，個別に設定された生活目標の達成を目的として，患者本人のみならず介護者も対象に戦略的な介入を実施する。

表3-Ⅷ-19　クラスルームROの例

１．導　入	挨拶，運動，童謡や叙情歌の歌唱。
２．参加者自己紹介	氏名，出身地，居住地を述べてもらう。必要に応じて近況や季節の話題等を発表してもらう。
３．見当識訓練	時間や場所に関する認識を促す。 エラーレスラーニングの視点から，環境面の情報も活用しながら正答に導く。
４．グループ活動	軽い運動や趣味活動の実施，記憶課題などを行う。
５．終　結	今回行った見当識の強化，次回開催予定の共有。

参加者の体力や易疲労性の有無を考慮し，１回当たり30〜60分程度で実施する。

（2）現実見当識訓練（RO）

　現実見当識訓練は，認知症者の見当識を中心とした認知機能を強化・改善する手法であり。クラスルームROや24時間ROがある。クラスルームROは定型ROとも呼ばれ，少人数のグループをつくり，セラピストの進行に基づき個人および現在の状況（氏名，連携，日時，季節，場所など）に関する学習を繰り返し行う（表3-Ⅷ-19）。一方，24時間ROは非定型ROとも呼ばれ，認知症者と介護スタッフとの日常的なコミュニケーションの中で行われる。スタッフは患者に対し，「自分は誰なのか」「今は何時なのか」「ここはどこなのか」といった現実認識の機会を繰り返し提供する。ROは，軽症例であれば現実見当識が高まり，生活への適応が促されることが期待される。一方で，言語を介してやり取りを行うことから，言語機能の障害が重篤な患者には適用が難しいという問題がある。

（3）回想法

　回想法は，もともとは精神療法のひとつであり，個別またはグループで過去を回想することにより，自らの人生の意味や価値を再認識することを促すものである。回想する内容から，個人の人生を回顧する「ライフレビュー」と，一般的な回想を行う「レミニッセンス」に分類される。レミニッセンスは人生折々の経験が自然な形で思いだされる心的過程であり，ライフレビューよりも広い意味合いをもつ。認知症者にはレミニッセンスを中心にグループで行われることが多い。

　認知症者を対象とした回想法の効果として，情動機能の回復，意欲の向上，発語回数の増加，表情など非言語的表現の増加，行動・心理症状の軽減，社会的交流の促進などがあげられる。回想法の実施にあたっては，本人のなじみやすい話題や触れられたくない話題，各種ライフイベント等について本人や家族から事前に情報を収集しておくとよい。

（4）行動・心理症状へのアプローチ

　行動・心理症状は患者個人の要因，介護者要因，環境要因など様々な要因が相互に影響しあって引き起こされている。一方で，失語症などの中核

RO：reality orientation

症状により患者自身が適切にニーズを表出することが難しい場合も多く経験する。言語聴覚士は，言語機能やコミュニケーション能力の評価に基づき適切なコミュニケーション支援を行い，できる限り本人のニーズを聴取することを試みる必要がある。それでもニーズの聴取が難しい場合には，行動・心理症状を「身体的または心理的な苦しみについて周囲に伝えようと発するメッセージ」であるととらえ，その苦しみの理由を多職種で推測し，試行錯誤を繰り返しながら仮説検証を行っていく。

（5）言語機能およびコミュニケーション面へのアプローチ

①　残存機能を探す　　評価結果から，スピーチチェーン（言葉の鎖）の過程のどこに問題が生じているかを同定することで，支援の糸口がつかめる。認知症における言語・コミュニケーションの問題は，基本的には言語学的レベルの障害であるが，加齢性難聴や発声発語器官の運動性の低下などがみられる場合もあり，生理学的レベルでも障害が生じる可能性がある。このようにみていくと，コミュニケーション面がすべて障害されている例は少なく，何らかの活用可能なコミュニケーション手段が存在する場合が多いことがわかる。例えば，耳は聞こえる，単語レベルであれば理解できる，簡単な漢字の読解が可能である，仮名であれば文レベルの音読が可能であるといった残存機能が明らかになれば，それを日常生活の中で積極的に活用する。

②　環境調整を行う　　加齢性難聴や視覚の問題を考慮し，コミュニケーションを行う際の環境調整を行う。聴覚的環境としては，静かに会話をできる状態をつくり出すことが重要であり，テレビやラジオの音，職員同士の話声といった生活騒音をできるだけ排除する。視覚的環境としては，相手の表情や印刷物の文字が見えやすい適度な明るさを確保する。

③　介護者や他職種にコミュニケーション方法を伝達し共有する　　有効なコミュニケーション方法について，介護者や他職種に伝達することも重要である。専門職や家族が適切なコミュニケーション手段を用いることが本人の安心につながり，行動・心理症状の軽減につながることもある。

4）各種社会資源の活用

　日常生活圏域における地域包括ケアシステムの構築に伴い，各地域の課題や特性に応じて各種社会資源のネットワーク化や開発が進みつつある。言語聴覚士は，対象となる地域のフォーマルおよびインフォーマルな社会資源について情報をもつことが重要である。その上で，社会福祉士や介護支援専門員などと連携しながら個別的かつ具体的なニーズを掘り起こし，必要に応じて適切な社会資源を本人や介護者に紹介する。

地域包括ケアシステム
医療や介護が必要な状態になっても，可能な限り，住み慣れた地域で自立した生活を続けることができるよう，医療・介護・予防・住まい・生活支援が包括的に確保されるしくみ。少子高齢化の状況や，地域に存在する社会資源の質的および量的特徴といった地域の実情に応じて，行政機関や専門職，地域住民など様々な担い手が連携しながらしくみづくりやその強化に向けて取り組んでいくことが期待されている。

⑥ 事例紹介

　ここでは，意味性認知症の高齢男性に対し言語聴覚療法プログラムを展開した際の経過について，時系列で記載する。言語聴覚士の介入から約18か月間の様子である。

　60歳代，男性，右利き。妻と2人暮らしで，近隣に長男が住んでいる。自宅で整体業を営んでいたが，4年ほど前より，本人から「俺は頭がおかしくなった」との訴えがみられるようになり，近医を複数受診するも診断名がつかなかった。3年ほど前には怒りっぽさや言葉の言い誤り，金銭管理の困難さが目立つようになった。1年前には「俺は頭がおかしいから，もう死んだほうがいい」など悲観的な発言が多くなり，妻との会話機会も減少した。接客にも支障が出るようになり，整体院を閉業した。

　発症から約4年が経過していたが，未だ診断がついていなかった。言語聴覚士が出席していた地域の認知症カフェには妻も来訪しており，相談を受けたため認知症疾患医療センター受診を提案した。基幹型の認知症疾患医療センターを受診した結果，意味性認知症と診断され，言語・コミュニケーション面のフォローアップを目的に短時間型の通所リハビリテーションの利用が開始となった。以降，週2回，90分の利用の中で，言語聴覚士はそれぞれ40分ずつ個別に介入した。

　初回面接において，本人からは「もう何もできなくなっているから，何もしたくない」「頭が壊れてしまったということだけはわかる」「妻も俺を避けている。俺はいないほうがいいと思う」などの発言が聞かれ，できないことが増えていくことに対しての強い不安感とともに，セルフネグレクトともとれる自身に対する無関心さや自発性の低下が見受けられた。一方，妻からは「何がわからないのかが全くわからず，接し方がわからない」「俺は死んだほうがいい，と言われて辛いので，距離を置いている」とのことで，本人との会話が成り立たず接し方もわからないために距離を置いてしまい，それが本人の不安を増悪させていること，適切なコミュニケーション方法があるなら教えてほしいとの強い希望があることが明らかとなった。

　HDS-Rは9/30点で，特に計算や遅延再生，物品記銘，語想起課題で減点が目立った。一方，RCPMは自信なさそうに回答する様子はみられたものの28/36点であり，所要時間も同年代の平均値に近似していた。行動・心理症状について，NPIでは「興奮」「うつ」「不安」「無関心」「易怒性」の項目で3〜5点の負担感を感じていた。言語面について，SLTAを実施したところ，名詞の理解や表出に困難さがあり，特に同カテゴリーでの誤りが多くみられた。しかしながら，呼称課題では，語頭音のヒント提示で正答が可能となることも複数回あった。読解は漢字に比して仮名で良好であり，一度本人の中

RCPM：Raven's coloured progressive matrices

で文字を音に変換することで理解が可能となる様子もみられた。意味記憶については，日常生活でよく目にする道具，食べ物，家電などの物品120個について，絵カードを提示してそれぞれの物品の用途を尋ねた。口頭での説明は困難さが目立つも，ジェスチャーによる表現を用いておおよその意味を理解できていると判断された語が102語あり，意味記憶の障害は比較的軽度であることがうかがわれた。

以上の結果を受け，当面の言語聴覚療法のプログラムとして表3-Ⅷ-20を立案し実施した。

介入開始後6か月時点で，課題語60語のうち54語（90％）について呼称の成績が安定し，一部誤りはあるものの仮名で書字が可能となった語は50語（83.3％）であった。これを受けて，妻の協力を得ながら写字や呼称を自宅での自主トレーニングとして導入した。一方，コミュニケーション場面では自発的な発話や描画が増えるとともに，妻から「隣人と挨拶を交わす機会が増え，笑顔も多くみられるようになった」との発言が聞かれた。この時点で本人の意向を聴取したところ，「やっぱり外に出ないといけないな，と思うのです」「散歩以外のこともしてみたい」との発言が聞かれたため，絵カードを用いて本人の「やりたいこと」を聴取したところ，「畑で野菜を作りたい，いろいろ土いじりしたい」とのことであった。

まずは管轄の地域包括支援センターに，農作業を行うことが可能な社会資源について問い合わせたところ，ボランティアグループが主催している農園活動があることが判明した。本人および妻の承諾のもと，言語聴覚士はグループ代表者に連絡をとった。具体的には，コミュニケーション上の配慮が必要なこと，本人の参加にあたりコミュニケーションの取り方に関する勉強会を開催する準備があること，当面は地域包括支援センターの保健師も一緒に参加することを伝えた上で本人の参加の可否を確認したところ快諾された。そこで，言語聴覚士はインフォーマルな支援者となるボランティアメンバー8名に認知症サポーター養成講座を実施し，コミュニケーションの支援方法を

> **地域包括支援センター**
> 高齢者が住み慣れた地域で安心して生活できるよう，包括的かつ継続的に支援を行う地域に密着した総合相談窓口であり，介護保険法に規定されている施設。設置主体は市町村であり，保健師・社会福祉士・主任介護支援専門員等が配置されている。

表3-Ⅷ-20　症例に対する言語聴覚療法プログラム

#1.様々なコミュニケーション手段を多用した会話訓練	【目的】 ・本人にエラーレスな会話を体験してもらい，他者との会話に楽しさを感じるとともに自己効力感を高める ・妻の参加を促し，コミュニケーションの取り方を習得してもらう 【内容】 地図，写真などのツールやジェスチャー，描画などの手段を用いて，旅行先や仕事内容，人生史などを共有する会話を行う
#2.身近な物品の写真カードを用いた呼称・書称訓練	【目的】 ・残存している語彙の維持 ・日常生活で使用できる語彙の拡大 【内容】 自宅にある物品から写真カード（裏面には文字を記載）を作成し，これを用いて写字，書称，呼称を行う

伝達した。その後，週2回の通所リハビリテーションとともに，社会参加の機会として週1回，農園活動に参加するようになった。本人は「毎週皆さんに会えるのが楽しみだ」と言いながら欠かさず出席し，介入開始後18か月時にはトマトやナス，じゃがいもなどを参加者全員で収穫した。この時点で本人からは「良くはなっていないけど，妻が嬉しそうにしているから何とかやってみるよ。畑も楽しい」との表出があり，一方の妻からは「夫が何がわからないのかを私が理解したことで，ストレスは減って勇気が出てきた。周りに相談しながら生活を続けていきたい」とのことであった。

　　本事例は，患者本人および妻の語りを傾聴しながら，残存機能の維持や疾病教育を行うことで患者自身の意欲が高まり，妻の安心感にもつなげることができた。また，地域包括支援センターというフォーマルな社会資源と，ボランティアグループというインフォーマルな社会資源を組み合わせ，コミュニケーション面での支援者となってもらうことで社会参加のニーズを満たすことができた。その後，外出時の準備に時間がかかる，買い物時の袋詰めにとてもこだわる，といった行動面の変化が目立つようになってきており，疾患の進行とともに生活障害への対応や身体機能面への介入なども必要になってくると思われる。

〔引用文献〕
1）荒井啓之訳：アルツハイマー病を背景にした軽度認知障害の診断—米国国立老化研究所／アルツハイマー病協会合同作業グループからの提言. *Cognition Dementia*, 11：19-27, 2012
2）日本精神神経学会（日本語版用語監修），高橋三郎，大野裕（監訳）：DSM-5精神疾患の診断・統計マニュアル. 医学書院, 2014
3）「痴呆」に替わる用語に関する検討会：「痴呆」に替わる用語に関する検討会報告書. 厚生労働省, 2004, https://www.mhlw.go.jp/shingi/2004/12/s1224-17.html（2023年9月15日閲覧）
4）Kales,. H.C, Gitlin, L.N., Lyketsos, C.G.：Assessment and management of behavioral and psychological symptoms of dementia. *BMJ*, 350：h369, 2015
5）朝田隆：都市部における認知症有病率と認知症の生活機能障害への対応. 厚生労働科学研究費補助金　認知症対策総合研究事業　平成24年度総括・分担研究報告書, 2013
6）Reisberg, B.：Functional staging of dementia of Alzheimer type. *Ann N Y Acad Sci*, 435：481-483, 1984
7）Gorno-Tempini, M.L., Hikkis, A.E., Weintraub, S. *et al.*：Classification of primary progressive aphasia and its variants. *Neurology*, 76：1006-1014,

2011

8）大槻美佳：原発性進行性失語の分類と診断　今日のコンセンサスと問題点. *Brain and Nerve*, **72**：611-621, 2020

9）Morris, J.C.：The clinical dementia rating（CDR）：Current version and scoring rules. *Neurology*, **43**：2412-2414, 1993

10）Lawton, M.P., Brody, E.M.：Assessment of older people：Self-Maintaining and instrumental activities of daily living. *Gerontologist*, **9**：168-179, 1969

11）小林敏子・播口之朗・西村健，他：行動観察による痴呆患者の精神状態評価尺度（NMスケール）および日常生活動作能力評価尺度（N-ADL）の作成. 臨精医，**17**：1653-1668, 1988

12）町田綾子：Dementia Behavior Disturbance Scale（DBD）短縮版の作成および信頼性，妥当性の検討―ケア感受性の高い行動障害スケールの作成を目指して. 日老医誌，**49**：463-467, 2012

13）杉下守弘・逸見功・竹内具子：精神状態短時間検査-日本版（MMSE-J）の妥当性と信頼性に関する再検討. 認知神経科学，**18**（2・3）：168-183, 2016

14）杉下守弘・腰塚洋介・須藤慎治，他：MMSE-J（精神状態短時間検査-日本版）原法の妥当性と信頼性. 認知神経科学，**20**（2）：91-110, 2018

15）鈴木宏幸：Japanese version of Montoreal Cognitive Assessment.（藤原佳典監修），https://cogniscale.jp/wp-content/uploads/2017/09/MoCA-Test-Japanese_2010.pdf（2023年 9 月20日閲覧）

16）田中寛之・植松正保・永田優馬，他：重度認知症者のための認知機能検査：Severe Cognitive Impairment Rating Scale日本語版の臨床的有用性の検討. 老年精医誌，**24**：1037-1046, 2013

17）水野裕：〈認知症ケアに携わるすべての人のために〉パーソン・センタード・ケアの理念. 看護学雑誌，**69**：1212-1217, 2005

〔参考文献〕

・日本神経学会監修，認知症疾患治療ガイドライン作成委員会編：認知症疾患診療ガイドライン2017. 医学書院，2017

IX 脳損傷による高次脳機能障害

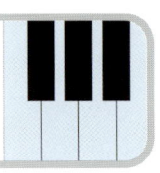

外傷性脳損傷（TBI）とは，頭部に物理的な衝撃が加わり，脳に損傷外傷を受ける状態のことである。脳損傷の原因は，交通事故，転倒・転落が上位を占める[1]。

脳損傷の受傷年齢は，脳血管障害に比べて若年者層の発生頻度が多く，近年では転倒や転落による高齢者層の発生頻度も著しく上昇している。若年層においては，教育や就労における長期的な支援，学校関係者もしくは就労職場関係者にも認知機能障害に対する理解を得る必要があり，高次脳機能障害のリハビリテーションは重要な課題である[2]。

脳ヘルニア
頭蓋内圧亢進により頭蓋内障壁の間隙を超えて，脳組織の一部が押し出される状態。脳組織が圧迫されたり変形することで，頭痛，嘔吐，呼吸障害，意識障害などが起こる。

1 脳外傷の分類

1）病態による分類

脳は頭蓋骨や脳脊髄液によって保護されているが，強い衝撃により脳実質が直接的に損傷した場合を一次的損傷という。一次的損傷の後に血腫や浮腫などにより脳が圧迫されて生じる間接的損傷を二次的損傷といい，脳虚血，頭蓋内圧亢進，低酸素脳症，脳ヘルニアなどが生じる。

頭部損傷は損傷部位により，頭蓋骨損傷，局所性脳損傷，びまん性脳損傷に大別される（表3-IX-1）[3]。脳損傷の重症度は，受傷後の意識障害レベルにより，軽症・中等症・重症と分類される。一般的に脳損傷は外傷の重症度と後遺症の程度が相関するとされるが，実際には臨床症状と画像所見が一致しない，もしくは確認できない場合がある。特に軽度外傷性頭部外傷（MTBI）は，診断の難しさから「見えない障害」として早期からリハビリテーションを受けられない場合がある。近年はスポーツなどの繰り返し生じる軽度の頭部外傷により脳萎縮が徐々に進行し，様々な能力が低下する慢性外傷性脳症の報告も増えている[4]。

2）局所性脳損傷

局所性脳損傷とは，頭部に強い外力が加わることにより脳の特定部位が損傷する病態である。外圧からの衝撃により直接衝撃を受けたところに病変ができる同側損傷（直撃損傷；coup injury）と，脳が頭蓋骨にぶつかって打ったところの反対側に病変ができる対側損傷（反衝損傷；contrecoup injury）があり（図3-IX-1），殴打では同側損傷が，墜落・転倒では対

表3-Ⅸ-1　Gennarelliの頭部外傷分類

分　類	病態等
頭蓋骨損傷 (skull injuries)	（1）円蓋部骨折，線状骨折，陥没骨折 （2）頭蓋底骨折
局所性脳損傷 (focal brain injuries)	（1）硬膜外血腫 （2）硬膜下血腫 （3）脳挫傷 （4）頭蓋内血腫
びまん性脳損傷 (diffuse brain injuries)	（1）軽度脳震盪：一次的な神経学的機能障害を認めることはあるが，意識消失は認めないもの （2）古典的脳震盪：一次的な神経学的機能障害を認めることはあり，また6時間以内の意識消失を認めるもの （3）持続性昏睡（びまん性軸索損傷） ・軽度びまん性軸索損傷：〜24時間の昏睡と長期ないしは永続的な神経学的ないしは認知力的の機能障害を認めるもの ・中等度びまん性軸索損傷：24時間以上の昏睡を認めるが，脳幹機能障害を認めないもの ・重度びまん性軸索損傷：24時間以上の昏睡および脳幹機能障害を認めるもの

出典）Gennarelli, T. A.：Emergency department management of head injuries. *Emerg Med Clin North Am*, **2**：749-760, 1984

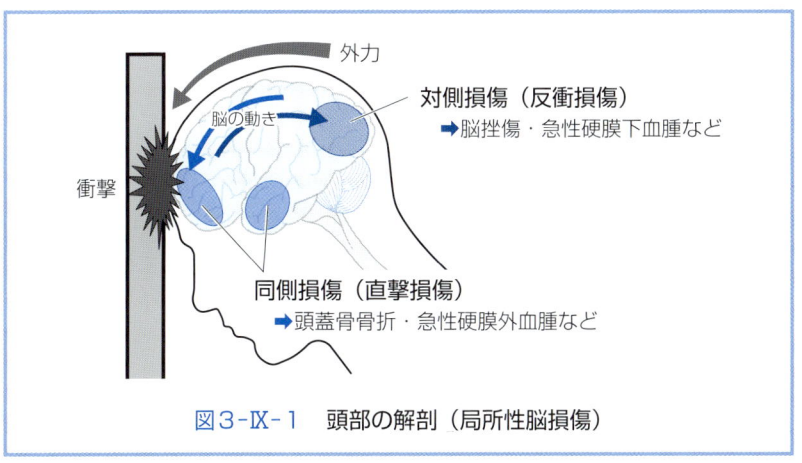

図3-Ⅸ-1　頭部の解剖（局所性脳損傷）

側損傷が生じやすいとされている。

（1）急性硬膜外血腫

同側損傷により頭蓋骨と硬膜の間に出血が起こる病態である。頭部外傷後に意識混濁となり，意識清明期（lucid interval）を経て，再度急激な意識混濁となることがある。頭部CTにて凸レンズ型の高吸収域を認める。早期に開頭血腫除去術を行えば，予後良好である[5]。

（2）急性硬膜下血腫

硬膜内面とくも膜下外面の間にある硬膜下腔に血液貯留が生じる病態である。受傷部位は側頭部から前頭部が多く，頭部CTでは受傷部位と反対

意識混濁
意識がぼんやりとし，周囲の状況を正しく認識することが困難な状態。外からの刺激に対して反応が遅く，呼びかけに対してあいまいな返答となる場合がある。

高吸収域
CTはX線の吸収度合いに応じた画像として映し出され，脳出血の検出に優れている。吸収率が高いもの（光を跳ね返すもの）を高吸収域と呼び，画像上では骨，石灰化血腫，金属が白く映る。低吸収域は，脳脊髄液（脳室），梗塞，脂肪が黒く映る。

挫　滅
外部からの衝撃や圧迫によって脳の内部組織が破壊されること。

頭蓋内圧亢進症状
頭蓋内の脳組織，血液，髄液は容積内でバランスを保ち，一定の圧を維持している。頭部外傷や脳挫傷や脳梗塞により，脳浮腫や血腫などの病変が頭蓋内を占拠し，頭蓋内の圧力が高まる状態。急性の場合は，頭痛，嘔吐，クッシング現象が生じる。慢性の場合は，頭痛，嘔吐，うっ血乳頭が生じ，三徴候とされる。

植物状態
遷延性意識障害ともいう。疾病・外傷により治療にもかかわらず，3か月以上にわたり，①自力移動不能，②自力摂食不能，③糞便失禁状態，④意味のある発語不能，⑤簡単な従命以上の意思疎通不能，⑥追視あるいは認識不能が継続している状態。

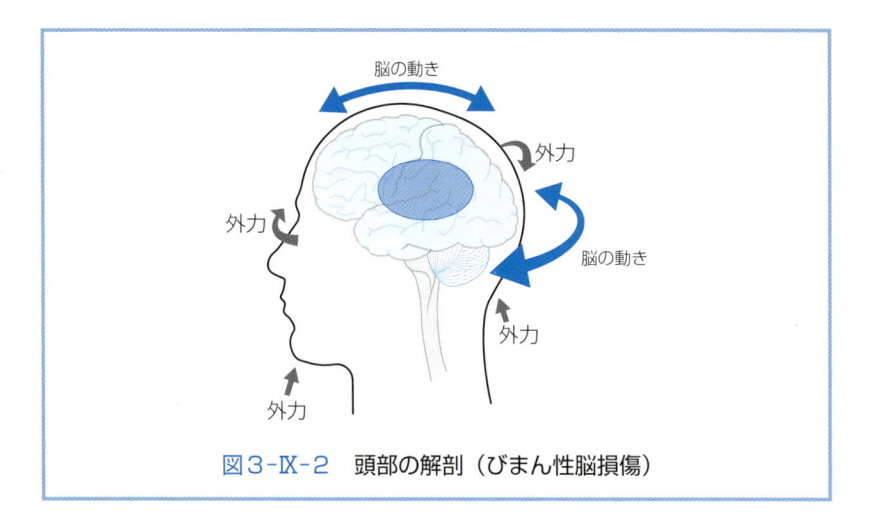

図3-Ⅸ-2　頭部の解剖（びまん性脳損傷）

側に三日月型の高吸収域を認める。浮腫や脳腫脹の程度が重篤であり，意識レベルの低下，予後は不良で死亡率も少なくない[5]。

（3）脳挫傷

外傷により局所の脳に挫滅，小出血，浮腫をきたしたものをいう。直撃損傷や対側損傷で生じる。挫滅による局所性損傷と随伴する脳内血腫や脳浮腫による頭蓋内圧亢進症状がみられる[5]。

3）びまん性脳損傷

びまん性脳損傷とは，頭部に軽度から中等度の外力が加わり，脳の神経細胞や線維が広く損傷する状態をさす（図3-Ⅸ-2）。一過性に意識障害が生じる脳震盪と，頭が強く振られて剪断力（回転加速度）により脳の内側に損傷を受けるびまん性軸索損傷がある。

（1）脳震盪

頭部に衝撃を受けた直後に発症する一過性および可逆性の意識や記憶喪失を伴う症状で，一時的な機能停止あるいは一部が損傷や微小出血を受ける病態である。CTでは頭蓋内に異常はみられないが，MRIを施行すると微小な脳損傷が認められることがある。テレビやスマートフォンのスクリーンタイムを制限することで，脳震盪後の回復を早める可能性があるとの報告がある。

（2）びまん性軸索損傷

びまん性の剪断力（回転加速度）によって神経線維が断裂（軸索損傷）し，大脳白質を中心とした広範囲に脳損傷をきたす病態である。脳の中心深部（脳梁，脳幹背外側，大脳基底核など）に小出血を認める。CTでは病変を確認できない場合でも，MRIにて微小な出血や浮腫をびまん性に認める。予後は不良で死亡や植物状態に移行するものが少なくない。

MRI：magnetic resonance imaging

② 脳外傷における高次脳機能障害の特徴

脳血管障害における病変は，血管の支配領域の局在性の損傷であり，高次脳機能障害は失語・失行・失認など巣病状としてとらえられることが多い。一方，脳外傷は前頭葉および側頭葉などの局在性脳損傷にびまん性脳損傷が重なって発生することがほとんどであり，複数部位の損傷により種々の高次脳機能障害を合併していることが多く，単発の病巣では説明しづらい多彩な症状がみられる[6]。脳外傷と脳血管障害による障害について，その特徴等を表3-Ⅸ-2に例示する。

脳損傷は運動麻痺を伴わないケースも少なくなく，要介護認定を取得できない場合がある。若年者層は40歳以上を対象とする介護保険制度の公的サービスも対象外となる。高次脳機能障害を抱えた人が適切な支援を受けられない問題が生じることから「行政的な」高次脳機能障害として，記憶障害，注意障害，遂行機能障害，社会的行動障害など認知障害の主たる要因を抽出し，別途診断基準（表3-Ⅸ-3）[7]が作成された。現在は精神障害者保健福祉手帳を取得し，公的サービスを受けることが可能である。

要介護認定
対象者が要介護状態もしくは要支援状態にあるかどうか，どの程度なのかなど，介護サービスを受けるにあたり判定を行うこと。市町村に設置される介護認定審査会にて判定される。

介護保険制度
介護を社会全体で支え合うしくみのこと。寝たきりや認知症等で常時介護を必要とする状態（要介護状態），家事や身支度等の日常生活に支援が必要で，特に介護予防サービスが効果的な状態（要支援状態）の場合に，介護の必要度合いに応じて介護サービスを受けることができる。1997年に介護保険法が成立。

「行政的な」高次脳機能障害
この診断基準は「学術的な」高次脳機能障害の定義からは乖離しており，留意が必要である。

表3-Ⅸ-2　脳外傷と脳血管障害による障害の特徴（相対的な傾向の比較）

	脳外傷	脳血管障害
年　齢	若年男性	高齢者
病　巣	前頭葉・側頭葉などの局所と広範囲のびまん性損傷	損傷された血管領域（限局，片側）
合併症，併存疾患	外傷性（頸髄損傷，骨折，血胸，内臓損傷など），異所性骨化など	動脈硬化，生活習慣病関連，再発のリスク
意識障害	長い	少ない，短い
注意障害，記憶障害	多い	病巣による
行動異常	多い（情緒不安定，人格変化，攻撃的，易興奮性など）	病巣による
運動障害	四肢麻痺，失語症，片麻痺，振戦など（麻痺がない場合も多い）	片麻痺が多い
拘　縮	ときに両下肢の尖足拘縮	麻痺している上下肢
リハビリテーション	高次脳機能障害に対するアプローチ（作業療法，言語聴覚療法など）が必須	移動能力の改善が主。リハビリテーションの阻害因子として高次脳機能障害がある
リハビリテーションの期間	長い（外来を含めて1年以上）	短い（半年前後）
リハビリテーションのできる医療機関	少ない	多い
後遺症	高次脳機能障害が中心	運動障害が中心
介　護	心理的	身体的
社会的不利	復職，復学などで高次脳機能障害が影響しやすい	運動障害
身体障害者手帳	適用しにくい	麻痺に対して適用

出典）柏森良二：頭部外傷と脳卒中の比較障害学．リハビリテーション医学，**32**（8）：502-505，1995 より一部改変

表3-Ⅸ-3　高次脳機能障害診断基準

　「高次脳機能障害」という用語は，学術用語としては，脳損傷に起因する認知障害全般を指し，この中にはいわゆる巣症状としての失語・失行・失認のほか記憶障害，注意障害，遂行機能障害，社会的行動障害などが含まれる。
　一方，平成13年度に開始された高次脳機能障害支援モデル事業において集積された脳損傷者のデータを慎重に分析した結果，記憶障害，注意障害，遂行機能障害，社会的行動障害などの認知障害を主たる要因として，日常生活及び社会生活への適応に困難を有する一群が存在し，これらについては診断，リハビリテーション，生活支援等の手法が確立しておらず早急な検討が必要なことが明らかとなった。そこでこれらの者への支援対策を推進する観点から，行政的に，この一群が示す認知障害を「高次脳機能障害」と呼び，この障害を有する者を「高次脳機能障害者」と呼ぶことが適当である。その診断基準を以下に定める。

診断基準

Ⅰ．主要症状等
1．脳の器質的病変の原因となる事故による受傷や疾病の発症の事実が確認されている。
2．現在，日常生活または社会生活に制約があり，その主たる原因が記憶障害，注意障害，遂行機能障害，社会的行動障害などの認知障害である。

Ⅱ．検査所見
　MRI，CT，脳波などにより認知障害の原因と考えられる脳の器質的病変の存在が確認されているか，あるいは診断書により脳の器質的病変が存在したと確認できる。

Ⅲ．除外項目
1．脳の器質的病変に基づく認知障害のうち，身体障害として認定可能である症状を有するが上記主要症状（Ⅰ-2）を欠く者は除外する。
2．診断にあたり，受傷または発症以前から有する症状と検査所見は除外する。
3．先天性疾患，周産期における脳損傷，発達障害，進行性疾患を原因とする者は除外する。

Ⅳ．診　断
1．Ⅰ～Ⅲをすべて満たした場合に高次脳機能障害と診断する。
2．高次脳機能障害の診断は脳の器質的病変の原因となった外傷や疾病の急性期症状を脱した後において行う。
3．神経心理学的検査の所見を参考にすることができる。

　なお，診断基準のⅠとⅢを満たす一方で，Ⅱの検査所見で脳の器質的病変の存在を明らかにできない症例については，慎重な評価により高次脳機能障害者として診断されることがあり得る。
　また，この診断基準については，今後の医学・医療の発展を踏まえ，適時，見直しを行うことが適当である。

出典）厚生労働省社会・援護局障害保健福祉部，国立障害者リハビリテーションセンター編著：高次脳機能障害者支援の手引き（改訂第2版），2008

③ 脳外傷による高次脳機能障害の評価

　脳外傷は意識障害を伴いやすく，分類には意識障害の有無と経過時間が基準となっているため，JCSやGCSを活用して意識状態の評価を行う。意識障害が改善するにつれて，運動障害や高次脳機能障害などが顕在化し，慢性期には高次脳機能障害が問題の中心となる[5]。また軽度であるからといって，生活や社会復帰への困難さも同様に軽度とは限らない。日常生活は自立していても役所での手続きや家計管理，外出などの社会的な活動が困難となり，退院後に大きな問題を抱えるケースがある[8]。交通事故や労働災害による後遺症診断の必要性を考慮して，網羅的な高次脳機能評価と

　　JCS：Japan Coma Scale　　GCS：Glasgow Coma Scale

ともに日常生活の行動観察や聞き取りを行い，生活の変化について評価し，活動や参加についても見通しを立てることが必要である。

1）記憶障害

　脳外傷の急性期では，外傷後健忘（posttraumatic amnesia）がみられ，徐々に意識と注意のレベルが改善するが，受傷後の新しいことが十分に覚えられず見当識も悪い時期がある。主に日常の出来事における記憶障害が生じるが，純粋な記憶障害ではなく，意識障害に注意障害が加わった錯乱状態が本質とされる。見当識が回復し，身の回りで起こる日常的な出来事を覚えて後で思い出す能力が持続するようになったときを外傷後健忘の終了とする外傷後健忘の評価としてGOATが使用される（図3-Ⅸ-3）[9]。

　回復期以降は，典型的な前向性健忘（anterograde amnesia）とは異なり，ニュース記事のような長い話を覚えられず，聞くそばからこぼれてしまうという論理的記憶障害を示すことが多い。評価方法には，日本版ウェクスラー記憶検査改訂版（WMS-R）の論理的記憶や日本版リバーミード行動記憶検査（RBMT）の物語検査が用いられる[10]。長期的に障害が残存するケースが多く，外的補助手段を導入する，環境を調整するなどの対応が主体となる。

2）行動と情緒の障害

　社会的行動障害と呼ばれ，社会生活上問題となる行動や症状の総称で，単一の症状ではない。症状には①意欲・発動性の低下（例：一日中ベッドから離れない），②情動コントロールの障害（例：他者への怒りを抑制できない，金銭を浪費する），③対人関係の障害（例：過度に親密な態度を取る），④依存的行動，⑤固執（例：こだわりが強くなる）などが生じる[7]。適切な行動を取ることに障害が生じるため，本人および家族や介護者の生活に困難をもたらすことが多い。評価方法として，意欲については標準意欲評価法CAS，情動コントロールの障害については**アイオワ・ギャンブリング課題（IGT）**，固執性については柔軟性や抑制障害をみるWCSTなどが評価に活用でき，脳外傷者の認知-行動障害尺度（TBI-31）の有効性も報告されている。社会行動障害は症状が多岐にわたり，注意機能，記憶機能，遂行機能などの障害が関連して影響するほか，環境によっても様相が変化することもある。

3）注意障害

　注意機能は，全般性注意と方向性注意に大別され，全般性注意は選択性注意，持続性注意，転換性注意，分配性注意に分類される。脳外傷による

アイオワ・ギャンブリング課題（IGT）
前頭葉の意思決定能力を評価する検査。4組に分けられたカードの山のいずれかからカードを1枚ずつ引き，カードに書かれている金額を獲得したり失ったりする中で，最終的に獲得利益最大になることを目指す。カードの山にはハイリスク・ハイリターン，およびローリスク・ローリターンのカードがあり，前者の山からカードを引き続けると長期的には損をするように設計されている。リスクの高い選択を回避して予測を立てるといった社会生活で求められる機能をみる。

GOAT：Galveston orientation and Amnesia Test
CAS：Clinical Assessment for Spontaneity　　IGT：Iowa gambling task
WCST：Wisconsin Card Sorting Test

235

Galveston見当識・健忘検査（GOAT）

●正しく答えられないとき，（　）内の点数を記入する。
　※100点から減点方式で評価する。

質問1　「氏名を言ってください」（姓名とも言えないと2点減点）
　　　　　　「誕生日はいつですか」（4点）
　　　　　　「どこにお住まいですか（市町村）」（4点）

質問2　「ここはどこですか（市町村）」（5点）
　　　　　　「さらに「病院にいる」と答える」（5点）

質問3　「いつこの病院に入院しましたか」（5点）
　　　　　　「どうやってここに来ましたか」（5点）

質問4　「事故にあってから，思い出せる最初の出来事は何ですか」
　　　　　　（5点）
　　　　　　「その出来事について，例えば，日時やそばにいた人など詳
　　　　　　しく述べてください」（5点）

質問5　「事故にあうまで思い出せる最近の出来事について述べてく
　　　　　　ださい」（5点）
　　　　　　「その出来事について，例えば日時や一緒にいた人など詳し
　　　　　　く述べてください」（5点）

質問6　「今，何時何分ですか」（30分ずれるごとに1点減点で，最
　　　　　　大5点まで減点）

質問7　「今日は何曜日ですか」（1日ずれるごとに1点減点で，最
　　　　　　大3点まで減点）

質問8　「今日は何日ですか」（1日ずれるごとに1点減点で，最大
　　　　　　5点まで減点）

質問9　「今，何月ですか」（1か月ずれるごとに5点減点で，最大
　　　　　　15点まで減点）

質問10　「今年は何年ですか。」（1年ずれるごとに10点減点で，最大
　　　　　　30点まで減点）

合計減点数　□
GOAT総得点（100−合計減点数）　□

●GOAT総得点≦75のとき外傷後健忘が続いていると判断する。

図3-Ⅸ-3　GOAT

注意障害の程度は様々で個人差もあり，重症度や予後も異なるが，全般性注意の低下が多く報告されている。症状として注意散漫や見落としが生じることがあり，就労場面では複数の情報を同時に処理する必要があり，ミスが増大する傾向がある[11]。全般性注意の中でも分配性注意や転換性注意の低下が特にみられやすいため，机上検査ではTMT日本版（TMT-J），PASATが活用できる。日常の動作では検出しづらいことも多く，日常生活の行動観察により把握するための注意評価スケール（RSAB）日本語版がある。注意障害の訓練には，APTが認知リハビリテーションの一手技として有効とされる。

TBI-31：the cognitive-behavior scale for traumatic brain injury
TMT：Trail Making Test　　　PASAT：Paced Auditory Serial Addition Test
RSAB：Rating Scale of Attention Behavior

4）遂行機能障害

遂行機能とは，目的をもった一連の活動を成し遂げるために必要な機能で，前頭前野がその働きを担っている。脳外傷は前頭前野の損傷が生じやすく，遂行機能に障害が生じると，約束の時間に間に合わない，効率よく物事を進めることが難しい，最後までやり遂げられずに投げ出してしまう，周囲を気にせず自分勝手に行動してしまう場面がみられる。入院中は，意思決定，同時処理，計画，問題解決などの機会が限られるため明らかな問題が生じないまま，退院後に生活の中で複雑な作業を通して遂行機能障害が浮き彫りになり，復職や以前の生活様式に対応できないケースがある。評価方法には，日常生活上の遂行機能に関する問題点を検出するための検査としてWCSTや日本版遂行機能障害症候群の行動評価（BADS）が用いられる。

5）認知コミュニケーション障害

運動障害や上記の高次脳機能障害に加えて，コミュニケーションに問題を抱え，社会適応に難渋するケースも少なくない。脳外傷における認知コミュニケーション障害は，主にコミュニケーション意欲の低下，話題が維持できずに逸れる，暗示的内容や言外の意味を汲み取れないなど，意思疎通に齟齬が生じる。評価にはCCCABI日本語版や日本語版Pragmatic Rating Scale[12] が活用できる。

④ 脳外傷による高次脳機能障害のリハビリテーション

1）脳外傷のリハビリテーション

脳外傷のリハビリテーションは，麻痺や巧緻障害の運動面に対するものと，記憶障害や注意障害などの認知面および情動面に対するものとで構成され，それぞれが互いに影響を及ぼしている（表3-IX-4）[5]。特に脳外傷では，運動面よりも認知面や情動面における治療が困難で長期となる傾向で，社会生活を送る上で問題が生じやすい。治療するにあたり，まず障害に対する気づきや病識といったメタ認知能力の改善が有効な方略といわれており，認知行動療法が取り入れられている。また，人間関係や就労など社会参加において家族の協力は欠かせず，障害の状況や予後の見通し・対応などを説明することが重要である。

2）社会福祉制度との連携

脳外傷におけるリハビリテーションは，受傷からの期間と目標に沿って，

同時処理
情報を同時にまとまりとして考えること，複数の情報から関係性や因果性を発見すること。

CCCABI日本語版
後天性脳損傷者のための認知コミュニケーションチェックリスト日本語版（MacDonald 2015，廣實 2019）。詳細は「X　右半球損傷と認知コミュニケーション障害」を参照。

日本語版Pragmatic Rating Scale
語用論的コミュニケーション行動についての評価尺度。明瞭さ，流暢さ，プロソディ，顔の表情，アイコンタクト，ジェスチャー，話題の維持，エラボレーション，結束性，話題の開始，冗長さ，話題の管理，話者交替（反応のすばやさ），話者交替（妨害），フィードバック，修復など，16項目で構成される。

メタ認知能力
メタ（高次の）認知。自分の感情，思考，記憶など認知機能を客観的にとらえて自身の判断や行動をコントロールする力。

認知行動療法
CBTとも呼ばれ，認知に働きかけて気持ちを楽にする精神療法（心理療法）の一種。原則は以下のとおり。① 継続性・規則性：毎日繰り返し行われること，② 個別性：治療メニューが個々の患者に特別につくられること，③ 現実性：達成可能な目標であること，④ フィードバック：努力に対する報酬，⑤ 有用性：実生活で役立つ。

BADS：Behavioural Assessment of the Dysexecutive Syndrome
CCCABI：cognitive communication checklist for acquired brain injury
CBT：Congnitive Behavioral Therapy

237

表3-Ⅸ-4　各認知機能への対応法の例

1．記憶障害への対応
① 試行錯誤ではなく，誤りのない学習での習得を図る。
② 本人の状況により，代償手段の獲得，環境の構造化を図る。
③ 日常生活は手続き記憶（言語化できない動作の記憶）を利用し習慣化する。
④ 努力して記憶することと，余力をもって生活しミスを防ぐことを使い分ける。

2．注意障害への対応
① 指示は複雑にならないような適切な声かけを行う。
② 本人にわかりやすいように，手添え，声かけ，模倣を活用する。
③ 手順を言語化する。
④ 注意が向くように，視覚的刺激や声かけ，メモを活用する。
⑤ 注意がそれないように，他の刺激が入りにくい環境を設定する。
⑥ 覚醒に問題がある場合，覚醒レベルが上がるような環境，アクティビティを設定する。
⑦ 興味のある課題から提示し，持続時間を徐々に増やす。

3．遂行機能障害への対応
① 安全の確保のため危険物を片付ける，突発的な危険な行為を予防するなど適切な行動の発現を促すように，環境刺激を周囲でコントロールする。
② 行動を起こすことが困難な場合は，行動の手がかりを用意する。「次はどうするのですか？」などの声かけや視覚的・聴覚的な手がかりなど，本人の状況に合わせて判断のステップを設ける。
③ 日々の生活では，無為になることを防ぐため，日課の流れをつくる。
④ 問題を書き出す，行動の計画を言語化し自己教示するなど，きっかけとなる対処方法を工夫する。
⑤ 行動の抑制ができず，行動の結果を考えず行動してしまう場合，まず自身の行動を意識化し適切か否かを判断するよう手がかりやフィードバックを用意する。

4．脱抑制・易怒性・固執性への対応
① ごく一般的な対応として，「禁止・制止」「注意」「叱る」「説得」「受容・容認」「別の行動に気を逸らす」「放任」「無視」などがあげられる。
② ①のような対応を記録し，効果的な対応を検索する。
③ 統一した対応を徹底するが，支援者によって効果的な対応は異なる可能性を考慮する。
④ 本人の希望を最大限尊重しながら，明確なルールをつくる。
⑤ なるべく本人に選択させ，決定させる。

5．意欲・発動性の低下への対応
① うつによる自発性低下の場合は，まずうつに対処する。
② 全体的な意欲の低下には，本人の好きな活動を行うことや体を使うことで，全体的な賦活を図る。
③ 行動の開始が困難な場合は，日課を相互に関連のある一連のスケジュールとして組み込み，スケジュール帳にしてもつなど，活動を切り替えながら連続性を持たせる。

6．抑うつへの対応
① 抑うつや不安を生じさせないよう予防する。
② 嫌がることをしない。適応な行動に眼を向ける。
③ 定期的な日課，課題設定をする（コーヒー，おやつ，ドリルなど）。
④ 本人の意思を尊重し，自主決定にそうようにする。
⑤ 短時間，あるいは軽度の混乱ですむように働きかける。
⑥ 気分転換をする。
⑦ 本人の訴えをよく聴く。
⑧ 問題を整理し，具体的対策を一緒に考える。
⑨ 日頃から環境整備をし，安全に努める（ハサミ，ナイフ，ひもなどに注意）。

出典）橋本圭司：頭部外傷者へのリハビリテーションチームアプローチ．ケアスタッフと患者・家族のための頭部外傷（石田暉編著），医歯薬出版，2005より一部改変

支援拠点機関
高次脳機能障害のある人に対する支援の取り組みを普及定着させ，支援体制の確立を図ることを目的とした機関。専門的な相談支援，病院や事業所との支援ネットワークの充実，高次脳機能障害への正しい理解を促進するための普及・啓発事業，支援手法に関する研修などに取り組んでいる。

医学的リハビリテーションプログラム，生活訓練プログラム，就労移行支援プログラムへと移行する。医学的リハビリテーションでは，主に個々の認知機能障害の対処を目指す。生活訓練や就労移行支援では，認知障害が大きな問題であったとしても日常生活や職業において必要と考えられる動作や技能を獲得あるいは習得することに主眼が置かれている[7]。特に脳外傷は若年層にひとつのピークがあることから，リハビリテーションの目標を就労に置く例も多い[13]。

　厚生労働省では，高次脳機能障害およびその関連障害に対する支援普及事業[7]により各都道府県に支援拠点機関を設置している。支援拠点機関では，障害者手帳の取得，就労および就学に至るまでの地域の社会資源活用（市町村，医療機関，福祉サービス事業者，患者団体，就労支援機関など）について相談できるようになっており，退院後のフォローアップが円滑に図れるように，多職種や地域と連携していくことが望まれる。

⑤ 症例提示

自己認知
自分の能力や行動を顧みる能力。脳外傷では前頭葉損傷により，自己認知が障害されることが多い。

筆者の臨床経験に基づき，一部加筆した架空の症例である。

【基本情報】30歳代男性　右利き
　　神輿から転落し受傷。「すぐに忘れてしまう」「準備に時間がかかる」などの症状が出現。一旦復職するも，仕事上のミスが増えたため退職。家人の情報によると，病前は穏やかな性格だったが，落ち込みや家族との衝突も増えた。

・画像所見：頭部MRIにて異常所見なし。SPECTにて前頭葉の血流低下あり。
・神経学的所見：右上下肢骨折
・神経心理学的所見：記憶障害，注意障害，遂行障害，社会的行動障害

【検査結果】

　　MMSE：21/30，RCPM：32/36，TMT-J：PartA 32秒，PartB 106秒，WAIS-Ⅲ：VIQ90　PIQ94　FIQ99，S-PA：有関係6-7-8　無関係：0-2-2，Benton視覚記銘検査：6/10，RBMT：16/24，BADS：10/24

【評　価】

　　記憶障害，注意障害，遂行障害を認めた。観察所見から所持金をすぐに使い切ってしまう，一旦思い込むと融通が利かないなど，社会的行動障害がみられた。

【経　過】

　　APTを用いた注意機能訓練，記憶の欠落を前提とした外的補助手段の活用など，機能回復を目指しつつ安心感をもつことのできる環境調整を行う。「自分でできること」「援助が必要なこと」を整理する過程で障害への自己認知がみられ，家族も特性を理解した上で協力しやすくなり，家族間で衝突する場面が減少した。本人や家族への精神的サポートを行う，障害認定や保証制度について情報提供するなど，多職種と連携し多層的な支援を進める。

〔引用文献〕
1）日本外傷診療研究機構：Japan Trauma Data Bank Report，2016
2）東京都高次脳機能障害者実態調査研究会：平成11年高次脳機能障害者実態調査報告書．東京都衛生局医療計画部医療計画課，2000
3）Gennarelli, T.A.：Emergency department management of head injuries. *Emerg Med Clin North Am*, **2**：749-760, 1984

4）上田敬太：頭部外傷後の社会行動．高次脳機能研究，**35**（3）：283-290，2015

5）石田暉編：頭部外傷者へのリハビリテーションチームアプローチ．ケアスタッフと患者・家族のための頭部外傷，医歯薬出版，2015

6）柏森良二：頭部外傷と脳卒中の比較障害学．リハビリテーション医学，**32**（8）：502-505，1995

7）厚生労働省社会・援護局障害保健福祉部，国立障害者リハビリテーションセンター編著：高次脳機能障害者支援の手引き（改訂第2版），2008

8）用稲丈人・狩長弘親・山本陽子・八木真美・種村純：脳損傷者の社会復帰状況と知能，注意，記憶，遂行機能検査との関係．高次脳機能研究，**28**（4）：416-425，2008

9）Levin, H.S., O'Donnell, V.M., Grossman, R.G.：A practical scale to assess cognition after head injury. *J Nerve Ment Dis*, 1979

10）石合純夫：高次脳機能障害学　第3版．医歯薬出版，2022

11）阿部順子・長野友里・阿部亜紀子：〈特集　外傷性脳損傷のリハビリテーション実践マニュアル〉認知・行動障害の評価とアプローチ．*MB Med Reha*，**25**：16-22，2003

12）藤本憲正・中村光・伊澤幸洋，他：語用論的コミュニケーション評価尺度の開発—日本語版PRSの信頼性．コミュニケーション障害学，**32**（1）：11-19，2015

13）渡邉修：頭部外傷と高次脳機能障害．*Jpn J Rehabil Med*，**44**（10）：598-605，2007

〔参考文献〕
・厚生労働省社会・援護局障害保健福祉部，国立障害者リハビリテーションセンター高次脳機能障害情報・支援センター：高次脳機能障害者支援の手引き（改訂第2版），https://www.rehab.go.jp/brain_fukyu/data/（2024年2月2日閲覧）

・国立障害者リハビリテーションセンター高次脳機能障害情報・支援センター：障害福祉サービス等事業者向け高次脳機能障害支援マニュアル，https://www.rehab.go.jp/brain_fukyu/data/results/（2024年2月2日閲覧）

X # 右半球損傷と認知コミュニケーション障害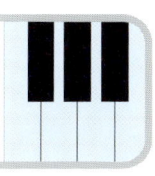

 ## 認知コミュニケーション障害の概念

1）認知コミュニケーション障害とは

　認知コミュニケーション障害（CCD）とは，脳損傷によって認知機能が障害され，それに伴って起こるコミュニケーション障害をいう。失語症は認めなくても，注意機能，記憶機能，遂行機能などの障害により，非言語的なコミュニケーション，言語的なコミュニケーションが障害されて社会生活に支障をきたす（表3-X-1）。

　アメリカ言語聴覚協会（ASHA）では，後天性脳損傷によるコミュニケーション障害だけでなく，先天性脳損傷によるコミュニケーション障害も認知コミュニケーション障害として扱っているが，本節では，後天性脳損傷，特に右半球損傷に伴う認知コミュニケーション障害について学ぶ。

　後天性脳損傷による認知コミュニケーション障害は，原因疾患や脳の損傷部位によって症状の特徴が異なる（表3-X-2）。

2）右半球損傷に伴う認知コミュニケーション障害

　右半球損傷による高次脳機能障害には左半側空間無視，視覚性記憶障害，病態失認などがある（表3-X-3）。また，右半球のみの損傷で生じる障害ではないが，右半球損傷によって全般性注意や推論能力，感情／情動／意欲なども障害される。

　右半球損傷に伴う認知コミュニケーション障害には様々な要因が関連するが，背景にある高次脳機能障害として，特に全般性注意の障害，病態失認，左半側空間無視，感情／情動／意欲の障害などがあげられる。これらが，談話の理解／産生の障害，語用論の問題，プロソディの障害，感情の

全般性注意
焦点性注意，持続性注意，選択性注意，転換性注意，分配性注意をさす（第 I 節「注意と注意障害」参照）。

病態失認
明らかな病的状態があるにもかかわらず，自分自身の病的な状態を正しく認知できないことを病態失認（anosognosia）という。右半球損傷による病態失認の代表は「左半身の麻痺を否認する」という半身性の病態失認である。自身の障害の認知が正しくできない病態が右半球損傷に特異的な症状かは明らかではないが，右半球損傷者の多くにみられる症状である。

表3-X-1　認知コミュニケーションの障害像

原　因	障害される非言語的コミュニケーション	障害される言語的コミュニケーション
・注意機能障害 ・記憶障害 ・遂行機能障害　など	・身振り／ジェスチャー（手や体の動き） ・表情 ・視線 ・相手への関心　など	・談話の理解／表出 ・語用論的側面　など

談　話
文のまとまりを意味する言語単位（例：ニュース文，説明文，会話など）。

語用論的能力の障害
言語を文脈や場面に応じて柔軟に使用する能力の低下である。症状は談話レベルで顕著にみられる。

冗　長
内容が重複している，不要に長い，無駄が多い。

表3-X-2　後天性脳損傷による認知コミュニケーション障害の特徴

原因疾患	特　徴
外傷性脳損傷	・非失語性のコミュニケーション障害 ・談話の理解／表出の障害 ・語用論的能力の障害 　文脈や場面に適した言語表出ができない 　相手の話の意図をくみ取れない　など
右半球損傷	・非失語性のコミュニケーション障害 ・談話の理解／表出の障害 ・語用論的能力の障害 　冗長で要点が伝わりにくい 　間接的に表現された意味を類推することができない 　（比喩・皮肉，ユーモア，冗談，話のオチなどを理解できない） ・プロソディの障害 ・感情の理解／表出の障害
認知症	・同じ話を繰り返す ・質問に対し的外れな回答をする ・代名詞を多用する

表3-X-3　右半球損傷によって生じる高次脳機能障害

分　類	障害名	症状の特徴
視空間	左半側空間無視	左側の空間に提示された刺激を発見したり，刺激に反応することができない
	構成障害	描画や積木などの構成課題を正しく遂行することができない
	着衣障害	衣服の着脱に障害が生じる
	道順障害	空間内でどちらの方向に進めばよいかをとらえることができない
視　覚	相貌失認	よく知っている人の顔を見ても誰だかわからない
	街並失認	よく知っている建物や風景を同定できない（何という建物か，何という町の街並かを見極められない）
	視覚性記憶障害	図形や色などの記憶ができない
その他	病態失認	左片麻痺などの自己身体症状を否定する
	環境音失認	環境音（サイレン音など）の同定ができない

理解／表出に関与・影響していると考えられる（表3-X-4）。

3）右半球損傷に伴う認知コミュニケーション障害の症状

　右半球損傷に伴う認知コミュニケーション障害の症状の中心は，①談話の理解／表出の障害，②語用論の障害，③感情の理解／表出の障害，④プロソディの障害，である。表3-X-5[1]にその特徴を示す。

表3-X-4　右半球損傷による高次脳機能障害とコミュニケーション上の問題点

障害される 高次脳機能障害	各高次脳機能障害によってみられる コミュニケーション上の問題点
注意機能	・持続的注意，選択的注意，転換性注意，分配性注意，ワーキングメモリーの障害 ・情報を関連づけることの障害
病態認知機能	・病識の欠如 ・会話のモニタリングの障害
視空間認知機能 （左半側空間無視）	・左空間からの視覚的情報，聴覚的情報に対する反応の障害 ・情報への気づきの障害 ・アイコンタクトの障害
推　論	・文脈の理解／解釈の障害 ・語用論能力の障害 ・談話の理解／表出の障害 ・プロソディの理解／産生の障害
視覚認知機能 （相貌・表情）	・顔の表情認知の障害
感情／情動／意欲	・感情の平板化，無関心 ・プロソディの理解／産生の障害 ・会話の開始／維持の障害 ・アイコンタクトの障害
社会的認知	・心の理論の障害 ・他者の意図理解，共感の障害

心の理論
人がどのような欲求や感情，信念をもっているときに，どのような行動に至るのかを推測して説明する機能である。

② 認知コミュニケーション障害の評価

認知コミュニケーション障害の評価・介入には以下の2通りの方法がある。

① 患者のコミュニケーション障害の症状から認知機能障害を推察し，介入につなげる。

② 認知機能障害を評価し，認知機能障害とコミュニケーション障害の症状との関連を考え，介入する。

①では，言語面の評価，コミュニケーション場面の観察，家族からの情報収集を行う。②では，右半球損傷により生じる可能性のある高次脳機能障害の評価を行う。

認知コミュニケーション障害の評価のポイントは以下のようにまとめられる。

情動的プロソディ
喜び，悲しみ，怒り，皮肉など
の情報を追加し，話し手の態度
を同定する機能（イントネー
ション，アクセント，リズムな
ど）である。

言語的プロソディ
語や文章のあいまいさを解消す
る機能である。イントネーショ
ン，アクセントを用いて，語彙
の違い（例：「雨」「飴」）を区
別したり，質問文，平叙文，感
嘆文などの文の性質を特定す
る。

表3-X-5　右半球損傷による認知コミュニケーション障害の特徴

コミュニケーション障害の要因	各障害によってみられる症状
談話レベルの理解障害／産生障害	・推論による理解の困難 　情景の叙述における推論を用いた解釈の困難 ・主題や要点を把握し，表出することの困難 　続き絵の叙述における中心となる概念の表出の低下 　短い物語の提示後，適切な要約文の選択の困難 ・逸脱した情報，重要でない情報，主題と無関係の情報の過多と情報効率の低下 ・反応が鈍く表出が乏しい ・表出が長く不必要に細かい ・会話における適切な役割交替の困難 ・会話における話題の維持困難
語用論の障害	・比喩的な表現の理解困難 ・慣用句の理解困難 ・間接的な依頼表現の理科の低下 ・ユーモア（話のオチ）の判断の困難 ・嘘と冗談を判断する能力の低下
感情の理解障害／表出障害	・顔の表情の理解の困難 ・感情的な内容の物語理解の困難 ・続き絵の叙述における感情的な内容の表出困難 ・心の理論（誤信念課題に正しく答えること）の困難
プロソディの障害	・平坦，単調な発話など情動的プロソディ産生の障害 ・アクセント，ポーズの調節など，言語的プロソディ産生の障害 ・情動的プロソディ理解の困難 ・言語的プロソディ理解の困難

出典）廣實真弓編著：気になるコミュニケーション障害の診かた，p.85，2015より一部改変

1．言語・コミュニケーションの評価
　・会話の評価（インテーク面接）
　・言語面の検査・評価：談話レベルの評価，コミュニケーション能力の検査
　・コミュニケーション場面の観察，家族からの情報収集
2．非言語面の神経心理学的検査（高次脳機能障害の評価）

1）言語・コミュニケーションの評価

（1）インテーク面接

　談話（会話）の評価を行う。右半球損傷患者とのコミュニケーションでは違和感，疲労感，緊張感を感じるという報告もある。右半球損傷患者とのやりとりの中で何らかの違和感を覚えた場合，個人の人柄や心がけの問題とせずに，認知コミュニケーション障害の可能性を考えて評価を継続する。

　会話場面の評価のポイントを表3-X-6[1]に示す。

表3-Ⅹ-6　談話（会話場面）の評価のポイント

礼　節	挨拶をするなど，礼儀にかなった態度が適切にとれているか
ユーモア	ユーモアの表現が（量的・質的に）適切に用いられているか
質　問	質問を（量的・質的に）適切に発しているか
自己主張	自己主張が適切になされているか
発話の長さ	発話の長さは適切か
多様性	話題や内容は適度に多様性があるか
距離感	堅苦しすぎたり，馴れ馴れしすぎたりしないか
話者交替	相互のやりとりが適切になされているか，主導権が偏っていないか
タイミング	発話のタイミングは噛み合っているか，相手を遮ったり，応答が遅れたりすることはないか
理　解	話の流れを理解しているか，ポイントを外していないか
要点の表出	話の要点（結局言いたいことは何か）が伝わるか
プロソディ	プロソディ（声の高さ，大きさ，抑揚など）は適切か
その他	服装，視線，表情，姿勢など，言語・発話の内容以外で気になることはないか

【評価】各ポイントについて，4（正常）〜0（非常に問題があり，相手に不安や戸惑いを与える）の5段階で評価する。

出典）廣實真弓編著：気になるコミュニケーション障害の診かた，p.87，2015より一部改変

表3-Ⅹ-7　右半球損傷時の認知コミュニケーションの言語面の機能検査・評価

語用論能力の評価に用いることができる既存の検査	・標準失語症検査補助テスト（SLTA-ST）のまんがの説明 ・WAB失語症検査の情景画課題
語用論的能力の障害が疑われた場合に実施すべき評価	・慣用句の理解 ・ことわざの理解

（2）言語面の検査・評価

　右半球損傷に伴う認知コミュニケーション障害に対して標準化された言語機能検査はないため，既存の言語機能検査を用いて評価する。特に語用論的能力の障害の有無について評価を行う（表3-Ⅹ-7）。

（3）コミュニケーション場面の観察，家族からの情報収集

　日常生活の実用的コミュニケーション（活動／参加）に問題があるか，特定の機能に問題があるかを確認するチェックリストに「後天性脳損傷のための認知コミュニケーションチェックリスト」（CCCABI）がある（図3-Ⅹ-1）。CCBABIは，言語聴覚士による総合的な評価が必要か否かの判断に使用することを目的としたチェックリストである。45項目からなり，1項目でも問題点があると評価された場合には，言語聴覚士による総合的な評価を受ける必要ありと判断する。

SLTA-ST：supplementary tests for standard language test of aphasia
CCCABI：cognitive communication checklist for acquired brain injury

245

全般的注意機能の訓練
第Ⅰ節「4. 注意障害のリハビリテーション」p.56参照。

表3-X-8　右半球損傷時の認知機能の検査

機　能	検　査
注意機能	・標準注意検査法（CAT）
自己の病態に関する気づき	・標準意欲評価法（CAS）感情や意欲に関して評価する
視空間認知機能（左半側空間無視）	・BIT行動性無視検査
推　論	・レーヴン色彩マトリックス検査（RCPM）推論の過程を把握する ・WAIS-Ⅳ「絵画配列」推論の過程を把握する
視覚認知機能（相貌・表情）	・標準高次視知覚検査（VPTA）
感情／情動／意欲	・標準意欲評価法（CAS）感情や意欲に関して評価する
社会的認知	・心の理論課題

２）非言語面の神経心理学的検査（高次脳機能障害の評価）

　右半球損傷に特有の認知機能障害では，表3-X-8にあげる検査（評価）を行う。

③ 認知コミュニケーション障害のリハビリテーション

　認知コミュニケーション障害に対するリハビリテーションは，国外では研究が進み多くの論文が発表されている。一方，日本語話者への介入についての報告は少なく，今後の研究成果を待つ必要がある。

　認知コミュニケーション障害者の社会支援のためには，症例ごとに個別に問題点を整理し，以下のリハビリテーションを行う必要がある。

（1）機能訓練

① 全般的注意機能の訓練

② 談話の訓練

　・物語を用いた訓練

　・4コマ漫画を用いた訓練

　・説明課題（情報を整理して，決まった順序で内容を説明する）

（2）実用的コミュニケーション訓練

　・会話訓練（個別訓練／集団訓練）

（3）代替手段の指導

　・保たれている機能を活かした代替手段を指導

CAT：clinical assessment for attention　　CAS：clinical assessment for spontaneity
RCPM：Raven's coloured progressive matrices
WAIS-Ⅳ：Wechsler adult intelligence scale

後天性脳損傷のための認知コミュニケーションチェックリスト日本語版
Cognitive Communication CHECKLIST for Acquired Brain Injury（CCCABI日本語版）
©Sheila MacDonald, M. CL. Sc. SLP (C)（著者）廣實真弓（翻訳）

氏名 ＿＿＿＿＿＿＿＿＿＿＿＿＿＿＿＿＿＿＿＿＿＿＿　　家族・関係者 ＿＿＿＿＿＿＿＿＿＿＿＿＿＿＿＿＿＿

面接者 ＿＿＿＿＿＿＿＿＿＿＿＿＿＿＿＿＿＿＿＿＿　　日付 ＿＿＿＿＿＿＿＿＿＿＿＿＿＿＿＿＿＿＿＿＿

日常生活の実用的コミュニケーション（活動/参加）に問題があるか
量，質，効率，スピード，頻度，自立度，あるいは持久力の面で，脳損傷後に低下している項目

1. ☐ 家族とのコミュニケーションや社会的なコミュニケーションに問題がある
2. ☐ 地域生活でのコミュニケーションに問題がある（店，行政サービス，インターネット，電話，病院，金融，法律）
3. ☐ 職場でのコミュニケーションに問題がある
4. ☐ 学校でのコミュニケーション/学業成績に問題がある
5. ☐ 問題解決，意思決定，セルフ・アドボカシーに必要なコミュニケーションに問題がある

特定の機能に問題があるか（問題がある項目すべてにチェックする）．もし問題があった場合はSTに紹介する．

聴覚理解と情報処理 可能性のある要因: 聴覚，注意，記憶， 受容言語； 理解，統合，推論， 情報処理スピード	6. 7. 8. 9. 10. 11. 12. 13. 14. 15. 16.	☐ ☐ ☐ ☐ ☐ ☐ ☐ ☐ ☐ ☐ ☐	言われていることが聞こえる，音に対する感度，耳鳴り—耳鼻科のSTに相談する 単語や文を理解する 長い話を理解する（討論，講義，ニュース，テレビ） 複雑な話を理解する（ユーモア，微妙な発言，言外の情報） 情報の統合—情報を結び付けて結論を出したり，要点を理解することができない 議論を誤解したり，誤った解釈をする傾向がある 言われていることに注意を集中する（注意散漫，疲労，興味） 一人の話者から別の話者へ注意を移す 会話の流れについていき，話題からそれない 話している間，あるいは聞いている間，頭の中に考えをとどめておく 新規の会話や，出来事，情報について覚えておく
表現，談話と社会的 コミュニケーション 構音，語想起，言語， 記憶，注意，社会的 コミュニケーション， 疲労，流暢性，推論， 遂行機能，社会的認知， 知覚，自己制御	17. 18. 19 20. 21. 22. 23. 24. 25. 26.	☐ ☐ ☐ ☐ ☐ ☐ ☐ ☐ ☐ ☐	言語音，筋肉の動き，声，流暢性，吃 語想起，喚語，単語を思いつく，語彙，単語の選択 文のプランニング，文の構成，文法 会話を開始する 会話の話題を作る，何を言うべきか考える，構想を練る，話題を追加する あいまいで，整理されていない会話（指示代名詞の多用，前提条件が欠落など） 過度に話し，まとまりがない，冗長な会話 社会的に問題のある発言，コメント（衝動的，怒り，悪態，冗談，話題の選択） 非言語的スキル（アイコンタクト，対人距離，表情，声のトーン，癖，ジェスチャー） 相手からのキューや，気持ち，文脈，見方を認識したり，理解したりする
読解 印刷された，あるいは 電子媒体に書かれた 物ならば何でも	27. 28. 29. 30. 31. 32.	☐ ☐ ☐ ☐ ☐ ☐	身体的問題（視覚：複視，かすみ目，視野，追視，痛み，疲労，めまい）— 眼科医に相談する 文字や単語を解読する，流暢に音読する 読んだ文，段落，文章を理解する 読んだ情報を数時間から1日程度保持し，思い出し，整理する 読んでいるものに注意を向け続ける—注意を向けることが難しく2回読まないと 理解できない 読むことに使うための持久力が減少している（現在は＿＿＿分；発症前は＿＿＿分 読み続けることが可能）
書字による表現 印刷された，あるいは 電子媒体に書かれた 物ならば何でも	33. 34. 35. 36. 37.	☐ ☐ ☐ ☐ ☐	書字に関連する身体的側面，手の動き—作業療法士に相談する 単語を書く 文を作り，書くためのアイデアを練る（文の構成） 思考を整理し書き表す（書字による談話） 発症前に比べると文字を正しく書くことが難しい
（コミュニケーションに 要求される） 思考，推論，問題解決， 遂行機能，自己制御	38. 39. 40. 41. 42. 43. 44. 45.	☐ ☐ ☐ ☐ ☐ ☐ ☐ ☐	内省，気づき，問題があると認識すること 意思を決定し表明する（事実を把握する，事実を比較する，賛否，決定） 相手にのまれたり，腹を立てたり，臆したりせずに討論できる あまり関係ない情報は除去し，優先度の高い中心的なことに集中する 整理する，統合する，分析する，推論する，全体像を見る 要約する，要点を理解するあるいは核心をつく，結論を引き出す ブレーンストーミングする，アイデアや代替案を出す，創造的に思考する コミュニケーションを計画し，優先順位を決め，実行し，最後までやり通し， 評価し，セルフモニタリングする
合計			＿＿＿＿＿ 同定されたコミュニケーションの懸念事項の数

図3-X-1　後天性脳損傷のための認知コミュニケーションチェックリスト日本語版

出典）Sheila MacDonald：Cognitive Communication Checklist for Acquired Brain Injury（CCCABI）．2015，CCD Publishing：Guelph, Ontario, Canada, N1H6J2, www.ccdpublishing.com
廣實真弓訳：CCCABチェックリスト日本語版．2019；帝京平成大学，m.hirozane@thu.ac.jp

（4）環境調整

　患者・家族・支援者に対して，右半球損傷に伴うコミュニケーション障害について知ってもらい，患者の状態を理解できるよう支援する。家族のストレス軽減に向けた情報（家族会など）の提供も行う。

④ 症例提示

【症例紹介】60歳代　男性
・職　業：会社員（経理）
・医学的診断名：脳出血（右視床）
・主　訴：自宅に退院したい，可能であれば復職したい
・神経学的所見：左片麻痺
・神経心理学的所見：注意障害（分配性注意，ワーキングメモリー），認知コミュニケーション障害

【高次脳機能検査の結果（入院時）】
・知的機能：RCPM33/36，WAIS-Ⅳ：IQ118
・視空間機能：BIT140/146
・注意機能：TMT PartA 47秒，誤反応0，鉛筆離し2（境界），PartB 109秒，誤反応0，鉛筆離し1回（正常）
・会話：やや平板なプロソディ，発話内容がまわりくどく要点がわかりにくい，言いたいことを長々と話し続ける

【評価のまとめ】
　知的機能に障害はみられないが，発話はまわりくどく要点がわかりにくい，一方的に言いたいことを長々と話すというコミュニケーション障害がみられた。注意機能の低下に起因する認知コミュニケーション障害と評価した。

【訓練目標】
　1．ADL自立を目指し，注意機能を改善する
　2．復職を目指し，認知コミュニケーション障害を軽減する

【訓練計画】
　週6日〜7日，1日40分〜60分の訓練を行った。
　1．会話訓練（話し手／聞き手の役割交替を意識する）
　2．4コマ漫画の説明（オチの説明）
　3．注意機能訓練

【高次脳機能検査の結果（再評価時）】

・知的機能：RCPM35/36，WAIS-Ⅳ：IQ124

・視空間機能：BIT145/146

・注意機能：TMT-J PartA 28秒，誤反応0，鉛筆離し0（正常），PartB
53秒，誤反応0，鉛筆離し0回（正常）

・会話：やや平板なプロソディ，考えを短くまとめて話すことが可能，話し
手／聞き手の交代が可能

【まとめ】

　約2か月の訓練で，注意機能の改善がみられた。会話は，プロソディ障害
（やや平板）は残存したものの，発話内容の冗長さ，一方的な発話はみられ
なくなり，認知コミュニケーション障害にも改善がみられた。

♪　認知コミュニケーション障害の定義　♪♪

　認知コミュニケーション障害（CCD）に関する定義としては，現在は公
開されていないが，アメリカ言語聴覚協会（ASHA）が2005年に発表し
た提案の中で示したものが用いられることが多い。その内容を以下にまとめ
た。

・認知コミュニケーション障害には，認知機能の障害により引き起こされる
コミュニケーション上のあらゆる困難さが含まれる。

・コミュニケーションには，聞くこと，話すこと，ジェスチャー，読むこと，
書くことが含まれ，言語のすべての領域（音韻論，形態論，統語論，意味
論，語用論）が関連する。

・認知には，認知の処理と体系（注意，知覚，記憶，統合，実行機能）が含
まれる。

・認知機能の障害により影響を受ける機能には，行動の自己調整，社会的な
相互関係，日常生活活動，学習能力と学業成績，職業能力が含まれる。

〔引用文献〕

1）廣實真弓編著：気になるコミュニケーション障害の診かた．医歯薬出版，
　　p.78，p.84-90，2015

〔参考文献〕

・廣實真弓：認知コミュニケーション障害：社会生活支援とSTの役割．神経心
　理学，**37**：71-80，2021

・坂本佳代・藤田郁代：第13章　認知コミュニケーション障害．標準言語障害
　学　高次脳機能障害学　第3版（阿部晶子・吉村貴子編），医学書院，p.280-288，

　2021
・Sheila MacDonald：Cognitive-Communication Checklist for Acquired Brain Injury（CCCABI）. 2015, https://brainandcommunication.ca/cccabi/（2023年12月17日閲覧）
・廣實真弓訳：後天性脳損傷障害のための認知コミュニケーションチェックリスト日本語版（CCCABI日本語版）. 2019, https://brainandcommunication.ca/wp-content/uploads/2019/03/CCCABI-Japanese1.pdf（2023年12月17日閲覧）

【第3章　まとめ】

- 注意の構成要素について整理してみよう。
- 記憶の時間的側面からみた分類，記憶の内容による分類を整理してみよう。
- 視覚性失認の3つの分類とは何か，症状の特徴や病巣を整理してみよう。
- 聴覚性失認，相貌失認，触覚性失認とは何か，それぞれの症状と病巣を整理してみよう。
- 半側空間無視と半盲の違いは何か，整理してみよう。
- 古典的失行のうち，両側の手に症状が出現するもの，一側手のみに出現するものはどれか，整理してみよう。
- 前頭葉性行為障害とは何か，その種類と病巣を整理してみよう。
- 脳梁離断症候群を「① 一側大脳半球に側性化する機能の障害」，「② 両側大脳半球に対称性に存在する機能の障害」，「③ 左右半球の相互制御の障害」の3つに分け，それらの症状を整理してみよう。
- 4大認知症の名称と，それぞれの症状の特徴を整理してみよう。
- 軽度認知障害（MCI）と認知症の違いを整理してみよう。
- 局所性脳損傷とびまん性脳損傷について，症状の違いを整理してみよう。
- 右半球損傷に伴う認知コミュニケーション障害の特徴4つを整理してみよう。
- 右半球損傷に伴う認知コミュニケーション障害の談話の障害，語用論の障害について，ポイントを整理してみよう。

索　引

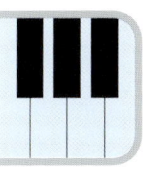

〔執筆分担〕

浦 野 雅 世　第3章Ⅴ節，Ⅵ節3～5

外 山　　稔　第1章／第3章Ⅱ節

市 川　　勝　第3章Ⅷ節

伊 東　　毅　第3章Ⅲ節

小 林 絵礼奈　第3章Ⅲ節

辰 巳 郁 子　第3章Ⅸ節

田 中 章 景　第3章Ⅲ節，Ⅵ節1・2・6，Ⅶ節

中 谷　　謙　第3章Ⅳ節

浜 田 智 哉　第3章Ⅵ節1・2・6

林　　竜一郎　第2章

原 田　　円　第3章Ⅰ節，Ⅹ節

東 山 雄 一　第3章Ⅲ節，Ⅵ節1・2・6，Ⅶ節

クリア言語聴覚療法　3
高次脳機能障害

2025年（令和7年）3月15日　初 版 発 行

編 著 者　　浦 野 雅 世
　　　　　　外 山　　稔
発 行 者　　筑 紫 和 男
発 行 所　　株式会社 建 帛 社
　　　　　　　　　　KENPAKUSHA

〒112-0011 東京都文京区千石4丁目2番15号
電 話（03）3944－2611
FAX（03）3946－4377
https://www.kenpakusha.co.jp/

ISBN 978-4-7679-4553-8　C3047
©浦野雅世，外山稔ほか，2025.
（定価はカバーに表示してあります）

壮光舎印刷／常川製本
Printed in Japan